見えないものが観えてくる！

画像強調内視鏡の診断ロジック

監修▶田尻久雄
編集▶斎藤　豊, 炭山和毅

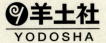

謹告

　本書に記載されている診断法・治療法に関しては，発行時点における最新の情報に基づき，正確を期するよう，著者ならびに出版社はそれぞれ最善の努力を払っております．しかし，医学，医療の進歩により，記載された内容が正確かつ完全ではなくなる場合もございます．

　したがって，実際の診断法・治療法で，熟知していない，あるいは汎用されていない新薬をはじめとする医薬品の使用，検査の実施および判読にあたっては，まず医薬品添付文書や機器および試薬の説明書で確認され，また診療技術に関しては十分考慮されたうえで，常に細心の注意を払われるようお願いいたします．

　本書記載の診断法・治療法・医薬品・検査法・疾患への適応などが，その後の医学研究ならびに医療の進歩により本書発行後に変更された場合，その診断法・治療法・医薬品・検査法・疾患への適応などによる不測の事故に対して，著者ならびに出版社はその責を負いかねますのでご了承ください．

監修の序

このたび，斎藤 豊先生と炭山和毅先生の企画・編集のもとに「見えないものが観えてくる！画像強調内視鏡の診断ロジック」が上梓の運びとなった．監修者としてこの書籍の刊行に参加することができることを心から嬉しく思っている．

本書の特徴は，内視鏡観察時の着眼点や診断のロジックとプロセスに重点をおいていることであり，初学者のための画像強調内視鏡入門書である．また，国立がん研究センター中央病院と東京慈恵会医科大学の2施設の執筆陣でほぼ構成され，用語や使用する機種なども同じで一貫性がもたれている．

本書の構成は，はじめに画像強調内視鏡の臓器別活用法として，用語と分類が整理して解説されている．続いて，食道，胃，大腸に分けて，"画像強調内視鏡の観察の仕方"，"腫瘍・非腫瘍の鑑別と深達度診断"（あるいは範囲診断），"治療適応の診断ロジックとプロセス"，検査レポートの書き方"の順でわかりやすい表現で記載されている．選りすぐりの症例に対して，通常光，色素内視鏡，NBIなどの画像強調観察，拡大観察まで含め，豊富かつ鮮明な内視鏡写真が，対応する病理組織像と対比して提示されている．特に観察時の注意点やポイント，所見のとり方など症例ごとのポイントが，上級医（内視鏡指導医）が実際に研修医や後期レジデントに直接語りかけるように丁寧に解説されている．それぞれの内視鏡写真をよく観察して，解説を熟読していただければ，画像強調内視鏡の診断ロジックが十分理解されうるものと思っている．そのうえで読者自身が日々経験する症例と比較検討していただければ，画像強調内視鏡診断の理論を身に付けて日常診療に即役立たせていただけるものと確信している．

最後に大変お忙しいなか，執筆を引き受けていただいた諸先生方に厚く御礼申し上げるとともに，編集の労をとっていただいた羊土社編集部の中田志保子氏，鈴木美奈子氏に感謝いたします．

2016年10月

日本消化器内視鏡学会 理事長
東京慈恵会医科大学先進内視鏡治療研究講座 教授

田尻久雄

編集の序

　現在，さまざまな画像強調内視鏡が開発されており，診断に欠かせないツールとなっています．
　その一方で，若手の先生から，
　　「そもそもよいviewが出せず，フォーカスを合わせているうちに出血し，撤退を余儀なくされる」
　　「アトラスをもっているが絵合わせになってしまい，診断に自信がもてない」
　　「どういうSTEPでみていくべきなのか，診断アルゴリズムをフローチャートなどで明示してほしい」
　　「どの所見に重きをおいているのか，エキスパートの見かた・着眼点を教えてほしい」
　　「用語や分類の情報がいろいろあって何となくわからない．すっきり整理してほしい」
といった疑問が多く聞かれます．
　そこでこのたび，「診断ロジック」を重視した画像強調内視鏡の入門書を企画いたしました．企画段階から，国立がん研究センターと東京慈恵会医科大学のレジデント・後期研修医にオブザーバーとして加わってもらい，現場の声を聞きながら初学者に役立つ書籍をめざしました．

　それでは，『見えないものが観えてくる！』をコンセプトに，
　　①食道・胃・大腸に絞った構成とする
　　②アトラスとして使えるだけでなく，観察時の着眼ポイントや，診断のロジックとプロセスに重点をおいた書籍をめざす
　　③初学者が混乱しやすい用語や分類については，書籍冒頭でわかりやすく丁寧に解説する
という3つの特徴にそって画像強調内視鏡の診断ロジックのすべてを伝授したいと思います．

2016年10月

斎藤　豊，炭山和毅

見えないものが観えてくる!
画像強調内視鏡の診断ロジック

CONTENTS

- 監修の序 ………………………………………………………………… 田尻久雄
- 編集の序 ………………………………………………………… 斎藤　豊，炭山和毅

序　章　IEEの臓器別活用法と分類

1 画像強調観察（IEE）とは？ ……………………………………… 炭山和毅　10

2 臓器別活用法
　① 食道の用語・分類 ……………………… 郷田憲一，土橋　昭，炭山和毅　13
　② 胃の用語・分類 ……………………………………………… 土山寿志　20
　③ 大腸の用語・分類 …………………………………………… 斎藤　豊　28

第1章　食道のIEE観察

1 ここがポイント！咽頭〜食道の観察の仕方
　① 病変発見まで ………………………………………… 土橋　昭，郷田憲一　34
　② 病変発見後 ………………………………… 土橋　昭，郷田憲一，廣岡信一　41

2 腫瘍・非腫瘍の鑑別と深達度診断
　① 診断ロジックとプロセス ………………… 古橋広人，郷田憲一，炭山和毅　48
　② 症例

　　　Case 1　扁平上皮内腫瘍（LGIN）……………… 原　裕子，郷田憲一，廣岡信一　59
　　　Case 2　扁平上皮癌（EP/LPM）………………… 原　裕子，郷田憲一，廣岡信一　62
　　　Case 3　扁平上皮癌（MM/SM1）……………… 土橋　昭，郷田憲一，廣岡信一　66
　　　Case 4　扁平上皮癌（SM2以深）……………… 吉永繁高，田中優作，関根茂樹　70
　　　Case 5　扁平上皮癌（進行癌）………………………………… 桑原洋紀，野中　哲　76
　　　Case 6　Barrett食道腺癌（SMM）……………… 土橋　昭，郷田憲一，廣岡信一　80

Case 7　Barrett食道腺癌（SM3） ················· 土橋　昭, 郷田憲一, 廣岡信一　84
3 治療適応の診断ロジックとプロセス ················ 古橋広人, 郷田憲一, 炭山和毅　88
4 検査レポートの書き方 ···················· 古橋広人, 郷田憲一, 炭山和毅　91

第2章　胃のIEE観察

1 ここがポイント！観察の仕方
　① 病変発見まで ·· 小田一郎　96
　② 病変発見後 ·· 阿部清一郎　102
2 腫瘍・非腫瘍の鑑別と範囲診断
　① 診断ロジックとプロセス ··· 小林雅邦, 炭山和毅　106
　② 症例
　　Case 1　陥凹（癌・びらん・潰瘍の鑑別） ············· 堀内英華, 小林雅邦, 炭山和毅　113
　　Case 2　隆起（癌と腺腫の鑑別） ·················· 堀内英華, 小林雅邦, 炭山和毅　119
　　Case 3　分化型腺癌（0-Ⅱc, M） ······················· 小林雅邦, 炭山和毅　123
　　Case 4　分化型腺癌（0-Ⅱc, SM2） ····················· 小林雅邦, 炭山和毅　127
　　Case 5　隆起（胃底腺型胃癌） ···························· 樺　俊介, 炭山和毅　131
　　Case 6　未分化型胃癌（0-Ⅱc, M） ······················ 樺　俊介, 炭山和毅　137
　　Case 7　未分化型胃癌（0-Ⅱc, SM2） ···················· 樺　俊介, 炭山和毅　142
　　Case 8　MALTリンパ腫 ················· 松井寛昌, 小林雅邦, 廣岡信一, 炭山和毅　148
　　Case 9　範囲診断困難例（0-Ⅱc＋Ⅱb, M） ························· 阿部清一郎　152
　　Case10　2型・3型進行胃癌と胃潰瘍の鑑別 ·················· 川原洋輔, 加藤正之　157
　　Case11　リンパ腫（DLBCL）・1 ··························· 岸田圭弘, 滝沢耕平　163
　　Case12　リンパ腫（DLBCL）・2 ··························· 岸田圭弘, 滝沢耕平　167
　　Case13　4型進行胃癌 ······································ 村井克行, 滝沢耕平　171
3 治療適応の診断ロジックとプロセス ································ 阿部孝広, 加藤正之　176
4 検査レポートの書き方 ··· 野中　哲　183

CONTENTS

第3章 大腸のIEE観察

1 ここがポイント！観察の仕方
- ① 病変発見まで ……………………………………………… 玉井尚人 190
- ② 病変発見後 ………………………………………………… 玉井尚人 194

2 腫瘍・非腫瘍の鑑別診断
- ① 診断ロジックとプロセス ………………………………… 山田真善 197
- ② 症例
  - Case 1 腺腫 ……………………………………… 猪又寛子，玉井尚人 209
  - Case 2 SSA/P ………………………………… 関口雅則，山田真善 212
  - Case 3 TSA ……………………………………… 紺田健一，坂本 琢 218
  - Case 4 過形成性ポリープ ……………………… 中尾 裕，玉井尚人 222

3 深達度診断
- ① 診断ロジックとプロセス ……………………… 高丸博之，斎藤 豊 226
- ② 症例
  - Case 1 M癌と腺腫（0-Ⅱc） ……………… 田中優作，斎藤 豊，関根茂樹 233
  - Case 2 M癌（LST-NG） …………………… 猪又寛子，玉井尚人 237
  - Case 3 M癌（0-Ⅱa+Ⅱc）………………… 高丸博之，斎藤 豊 241
  - Case 4 SM1癌（LST-NG）………………… 居軒和也，斎藤 豊 245
  - Case 5 SM2癌（0-Ⅰs+Ⅱc）……………… 井出大資，玉井尚人 250
  - Case 6 SM2癌（LST-NG）……………… 蓑田洋介，松田尚久，斎藤 豊 255
  - Case 7 SM2癌（LST-G）………………… 井出大資，玉井尚人 259
  - Case 8 TSA ……………………………… 小林俊介，坂本 琢，中島 健 264

4 これだけははずさない！外科手術前の精査法 …………… 関口正宇 269

5 検査レポートの書き方 …………………………………… 坂本 琢 274

- 索 引 …………………………………………………………………… 280

序章

IEEの臓器別活用法と分類

序章　IEEの臓器別活用法と分類

1 画像強調観察（IEE）とは？

炭山和毅

> **ポイント**
> ①臓器や対象疾患によって設定や読影方法が異なる
> ②適切な画像強調技術を選択するためには，その技術的特徴を理解する必要がある
> ③画像強調観察は通常観察を代替するものではなく，各技術に特徴的な付加的情報を効率的に得ることが目的である

1. 内視鏡観察技術の分類

　丹羽・田尻は，2008年にそれまでに開発された内視鏡観察技術を，目的・機能別に整理し，新たな分類を提唱した．同分類では，内視鏡観察法は，①**通常観察（白色光）**（conventional endoscopy, white light endoscopy, 図1A），②**画像強調観察**（image-enhanced endoscopy, IEE），③**拡大内視鏡観察**（magnified endoscopy），④**顕微内視鏡観察**（microscopic endoscopy），⑤**断層イメージング**（tomographic endoscopy）の5つに大分される．さらにIEEは**色素法，デジタル法，光デジタル法**に亜分類される．

2. 色素法

　代表的なものにコントラスト法，染色法，反応法，蛍光法などがある．臓器を問わず広く用いられるインジゴカルミン局所撒布下の色素内視鏡は，コントラスト法に分類される．
　コントラスト法では，組織そのものを染色するのではなく，色素が粘膜表層のくぼみや溝に溜まる，もしくは隆起表面ではじかれることによって，色の濃淡により表面構造の凹凸が強調される（図1B, C）．一方，大腸pit pattern観察で汎用されるクリスタルバイオレット（図1D）や，メチレンブルーやトルイジンブルーなどを用いた**染色法**では，色素が直接組織の内部に取り込まれる．**反応法**には，食道のヨード染色がある．通常，ヨードを食道内で撒布すると扁平上皮内に含有されているグリコーゲンとヨードが反応し赤褐色になる．しかし，グリコーゲン顆粒が少ない扁平上皮癌領域では反応が起こらず，不染帯として病変が容易に視認できるようになる．

3. デジタル法

　デジタル法にはFICE（flexible spectral imaging color enhancement），i-scan，適応型構造強調処理，IHb色彩強調処理などが含まれる．デジタル法では，光そのものに何らかの処理を加えるのではなく，デジタル化された内視鏡画像情報内にある，血管や粘膜構造の輪郭など強調したい構造を，コンピューター上の演算処理で視認しやすいよう抽出・加工する．
　各システムが用いているアルゴリズムは異なるが，例えば，色の濃淡を，濃いものはより濃く，

淡いものはより淡く表示するよう演算上処理することで，色調変化を伴う病変の視認性は，肉眼観察に比べ飛躍的に向上しうる．

4. 光デジタル法

NBI（narrow band imaging）やAFI（auto-fluorecent imaging）は光デジタル法に分類される．内視鏡照明光の光学特性をフィルターを介し変換する，あるいは，レーザーや赤外光など白色光とは異なる特性をもった光源を用いたうえ，デジタル法同様に色彩変換や構造強調など特殊な画像処理を加える技術の総称である．

◆ NBI

NBIでは，フィルターを介し照射光をヘモグロビンの吸収特性のピークが存在する415 nmと540 nmに狭帯域化することで，粘膜もしくは粘膜下層に存在する**血管情報**や，**粘膜微細構造を強調する**技術である（図1E）．特に，NBIと拡大内視鏡を併用することで，通常観察では明瞭に描出することが困難な，微細構造の変化を強調表示することが可能になる．頭頸部・食道領域では，扁平上皮癌の拾い上げから，上皮乳頭内血管ループ（intra-epithelial papillary capillary loop：IPCL）の形態・分布評価による範囲深達度診断，胃領域では癌の鑑別範囲診断，大腸領域では腫瘍・非腫瘍の鑑別や深達度診断において高い精度が示されている．

最も汎用されているオリンパス社の内視鏡システムに搭載されていることもあり，数多くのエビデンスが示され，IEEによる新たな内視鏡診断学発展の基礎となった．また，LUCERAシステムからELITEシステムにアップグレードされた際，視野が明るくなり，遠距離からの観察が容易になったことで，さらなる病変検出力の向上が期待されている．

◆ AFI

AFIは，波長が390～470 nmの青色励起光を生体組織に照射後，組織から発生した自家蛍光を視覚化する技術である．オリンパス社のAFIシステムでは，青色励起光に加え，540～560 nm（緑色）のヘモグロビンに吸収されやすい波長が使用され，その反射光から得られた画像と蛍光画像を合成し表示している．自家蛍光の主な発生源は，**粘膜下層のコラーゲン**で，オリンパスのAFIでは，色彩変換により**健常粘膜は緑色**を，**腫瘍部**など，コラーゲン減少や粘膜の肥厚，ヘモグロビン量の増加などによって自家蛍光の表出の減弱を伴う部位では**マゼンタ色**を呈する．

色調変化として病変を容易に視認でき，病変の拾い上げや境界不明瞭な平坦病変の範囲診断に有用な可能性がある．特に**大腸**の**LST**（laterally spreading tumor：側方発育型腫瘍）の視認性は多くの場合で向上する（図1F）．ただし，通常観察と比較すると時間分解能が劣る．

◆ BLI，LCI

BLI（富士フィルム社）では2種類のレーザー光が，蛍光体を通じ通常光，もしくは，血管が強調される440～460 nmの範囲の狭帯域光を生じさせるための励起光として用いられている．基本的にはNBIと同様の効果が期待されるが，スクリーニング効果を高めるため，通常光の発光強度が強い，より明るい画像が得られるBLI bright modeが選択できるのが特徴である．また，従来の光源に比べ，レーザー光源は**省エネルギーで**，**長寿命**という利点もある．さらに色彩強調機能LCI（linked color imaging）では，白色光と狭帯域短波長光の組合わせを，粘膜色付近のわずかな色の差を認識しやすくできるよう調整し，さらに色彩変換が行われる．つまり，発赤調粘膜はより赤く，褪色調粘膜はより白く強調され，萎縮性胃炎の評価にも有効と考えられている．

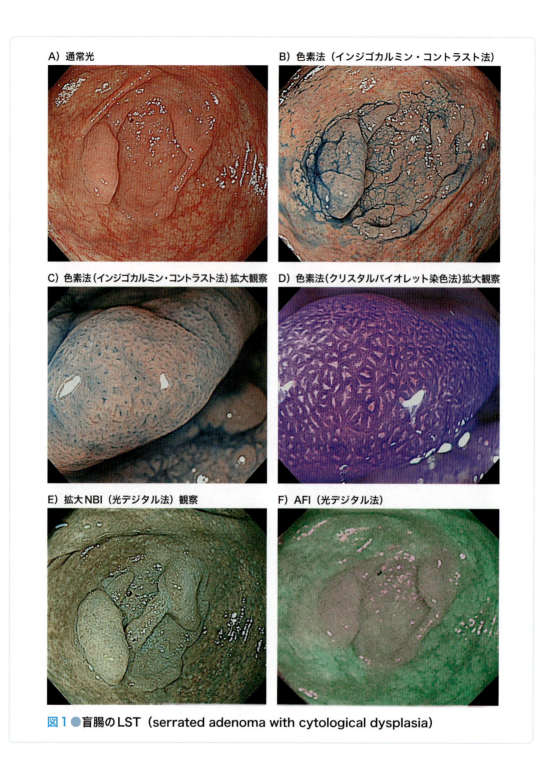

図1 ● 盲腸のLST（serrated adenoma with cytological dysplasia）

序章　IEEの臓器別活用法と分類

2　臓器別活用法
①食道の用語・分類

郷田憲一，土橋　昭，炭山和毅

ポイント
① 非拡大IEE観察で食道表在癌の多くはbrownish areaを呈し，その拾い上げに有用である
② 拡大IEE観察は拾い上げた病変の鑑別診断（癌・非癌），癌なら深達度診断に有用である
③ 従来の拡大内視鏡分類（井上・有馬分類）を統一・簡素化し，食道学会分類が作成された
④ 食道学会分類でType B1/B2血管は"ループ様構造"，Type B2/B3血管は"口径・色調"が重要な類別点である

はじめに

　食道で最も汎用されているIEEには，①色素法（ヨード染色），②デジタル法（FICE/BLI, iSCAN OE），③光デジタル法（NBI）の3つがある．ヨード染色の臨床的有用性は高いが，比較的強い局所刺激性やアレルギーなどのため，実臨床の場において多用し難い面がある．ヨード染色の問題点を克服しつつ，簡便・高精度に**食道表在癌**（superficial esophageal squamous cell carcinoma：SESCC）を検出できる診断ツールとして，光デジタル・デジタル法IEEが開発・臨床応用された．
　そのなかで，NBIは臨床研究に基づいたエビデンスの蓄積と実臨床への普及が最も進んでいるIEEである．SESCCに対するIEEの活用法をNBIを中心に述べつつ，用語・分類について解説したい．なお，本稿に引用された研究報告はすべて，「食道癌取扱い規約　第11版」が発行された昨年10月以前のものであるため，旧規約（第10版）に従って記載されていることをご了承いただきたい．

1. 非拡大・拡大NBI診断

　通常光とNBIとのランダム化比較試験では，SESCC（高度異型含む）に対するNBI（先行）群の感度（55.2% vs 97.2%）・正診率（56.5% vs 88.9%）ともに通常光（先行）群に比し有意に高く[1]，SESCCの検出において第一選択のモダリティー（観察光）となりえることが示された．
　われわれの施設では，ハイリスク因子（過度の喫煙・飲酒・フラッシング）・頭頸部/食道SCCの既往歴を有する患者に対しては，咽喉頭〜食道の観察をNBIのみで行っている．ただし，**食道胃接合部では通常光に切り替え**，逆流性食道炎，Barrett食道/腺癌・食道胃接合部癌の存在に留意しつつ慎重に観察している．

◆ 非拡大NBI
　過去の報告例からNBI観察は拡大せずともSESCCの検出に有用であり，SESCCの80〜90%以上がbrownish area（表1①）として描出される．われわれの行った25人の内視鏡医による画像評価研究では，NBI（非拡大）は通常光に比し有意に高い描出力を有し，かつヨード染色の描出力との間に有意な差は認められず，SESCC検出において，非拡大NBIはヨード染色に匹敵する有用なモダリティーとなり得ることが示唆された．

表1 ● 用語の解説

①brownish area	・非拡大NBIで観察される茶褐色調を示す領域 ・武藤らのオリジナルの論文では、"well-demarcated brownish area"となっているが、一般的に"brownish area"と呼称されている。SESCCに高頻度に認められる所見で、拡張したIPCLの増生と血管間背景粘膜色調のいずれか一方、あるいは両方が認められた場合、"brownish area"を呈する。咽喉頭の表在癌に対するNBI診断の際にも用いられる ・現在では、NBI以外のIEEを用いた場合も使用されるようになってきている	
②LGIN、HGIN	・旧取扱い規約（第10版）では、腫瘍細胞が上皮内基底側1/2以内に留まっている場合を low-grade intraepithelial neoplasia（LGIN）、腫瘍細胞が上皮内基底側1/2よりも表層に増殖すると high-grade intraepithelial neoplasia（HGIN）とされていた ・新しい癌取扱い規約（第11版）では、low-grade・high-gradeの区別はなくなり、上皮内に限局した腫瘍病変で、扁平上皮癌でないものは、すべて上皮内腫瘍（intraepithelial neoplasia）と定義されている	
③AVA	・Type B血管で囲まれた無血管、もしくは血管が疎な領域。 ・その大きさからAVA-small（0.5 mm未満）/AVA-middle（0.5 mm以上3 mm未満）/AVA-large（3 mm以上）の3段階に分けられ、それぞれ、推定深達度 EP/LPM、MM/SM1、SM2に対応する。ただし、B1血管のみで構成されるAVAは大きさにかかわらず深達度EP/LPMに相当する（本所見はオリジナルの有馬分類にはない）	
④ループ様血管	・具体的には"起点と同じ方向に戻ってくる"血管でその口径は20μm程度	
⑤Type R血管	・不規則で細かい網状血管 ・浸潤性発育（INFc）を示す扁平上皮癌または特殊癌（類基底細胞癌・腺扁平上皮癌・内分泌細胞癌など）に認められる	
⑥血管間背景粘膜色調	・Brownish areaを構成する血管と血管の間の色調（茶褐色） ・主にHGIN（高異型度上皮内腫瘍）・扁平上皮表在癌を示唆する所見とされるが、炎症性病変でも認められる場合もある	

　非拡大NBIで平坦型SESCCを検出するポイントとして、**送気量を若干少なめにすると視認性のより高い"濃い"brownish area**としてSESCC部を描出できる。空気量を減じて壁の伸展を弱めることにより、SESCC部の異常血管間の距離が縮まり、相対的な血管密度が高まる（単位面積当たりのヘモグロビン濃度上昇）。NBI光はヘモグロビンに吸収されやすい波長光で構成されているため、単位面積当たりのNBI光の吸光度が増し、SESCC部がより濃いbrownish areaになるものと推測される。

◆ 拡大NBI

　前述のごとく非拡大NBI所見であるbrownish areaは、SESCCに高率に認められ、ヨード染色同様にSESCCの検出に有用である。brownish areaはヨード不染帯よりSESCCに対する特異度は高いものの、brownish areaを呈する病変には、炎症性やlow-grade intraepithelial neoplasia（LGIN：表1②）など、SESCCとは異なり、基本的に経過観察の対象となる病変も含まれる。また、**brownish areaのみでは治療方針決定に必要な癌深達度を予測することはできない**。ほかの消化管癌同様にSESCCにおいても、壁深達度とリンパ節転移率は相関するため、術前の深達度診断は治療方針の決定においてきわめて重要といえる。拡大内視鏡診断の分類について、以下に詳しく述べる。

2. 拡大内視鏡分類

　拡大内視鏡分類として、井上分類と有馬分類の2つの分類が提唱され、SESCCの質的（鑑別）・量的（深達度）診断において、高い臨床的有用性が報告されてきた[2, 3]。最近、それら2つの分類

食道癌取扱い規約 (第10版)		食道学会分類	井上分類	有馬分類
正常		A	I	1
炎症		A	II	1
LGIN		A	III	2
HGIN (M1含む)			IV	3
SCC	EP (M1)	B1	V-1	3
SCC	LPM (M2)	B1	V-2	4S
SCC	MM (M3)	B2	V-3A	4M / ard3
SCC	SM1	B2	V-3B	4M / ard3
SCC	SM2	B3	V$_N$	4L / ard4

図1 ● 分類の比較

を融合させ，実臨床により即するよう簡略化された，新規拡大内視鏡分類が食道学会より提唱された（以下，食道学会分類[4]，図1）．

◆ 井上分類（図2）[1, 2]

　IPCL Type I～Vは質的診断に対応しており，Type Iは正常粘膜，Type IIは炎症性変化，Type IIIは炎症やlow grade intraepithelial neoplasia（LGIN），Type IVはhigh grade intraepithelial neoplasia（HGIN：表1②），Type VはHGINやSESCCに対応するとされる．

　Type Vは5つに分類され，「拡張・蛇行・口径不同・形状不均一」の4徴をもってType V-1は定義される．Type V-1はM1（EP）癌，Type V-2はM2（LPM）癌，Type V-3はM3（MM）癌・SM1以深癌に，そしてType V$_N$はSM2以深癌に高頻度に出現すると報告されている（図2）．

　さらに，最近の報告では，V-3を亜分類（V-3A，V-3B）することによって，その診断精度が向上するとされている．V-3Aは水平面上の走行を示し，深達度は浅めでLPM～SM1までの場合が多く，V-3Bは顕著な深部方向への延長を示し，深達度は深めでMM～SM2以深の場合が多いとされている（図2）．

◆ 有馬分類（図3）[3, 5]

　扁平上皮表層の微細血管をType 1～4の4つに分類している．また，Type 4血管で囲まれたavascular area（AVA：表1③）およびSSIV（surrounded area with stretched irregular vessels）の大きさ（S，M，L）によりType 4はサブタイプ化され，LPM（M2）以深の癌壁深達度診断に対応した分類となっている．type 1は健常上皮または軽度の炎症性変化を伴った上皮に多い．また，type 2は炎症性変化に加え，LIN（LGIN）にも認められ，わずかながらHIN（HGIN）に認められる場合もある．Type 3はEP/LPM癌でみられることが多く，Type 4とともに治療の対象と

IPCL分類	質的診断	イラスト		治療適応
Type Ⅰ	正常粘膜	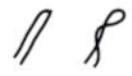		—
Type Ⅱ	炎症性変化	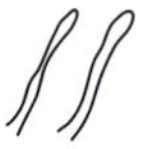		—
Type Ⅲ	炎症やLGIN	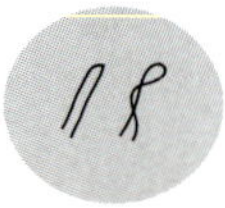		—
Type Ⅳ	HGIN	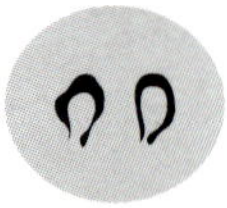		EMR/ESDを中心とした局所治療
Type Ⅴ-1	T1a-EP（M1）	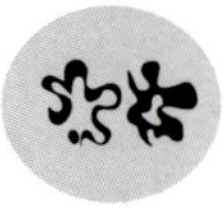 （拡張・蛇行・口径不同・形状不均一）	領域（局面）の形成	EMR/ESDの絶対適応
Type Ⅴ-2	T1a-LPM（M2）	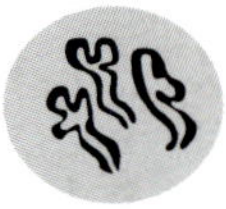 （type Ⅴ-1のIPCLの延長）		
Type Ⅴ-3A	T1a-MM（M3），SM1以深	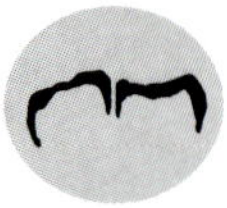 （IPCLの高度破壊）		EMR/ESDの相対適応
Type Ⅴ-3B		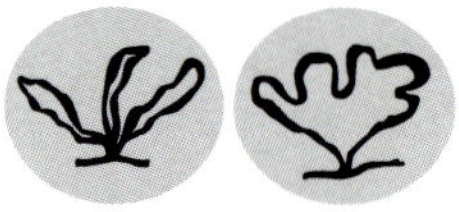 （IPCLの高度破壊）		
Type Ⅴ_N	SM2以深	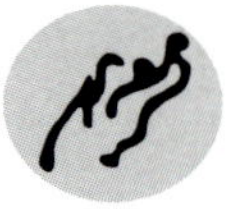 （new tumor vesselの出現）		手術を中心とした集学的治療

図2● 井上分類（IPCLパターン分類）
● 領域は，NBIではbrownish areaとして認識される．ヨード染色では不染帯として同定される．
文献1を参考に作成

なる．Type 4 SはLPM癌，4 MはMM癌・SM1癌，4 LはSM2以深の癌に高率に対応するとされる．4 Rは低分化な癌やINFcの浸潤を示す癌に高頻度にみられる．各typeの形態学的特徴は図3を参照されたい．

◆ 食道学会分類

食道粘膜表層の微小血管形態を，まずType A（非癌）とB（癌：HGIN含む）の2つに大別している．さらにType Bは3つに亜分類され，B1，2，3はそれぞれ組織学的深達度 EP/LPM，MM/SM1，SM2を示唆する血管所見とされる．

分類		特徴			深達度	
Type 1	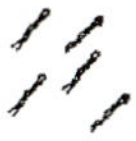	細く直線的			normal LIN（LGIN）	
Type 2	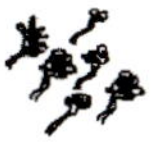	血管の伸長や血管径の拡張 配列の規則性が保たれる			inflammation LIN（LGIN），HIN（HGIN）	
Type 3a	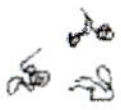	糸くず状			EP・LPM	
Type 3b		潰れた赤丸状				
Type 3c	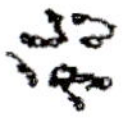	3bの伸長				
Type 3d	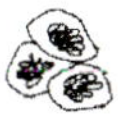	イクラ状				
Type 4ML	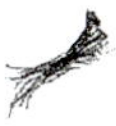	A V A	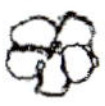 S ≦0.5 mm		LPM（deep）	
			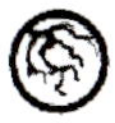 M ≦3 mm	ard 3 SSIV 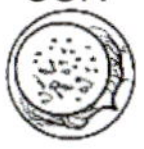	MM・SM 1	
Type 4IB	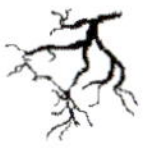		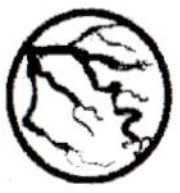 L ＞3 mm	ard 4	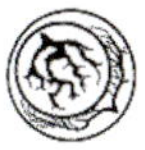 SM 2・SM 3	
Type 4R	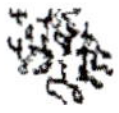	non-AVA			LPM〜SM（por，INFc）	

図3● 有馬分類
文献5を参考に作成

　Type A，Bは血管形態の変化が，ないor軽度なもの（Type A），高度なもの〔Type B：いわゆる4徴（拡張・蛇行・口径不同・形状不均一）をすべて認める異常血管〕と定義された．B1とB2血管は主に"ループ様"構造の有無，B2とB3血管は主に"口径と色調"によって区別される．B1血管は形態学的に"ループ様"（表1④）を呈し，血管径は20μm程度とされている．B2血管は"非ループ様"を呈する（ループ形成に乏しい）異常血管と定義される．B1血管に比し口径が太く，顕著に伸長し，不規則に蛇行・分岐している点が特徴的であり，ときに多重化する．B3血管は高度に拡張した異常血管で，B2血管の3倍以上（60μm以上）の太い口径を有し，緑色調を呈する場合も多いと定義されている（典型的血管像については，文献4，第1章2-②症例を参照）．

　Avascular area（AVA）は深達度予測における補助的診断基準として重要である．さらに質的診断における補助的診断基準として，Reticular pattern（Type R：表1⑤）や血管間背景粘膜色調（intervascular background coloration：表1⑥）などが規定されている．

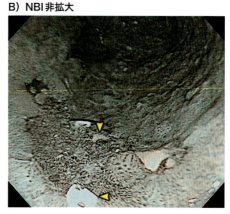

図4 ● B1血管で囲まれたAVA
------：AVA，▷：電気凝固マーキング

Point　食道学会分類では，AVAの定義が有馬分類と若干異なる．有馬分類は4型のストレッチ（伸長）した血管で囲まれた無血管野をAVAと定義しているが，本学会分類では血管の種類を問わず（すべてのType B血管），"血管がない"または"血管が乏しい"領域とした．さらにB1血管のみで囲まれたAVAは大きさにかかわらず，推定深達度はEP/LPMとされているので注意を要する．われわれの経験したB1血管のみで囲まれたAVA（図4 A ○）は3 mm前後の大きさがあり（AVA-middle or large），推定深達度MM～SM2以深に相当する．しかし，実際の組織学的深達度はEP/LPMであり，リンパ濾胞を伴う強い炎症細胞浸潤が上皮層内までみられ，表層の微小血管構造を破壊していた（図4 B，C）．

　日本食道学会分類の作成委員会メンバーの施設において，SESCC 211病変に対する食道学会分類を用いた術前深達度診断の正診率は90.5％と良好であった．現在，多施設前向き試験が進行中である．

おわりに

　最近，食道学会分類が学術集会でも数多くとり上げられるようになった．分類が統合・簡素化され，経験値の低い内視鏡医にも理解しやすくなったと評価される反面，B2血管に基づいた組織学的深達度MM/SM1の予測精度（陽性的中率）の低さが指摘されている．今後，さらに臨床データを集積し，精度向上しえるB2血管の定義改訂が喫緊の課題であろう．より正確な深達度予測より至

適な治療方針決定がなされ，本学会分類が患者のQOL維持・予後のさらなる向上に寄与できることに期待したい．

文献

1) 井上晴洋，他：食道表在癌の深達度診断　NBI併用拡大内視鏡．胃と腸，46：664-675, 2011
2) Inoue H : Magnification endoscopy in the esophagus and stomach. Dig Endosc, 13（Suppl1）: S40-S41, 2001
3) Arima M, et al : Evaluation of microvascular patterns of superficial esophageal cancers by magnifying endoscopy. Esophagus, 2 : 191-197, 2005
4) Oyama T, et al : Prediction of the invasion depth of superficial squamous cell carcinoma based on microvessel morphology: magnifying endoscopic classification of the Japan Esophageal Society. Esophagus, 2016
 http://link.springer.com/article/10.1007/s10388-016-0527-7
5) 有馬美和子，他：食道小扁平上皮癌の拾い上げと鑑別診断におけるFICE併用拡大内視鏡の有用性．胃と腸，44：1675-1687, 2009

序章 IEEの臓器別活用法と分類

2 臓器別活用法
②胃の用語・分類
～早期胃癌の拡大内視鏡による診断アルゴリズム

土山寿志

> **ポイント**
> ①早期胃癌の拡大内視鏡による診断アルゴリズム（MESDA-G）が日本消化管学会・日本消化器内視鏡学会・日本胃癌学会の3学会合同で作成された（図1)[1]
> ②MESDA-Gは拡大内視鏡分類と関連する用語の国際的統一を目的としている
> ③診断基準として，エビデンスレベルが高くかつ国際的に通用しやすいシンプルな「VSCS」[2,3]を採用している
> ④胃における拡大内視鏡の中心はNBI併用拡大内視鏡（M-NBI）である

はじめに

　NBI併用拡大内視鏡（magnifying narrow-band imaging：M-NBI）による早期胃癌の診断は有用であることに揺るぎはないものの，分類法ならびに使用される用語はさまざまであるという問題点が存在していた．ここでは，拡大内視鏡分類と関連する用語の国際的統一を目的に2016年に発表された早期胃癌の拡大内視鏡による診断アルゴリズム（Magnifying Endoscopy Simple Diagnostic Algorithm for Early Gastric Cancer：MESDA-G）を解説する．

1. MESDA-G（図1）

　MESDA-Gは，2016年に日本消化管学会・日本消化器内視鏡学会・日本胃癌学会の3学会合同で作成された，拡大内視鏡による早期胃癌の診断アルゴリズムである．エビデンス[2〜4]に基づき，「VS（vessel plus surface）classification system（VSCS）」を診断基準とした，効率のよいアルゴリズムとなっている．
　MESDA-Gの概要は以下の通りである．
①内視鏡による通常観察（非拡大白色光観察）で疑わしい病変（suspicious lesion）をみつけたら，M-NBIに切り替え，まず病変部と非病変部の間に明瞭なDL（demarcation line：境界線）が存在するかとどうかを探す
②DLがabsentと判定される場合は，VとSを判定せずに非癌と診断できる
③DLがpresentと判定される病変については，ついで「V」〔microvascular（MV）pattern：微小血管構築像〕と「S」〔microsurface（MS）pattern：表面微細構造〕を判定する
④irregular MV pattern（IMVP）あるいはirregular MS pattern（IMSP）のうち，どちらか一方または両方を認めれば癌と診断し，いずれも認めない場合は非癌と診断する

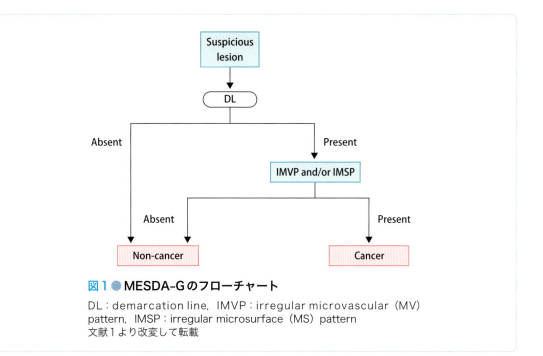

図1 ● MESDA-Gのフローチャート
DL：demarcation line，IMVP：irregular microvascular (MV) pattern，IMSP：irregular microsurface (MS) pattern
文献1より改変して転載

> **memo**
> ・本アルゴリズムにおける癌とは，病理組織学的なウイーン分類 Category 4以上（高異型度腺腫を含む）であり，非癌は同分類 Category 3以下（低異型度腺腫を含む）である
> ・本アルゴリズムでの診断能における正診率は97％，陽性的中率79％，陰性的中率99％である[3,4]

> **Pitfall**
> ・拡大観察倍率については規定されていないが，VSCSのエビデンスに基づき，可能な限り最大倍率での観察ならびに判定を薦める
> ・未分化型でのエビデンスは乏しく，特に粘膜中層にのみに癌巣が存在し粘膜表層に露出していない未分化型癌は，M-NBI診断の限界例であることを理解すべきである

2. VSCSの基本

MESDA-Gを正しく使うには，その骨格をなすVSCSをまず理解する必要がある．VSCSでは，V，S，およびDLを別々に独立して判定する．その癌の診断基準は次の①and/or②である．

①Presence of an irregular MV pattern with a DL
　（DLが明らかであり，irregular MV patternが存在する）
②Presence of an irregular MS pattern with a DL
　（DLが明らかであり，irregular MS pattern が存在する）

すなわち，判定された各所見の組合わせで，①あるいは②のうち，どちらか一方または両方を認めれば癌と診断し，いずれも認めない場合は非癌と診断する．

3. VSCSで用いる指標（図2, 3）

◆ V：微小血管構築像（MV pattern）
　①上皮下毛細血管：subepithelial capillary（SEC）
　②集合細静脈：collecting venule（CV）
　③微小血管：microvessel（MV）
　　胃炎や腫瘍では血管に拡張や蛇行が生じやすく，厳密に上記3つの鑑別が困難であり，包括的にMVを用いることが多い．

◆ S：表面微細構造（MS pattern）
　①腺窩辺縁上皮：marginal crypt epithelium（MCE）
　　上皮と腺窩の縁の呼称で，半透明な白色の帯状構造として視覚化される．MESDA-Gでは，MCEとwhite zone（WZ）を同義語として扱っている．
　②腺開口部：crypt opening（CO）
　　腺窩の開口部の呼称である．
　③窩間部：intervening part（IP）
　　腺窩と腺窩の間の呼称である．

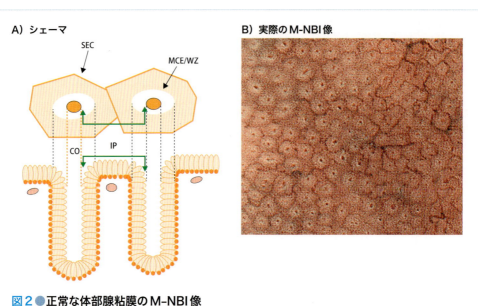

図2● 正常な体部腺粘膜のM-NBI像
A）上段がM-NBI像のシェーマ，下段が対応する断面像のシェーマ．B）類円形のCOは茶色に，COを縁取るMCE/WZは白色に，IPの多角形のSECはこげ茶色に視覚される．
SEC：subepithelial capillary（上皮下毛細血管），MCE：marginal crypt epithelium（腺窩辺縁上皮），CO：crypt opening（腺開口部），IP：intervening part（腺間部），WZ：white zone

④Light blue crest（LBC，図4）

上堂ら[5]によって報告されたNBIでのみに観察される所見で，上皮辺縁にみられる青白い光の線と定義される．組織学的には腸上皮化生上皮表面にある刷子縁（brush border）のマーカーである．

⑤白色不透明物質：white opaque substance（WOS，図5）

八尾ら[6]によって報告された，**MVが視認できない現象を引き起こす白色物質**の拡大内視鏡所見である．WOSの正体は上皮内，上皮下に集積した微小な脂肪滴（lipid droplet）である．腸上皮化生，腺腫あるいは小腸型形質を有する癌に存在する．

4. VSCSで用いる各所見の判定

◆ DLの判定（図6）

判定は，**present/absent**で行う．病変の内側と外側でVまたはSが急峻に変化し，境界線として認識される場合にpresentと判定する．VやSが徐々に変化する場合は，absentと判定する．

◆ Vの判定（図7）

判定はregular/irregular/absentいずれかで行う．個々の**微小血管の形態**および**互いの形態（形状・分布・配列）**について判定し，irregularの所見を認めればirregular MV pattern，認めなければregular MV patternと判定する．上皮下のMVが表層の透過性が低下し視認できない場合は，absent MV patternと判定し，Sを解析する．

互いの微小血管の形態の判定のコツは次の通りである．形状では，**どれ1つと同じ微小血管パター**

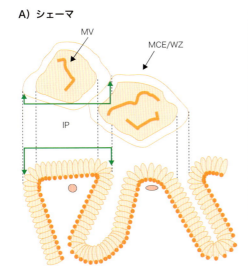 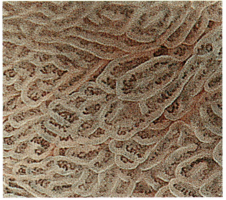

図3●慢性胃炎のある幽門腺粘膜のM-NBI像

A）上段がM-NBI像のシェーマ，下段が対応する断面像のシェーマ．B）コイル状のMVはこげ茶色に，MVをとり囲む多角形のMCE/WZは白色に視覚されている．なお，ここではCOは視認されない．MV：microvessel（微小血管），MCE：marginal crypt epithelium（腺窩辺縁上皮），CO：crypt opening（腺開口部），IP：intervening part（腺間部），WZ：white zone

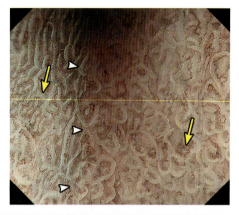

図4 ● LBCのM-NBI像

高分化型腺癌と周囲粘膜にLBC（代表のみに ➡）を認める．本症例のように，規則的な LBCが消失した所見が癌と非癌のDL（▷）を同定する際に有用な指標となることが多い．また，本症例では腫瘍においてもLBCが陽性であり，小腸型の形質を有することが推測される．VSCSの判定は「irregular MV pattern plus irregular MS pattern with a DL」であり，癌と診断する．

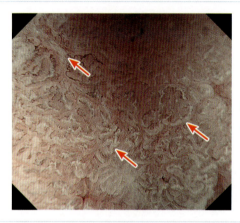

図5 ● WOSのM-NBI像

高分化型腺癌に著明なWOS（代表のみに➡）を認める．WOSのため，ほとんどのMVが視認できない．VSCSの判定は「absent MV pattern plus irregular MS pattern with a DL」であり，癌と診断する．なお，本提示画像は異型の強い病変の中心部を撮影したものであり，DLの存在は写っていない．

A） DLがpresentの慢性胃炎

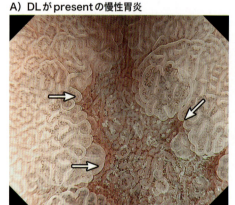

B） DLがabsentの慢性胃炎

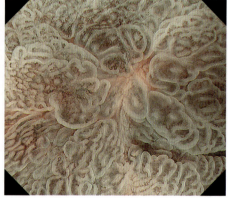

図6 ● DLの判定

A） 病変の内側と外側でVおよびSが急峻に変化し，DLとして認識される．VSCSの判定は「regular MV pattern plus regular MS pattern with a DL」であり，非癌と診断する．

B） VおよびSが緩やかに変化し，DLとして認識されない．VSCSの判定は「regular MV pattern plus regular MS pattern without a DL」であり，非癌と診断する．なお，MESDA-Gでは，DLを認めない時点で非癌と診断できる．

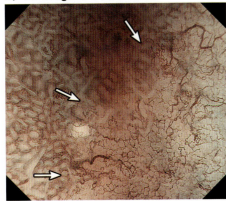
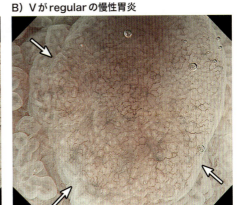
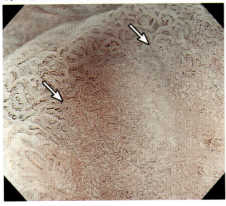

図7● Vの判定

A) 吻合と分岐を複雑にくり返すMVであり，形状・分布・配列ともにirregularと判定する．VSCSの判定は「irregular MV pattern plus absent MS pattern with a DL」（⇨）であり，癌と診断する．
B) MVは閉鎖性のループ血管であり，同じ形状でかつ規則正しく分布・配列しているため，regularと判定する．VSCSの判定は「regular MV pattern plus regular MS pattern with a DL」（⇨）であり，非癌と診断する．
C) WOSの存在にてほとんどのMVが視認できず，absentと判定する．VSCSの判定は「absent MV pattern plus irregular MS pattern with a DL」（⇨）であり，癌と診断する．

ンが存在しない場合に**不均一**と判定する．分布では，内視鏡画像を4分割し，微小血管の**密度が対称性か非対称性か**を判定する．配列では，微小血管パターンの幾何学的中心について，それらの**方向性が直線的であるか否か**，あるいは**間隔が均一か否か**によって，規則的か不規則かを判定する．なお，癌における微小血管の特徴に関する検討では，微小血管の拡張，蛇行，および口径不同は癌にのみならず胃炎にも多く認められ，多変量解析では形状不均一にのみ有意差を認めている[7]．

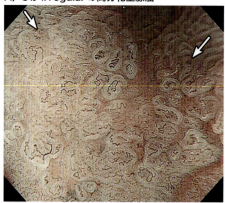

A) Sがirregularの高分化型腺癌

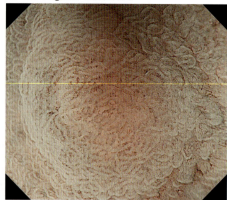

B) Sがregularの慢性胃炎

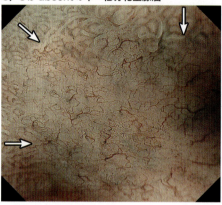

C) Sがabsentの中〜低分化型腺癌

図8 ● Sの判定

A) MCEの形状は多角形，楕円形や弧状と多彩であり，それらの幅は不均一である．MCEに囲まれたIPの大小不同も強い．さらに，分布は非対称性で配列は不規則である．よってirregularと判定する．VSCSの判定は「irregular MV pattern plus irregular MS pattern with a DL」（⇨）であり，癌と診断する．

B) 単純な弧状のMCEからなり，それらが規則正しく分布・配列しているため，regularと判定する．VSCSの判定は「regular MV pattern plus regular MS pattern without a DL」であり，非癌と診断する．

C) 上皮の凹凸に乏しく，Sが全く視認できず，absentと判定する．VSCSの判定は「irregular MV pattern plus absent MS pattern with a DL」（⇨）であり，癌と診断する．

◆ Sの判定（図8）

　判定はregular/irregular/absentいずれかで行う．個々のSの形態および互いの形態（形状・分布・配列）について判定し，irregularの所見を認めればirregular MS pattern，認めなければregular MV patternと判定する．上皮の凹凸に乏しく，粘膜の萎縮や丈の低い癌腺管の不規則な構築などにより，Sが視認できない場合は，absent MS patternと判定し，Vで解析する．なお，互いのSの形態の判定のコツはVと同様であり，前述のコツのVをSに置き換えるとよい．

癌の内視鏡像は同一病変内であっても多彩であることが多いため，病変全体を丹念に観察し，最も異型の強い箇所でVSの判定を行うべきである．

文献

1) Muto M, et al：Magnifying endoscopy simple diagnostic algorithm for early gastric cancer（MESDA-G）. Dig Endosc, 28：379-393, 2016
2) Yao K, et al：Magnifying endoscopy for diagnosing and delineating early gastric cancer. Endoscopy, 41：462-467, 2009
3) Ezoe Y, et al：Magnifying narrowband imaging is more accurate than conventional white-light imaging in diagnosis of gastric mucosal cancer. Gastroenterology, 141：2017-2025.e3, 2011
4) Yamada S, et al：An efficient diagnostic strategy for small, depressed early gastric cancer with magnifying narrow-band imaging: a post-hoc analysis of a prospective randomized controlled trial. Gastrointest Endosc, 79：55-63, 2014
5) Uedo N, et al：A new method of diagnosing gastric intestinal metaplasia: narrow-band imaging with magnifying endoscopy. Endoscopy, 38：819-824, 2006
6) Yao K, et al：Nature of white opaque substance in gastric epithelial neoplasia as visualized by magnifying endoscopy with narrow-band imaging. Dig Endosc, 24：419-425, 2012
7) Kanesaka T, et al：A significant feature of microvessels in magnifying narrow-band imaging for diagnosis of early gastric cancer. Endosc Int Open, 3：E590-E596, 2015

序章　IEEの臓器別活用法と分類

2 臓器別活用法
③大腸の用語・分類

斎藤 豊

> **ポイント**
>
> ① JNET分類のコンセプトはNICE分類から一端離れ拡大観察による大腸NBI分類を創設することであったが，分類形成においてはNICE分類の科学的手法を参考にした
> ② JNET分類はDelphi法によるコンセンサスを経て提唱された．colorは削除されvessel patternとsurface patternを用い所見をType 1, 2A, 2B, 3型に分類した．予想組織型としてType 1は過形成性ポリープ・SSA/P，Type 2Aは腺腫から低異型度癌（Tis），Type 2Bは高異型度癌（Tis/T1a），Type 3は高異型度癌（T1b～）に相当する．Type 2BにおいてはT1bの可能性もあり，深達度診断は色素拡大内視鏡観察で行う．また確信度が低い場合にも色素拡大内視鏡診断を推奨する
> ③ JNET分類に関して目合わせ・Validation studyが進行中であり，そのなかでいくつかの修正が課される可能性もあり，多くの新知見や内視鏡革新により分類は常にUpdateしていく．特にSSA/Pの所見や，Type 3の疎血管野領域の領域性については今後の検討課題である

はじめに

　Narrow Band Imaging（NBI）を用いた質的診断あるいは量的診断（深達度診断）において，本邦からオリジナルの**佐野分類**[1～3]を筆頭に，**広島分類**[4]，**昭和（北部）分類**[5]，**慈恵分類**[6]が報告されてきた（図1）．
　佐野分類は主に血管所見（現在のvessel pattern）を中心とした分類で，それらの視認性と口径不同，蛇行，途絶所見によりType Ⅰ/Ⅱ/ⅢA/ⅢBに分類している．広島分類は表面構造（surface pattern）を主に，vessel patternを加味しType A～Cに分類し，Type CをC1～C3に細分類している．昭和北部分類は血管所見のパターン分類で①normal pattern，②faint pattern，③network pattern，④dense pattern，⑤irregular pattern，⑥sparse patternの6分類となっている．慈恵分類は，vessel patternを中心に，vessel patternのみで診断困難な病変にsurface patternを加味した分類でType 1，2，3V，3Ⅰ，4の5分類となっている．
　一方，海外からは本邦と欧米の内視鏡医の共同研究による**NICE分類**[7, 8]，**Rastogi分類**[9]などが報告されているが，本邦における内視鏡分類の特徴の1つは拡大観察にあり，より信頼性が高いことに疑いの余地はない．しかし，本質は大きく異なっていないとはいえ，同一の病変を議論する際も異なった基準や用語で議論することになることから，分類の統一が兼ねてから望まれており，NBI開発開始（1999年12月14日）から15年の歳月が経過し，2014年6月6日に日本オリジナルの「**大腸拡大NBI統一分類〔Japan NBI Expert Team（JNET）分類〕**」のコンセンサスが得られた（図1）[10～12]．

1. JNET分類提唱までの経緯 （表1～3）

　JNET分類のコンセプトはNICE分類から一端離れ，拡大観察による大腸NBI統一分類を創設す

病理診断	過形成 (非腫瘍)	腺腫	Tis〜T1a	T1b〜
佐野分類	Ⅰ	Ⅱ	ⅢA	ⅢB
広島分類	A	B	C1	C2 / C3
慈恵分類	1	2	3V / 3Ⅰ	4
昭和分類	Normal・Faint	Network	Dense	Irregular / Sparse
JNET分類	Type 1	Type 2A	Type 2B	Type 3

図1● JNET分類と既存の分類の対応

JNET分類と既存の佐野分類，広島分類，慈恵分類，昭和分類との対応はおおよその目安であり，厳密な1：1の対応ではない

ることであったが，分類形成においてはNICE分類の科学的手法を参考にした．NICE分類 Type 2が腺腫から上皮内癌，SM浸潤癌まで含有されていることから，ここに拡大を加味し線引きすることで，腺腫から上皮内癌（低異型度）のType 2Aと，上皮内がんからSM軽度浸潤癌の可能性をもつ高異型度癌のType 2Bとに分けることからスタートした．次にweb-baseでVessel pattern, Surface patternの診断精度を検討し，単変量・多変量解析の結果をもとに議論を重ねた後，2014年6月6日に斎藤班会議でDelphi変法によるコンセンサスを得てJNET分類が提唱された．

最終的にはColorは削除され，vessel patternとsurface patternを用い，所見をType 1〜3に分類し，Type 2はさらに2Aと2Bに亜分類されている．

表1● JNET分類

NBI	Type 1	Type 2A	Type 2B	Type 3
Vessel pattern	・認識不可[*1]	・口径整 ・均一な分布 　（網目・らせん状）[*2]	・口径不同 ・不均一な分布	・疎血管野領域 ・太い血管の途絶
Surface pattern	・規則的な黒色 　または白色点 ・周囲の正常な粘膜と類似	・整（管状・樹枝状・ 　乳頭状）	・不整または不明瞭	・無構造領域
予想組織型	過形成性ポリープ（SSA/P）	腺腫〜低異型度癌 （Tis）	高異型度癌 （Tis/T1a）[*3]	高異型度癌 （T1b〜）

＊1：認識可能な場合，周囲正常粘膜と同一径
＊2：陥凹型については，微細血管が点状に分布されることが多く，整った網目・らせん状血管が観察されないこともある
＊3：T1bが含まれることもある
文献11を参考に作成

色素拡大内視鏡診断
（pit pattern診断）へ
Low-confidenceな
Type 3も色素拡大で確認

表2 ● JNET分類（English version）

	Type 1	Type 2A	Type 2B	Type 3
Vessel pattern	・Invisible*1	・Regular caliber ・Regular distribution 　(meshed/spiral pattern)*2	・Variable caliber ・Irregular distribution	・Loose vessel areas ・Interruption of thick vessels
Surface pattern	・Regular dark or white spots ・Similar to surrounding normal mucosa	・Regular 　(tubular/branched/papillary)	・Irregular or obscure	・Amorphous areas
Most likely histology	・Hyperplastic polyp/Sessile serrated adenoma/polyp	・Low grade intramucosal neoplasia	・High grade intramucosal neoplasia/ Shallow submucosal invasive cancer*3	・Deep submucosal invasive cancer
Endoscopic image				

＊1：If visible, the caliber in the lesion is similar to surrounding normal mucosa
＊2：Micro-vessels are often distributed in a punctate pattern and well-ordered reticular or spiral vessels may not be observed in depressed lesions
＊3：Deep submucosal invasive cancer may be included
文献12より引用

表3 ● 用語の解説

用語	解説
Vessel pattern	佐野分類ではcapillary patternとなっていたが，JNET分類からはvessel patternとした．
Surface pattern	広島分類のsurface patternに準じる．
疎血管領域	Vessel patternの疎血管の領域性に関しては，現時点では定義していない．今後，validation studyなどを通じて大きさなどを定義する予定である．
太い血管の途絶	太い血管の定義は，特に規定していないが，おおよそ，Type 2A血管の1.5～2倍程度とする．
無構造領域	Surface patternの無構造領域に関しても，疎血管領域と同様，領域性は現時点で定義していない．
不整または不明瞭	Surface patternに関して，無構造ではないが，不整ととれないものがあり不明瞭との記載を追加した．

2. JNET分類の概要

　Type 1は当初過形成性ポリープのみをターゲットとしていたが，SSA/Pも含めることとなった．
　Type 2Aは腺腫から低異型度粘膜内癌の可能性が高く色素撒布を省略できる可能性が高い．一方，Type 2Bは高異型度粘膜内癌～SM軽度浸潤癌の可能性が高く，クリスタルバイオレットによる色素拡大観察を必要とする．なお，高異型度癌であれば当然SM高度浸潤癌の可能性もあり，Type 2B病変がSM高度浸潤癌であったからといって誤診というわけではない．クリスタルバイオレット染色による精密検査でV型pit patternの不整の程度と領域性の評価を行い，慎重な深達度診断を行う必要があると認識する必要がある．

Type 3は高異型度癌かつT1b以深を想定しているが，JNET分類のみでどこまで診断精度を高めて診断できるかは今後の課題である．

3. JNET分類の今後の展望

今後，JNET大腸拡大NBI分類のvalidation studyが「国立がん研究センター研究開発費 研究班」（斎藤 豊班），日本消化器内視鏡学会附置研究会（大腸拡大内視鏡診断基準の統一と均てん化に向けた研究会，代表世話人：松田尚久/工藤進英）で行われる．そのなかで，いくつかの修正が課される可能性もあるが，多くの新知見や内視鏡革新により分類は常にup-dateされていくものであることを忘れてはならない．いずれにせよ，本分類が，日本の多くの臨床現場で使用され，患者様の大腸腫瘍の質的・量的診断・治療に有用であることを科学的に証明してゆくことが急務である．また，pit pattern診断同様，Type 2BやType 3の領域性に関しての議論もあり，この領域性をどう定義していくかが今後の重要な課題と考えている．

文献

1) 佐野　寧，他：狭帯化RGBフィルター内臓narrow band imaging（NBI）systemの開発・臨床応用．胃と腸，36：1283-1287，2001
2) Machida H, et al：Narrow-band imaging in the diagnosis of colorectal mucosal lesions: a pilot study. Endoscopy, 36：1094-1098, 2004
3) Ikematsu H, et al：Efficacy of capillary pattern type IIIA/IIIB by magnifying narrow band imaging for estimating depth of invasion of early colorectal neoplasms. BMC Gastroenterol, 10：33, 2010
4) Kanao H, et al：Narrow-band imaging magnification predicts the histology and invasion depth of colorectal tumors. Gastrointest Endosc, 69：631-636, 2009
5) Wada Y, et al：Diagnosis of colorectal lesions with the magnifying narrow-band imaging system. Gastrointest Endosc, 70：522-531, 2009
6) 二上敏樹，他：Narrow Band Imaging（NBI）拡大観察を用いた大腸腫瘍性病変の異型度・深達度診断能の検討．Gastroenterol Endosc, 51：10-19, 2009
7) Hewett DG, et al：Validation of a simple classification system for endoscopic diagnosis of small colorectal polyps using narrow-band imaging. Gastroenterology, 143：599-607.e1, 2012
8) Hayashi N, et al：Endoscopic prediction of deep submucosal invasive carcinoma: validation of the narrow-band imaging international colorectal endoscopic（NICE）classification. Gastrointest Endosc, 78：625-632, 2013
9) Rastogi A, et al：High accuracy of narrow band imaging without magnification for the real-time characterization of polyp histology and its comparison with high-definition white light colonoscopy: a prospective study. Am J Gastroenterol, 104：2422-2430, 2009
10) 斎藤　豊，他：I 大腸病変に対するNBI分類とその診断における有用性　(2) 大腸NBI分類国内統一への取り組みと経過．Intestine, 17：223-231, 2013
11) 佐野　寧，他：The Japan NBI Expert Team（JNET）大腸拡大Narrow Band Imaging（NBI）分類．Intestine, 19：5-13, 2015
12) Sano Y, et al：Narrow-band imaging（NBI）magnifying endoscopic classification of colorectal tumors proposed by the Japan NBI Expert Team. Dig Endosc, 28：526-533, 2016

第1章

食道のIEE観察

第1章 食道のIEE観察

1 ここがポイント！咽頭〜食道の観察の仕方
①病変発見まで

土橋 昭，郷田憲一

> **ポイント**
> ①内視鏡検査前に咽・喉頭癌，食道癌のハイリスク症例かどうか確認する
> ②咽・喉頭癌の観察は挿入時にNBIで行う
> ③食道は挿入時または抜去時に必ずNBIで観察する
> ④前壁の食道表在癌は見逃しやすいことを念頭に置いて観察する
> ⑤不整形ヨード不染帯が無数に存在する（いわゆる"まだら食道"）症例において，NBIのみでは食道表在癌の見逃しリスクが高まるため，ヨード撒布を考慮する

1. 咽・喉頭の観察（挿入時）

◆ 詳細な咽・喉頭観察が必要な症例

　咽・喉頭癌のハイリスク症例〔高齢，男性，喫煙歴，飲酒歴．フラッシャー（飲酒時のあから顔），食道癌の既往，まだら食道〕や頭頸部癌治療後のサーベイランスに対しては，詳細な観察を行う．また，咽頭・食道の観察中にメラノーシス（図1）を認めた場合，咽・喉頭癌および食道扁平上皮癌併存の可能性があり，より注意して観察を行う．

> **memo** 茶褐色の色素沈着であるメラノーシスは，発癌リスク因子である飲酒・喫煙と関連している．特に，口腔・咽頭のメラノーシスは咽・喉頭癌のバイオマーカーとされている．

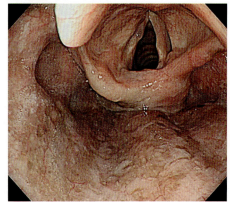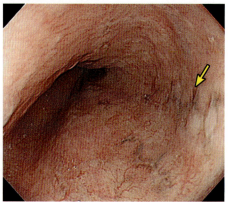

図1 ●メラノーシス
A）咽頭メラノーシス　B）食道メラノーシス

◆ **適切なセデーション**

　咽・喉頭に対する詳細なNBI拡大観察を行うためには，十分なセデーションが必要であり，われわれは下記のようにセデーションを行っている．また，特にペチジン塩酸塩は，嚥下反射を抑制するために有用と考えている．

【セデーション例】
ペチジン塩酸塩（オピスタン®）35 mg＋フルニトラゼパム（ロヒプノール®）0.4 mg（体重や年齢に合わせて調整）

◆ **使用する光源装置・内視鏡**

　咽頭癌の発見率は，通常光に比してNBIが優位に高く[1]，NBI観察が可能な内視鏡を使用すべきである．また，詳細な観察のためには，拡大内視鏡が望ましい．また，咽頭は解剖学的に複雑な構造であり，病変と一定の距離を保つために，内視鏡先端に**フードを装着する**ことが重要である．

◆ **観察のタイミング**

　上部消化管を観察した後，最後に咽頭を観察するとセデーションが弱まり，咽頭反射が出現しやすく，また，粘液の貯留などにより詳細な観察ができない場合がある．よって，基本的に**食道への挿入の前に咽頭の観察と生検**を行う．

◆ **体位**

　Sniffing position（鼻を突き出して臭いを嗅ぐような姿勢の体位）をとると喉頭蓋が挙上し，下咽頭にスペースができるため観察がしやすくなる．

◆ **観察の順序（挿入時）**

　各施設によって観察の方法や順序は異なるが，われわれは軟口蓋→口蓋垂→中咽頭後壁→左右中咽頭側壁→舌根→左右喉頭蓋谷底部→舌喉頭蓋ヒダ→下咽頭後壁→左披裂→左梨状陥凹→左輪状後部→声帯・声門上部→右披裂→右梨状陥凹→右輪状後部の順でNBI観察を行っている（図2）．

◆ **咽頭反射を抑えるためのポイント**

　一度咽頭反射が起こると，以後，わずかな刺激によっても咽頭反射が起きてしまうため，喉頭蓋喉頭面に接触しないように慎重に行う．下咽頭の観察は，down angleを使用し下咽頭後壁に内視鏡を沿わせて行うとよい．また，水の飛沫による刺激によって咽頭反射を誘発させるため，**レンズ洗浄は咽頭内では絶対に行わない**よう留意する．また，同様の理由で**送気も最小限**とし，特にスコープ先端が喉頭蓋喉頭面を向いている際は行わないようにする．

　披裂，喉頭蓋喉頭面は敏感で，咽頭反射を誘発し，咽・喉頭の観察を困難にする危険性が高い部位である．声帯の近接観察は難しく，遠景での観察が基本となる．光源の光量が約2倍となったELITE systemでは，声帯をはじめとする喉頭の観察はNBIの遠景でも可能であるが，SPECTRUM以前のsystemでは光量が低く暗くなるため，われわれは**通常光での観察（非拡大）**を加えている．

◆ **観察が困難な部位**

　輪状後部と下咽頭後壁の間には十分なスペースがないため，特に輪状後部は観察が困難であり，観察には熟練が必要である（図3）．無理に内視鏡を押し込まず，軸に沿ってスコープをローテーションしつつ，ゆっくりと食道入口部に進めながら観察する．

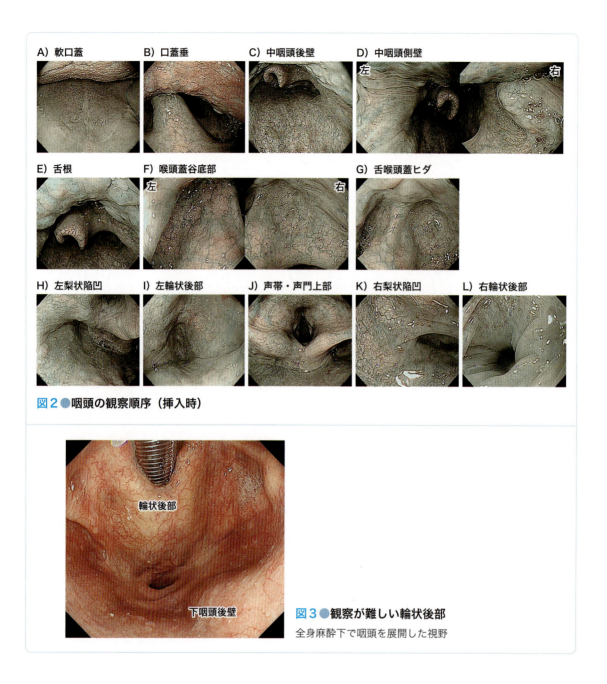

図2 ●咽頭の観察順序（挿入時）

図3 ●観察が難しい輪状後部
全身麻酔下で咽頭を展開した視野

◆ 咽・喉頭癌の検出

　中咽頭・下咽頭癌の多くは，**通常光で発赤調**（図4A），NBIで**brownish area**を呈する（図4B）．拡大観察を行うと食道表在癌と類似した**異型血管**が観察される（図4C）．声帯に頻発する喉頭癌は，**白色顆粒状変化形態学的左右差**（図4D ⇨）を観察することで通常観察でも検出は可能な場合も多い．

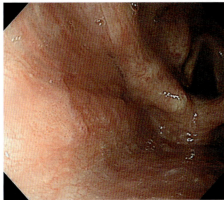
A) 下咽頭癌（通常光）

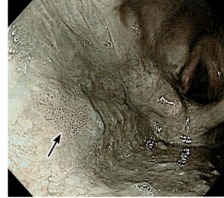
B) 下咽頭癌（NBI非拡大）

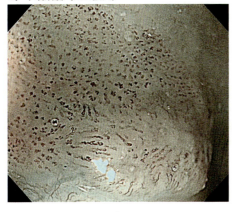
C) 下咽頭癌（NBI拡大）

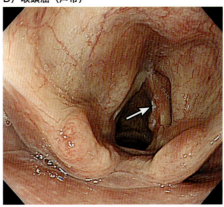
D) 喉頭癌（声帯）

図4 ● 下咽頭・喉頭癌
A) 通常光では視認が非常に困難な病変であった．
B) NBIでは淡いbrownish areaを呈した．
C) 拡大観察では拡張・蛇行・口径不同・形状不均一を伴う異型血管が密に増生していた．
D) 右声帯に発赤調の隆起性病変を認めた（⇨）．

2. 食道の観察

◆ 消泡剤・鎮痙薬の使用

　消泡のため，ジメチルポリシロキサンの10倍希釈液，タンパク分解酵素製剤と重曹の溶解液を検査直前に内服させる．また，消化管蠕動を抑制するためにブチルスコポラミン臭化物またはグルカゴンの静注を行う．

【使用例】
- ジメチルポリシロキサン（ガスコン®ドロップ）の10倍希釈液10〜数十mL，タンパク分解酵素製剤（プロナーゼ®MS）＋重曹1.0 gの溶解液（検査直前に内服）
- ブチルスコポラミン臭化物（ブスコパン®）1A（20 mg）または　グルカゴン1A（1 mg）静注

◆ **水洗の仕方**

ガスコン®ドロップ溶解水を20 mLのシリンジを用いて，胸部上部食道の3時方向へと勢いよく送水する．食道が収縮した状況で水洗すると逆流し誤嚥を誘発するリスクがある．よって，送気により食道壁が伸展し内腔が開いた状態で送水する．

◆ **基本の撮影枚数**（図5）

挿入時に，切歯より20 cmの位置から約5 cmおきに胸部上・中・下部および腹部食道（食道胃接合部）を各1枚ずつ撮影する．その際，再現性を保つために椎体を6時方向に揃えて撮影する．また，挿入時もしくは抜去時に，必ずNBIを用いて全食道を観察することが重要である．われわれは，内視鏡の接触による食道壁の変化や病変の修飾や出血などを考慮し，挿入時にNBIで観察を行っている．

◆ **ヨード撒布の方法**（図6）

胃・十二指腸を観察し食道内の粘液を十分水洗した後，食道に病変を認めた場合や食道癌のハイリスク症例に対してヨード撒布を行う．撒布チューブを用いて重力と反対方向の右壁（3時方向）に，食道胃接合部から開始し胸部上部食道まで連続的に撒布する．撒布チューブを用いるとヨードの撒布用量を減らし，効率よく食道全体を均一に染色できる．

3. 見逃しやすい食道癌

◆ **見逃しやすい位置**

- 前壁側：対物レンズが内視鏡先端の中心に位置していないため，前壁側（12時方向）の観察は，接線方向となり，NBI観察においても凹凸のない病変を視認することは非常に困難である．送気量の調整，蠕動を利用し，観察が困難な場合は内視鏡をローテーションさせ，前壁の病変を6時方向に位置させて観察するとよい（図7）
- 入口部～頸部：初学者の場合，切歯から約25～30 cmまで勢いよくスコープを挿入してしまうことが多い．そのため，食道入口部～頸部食道の観察が十分でない場合も少なくない．先端にフードを装着していないときも同様である．挿入時に観察が困難な場合，食道入口部・頸部食道の見逃しリスクを回避するために，抜去時においても送気によって視野を確保しつつNBIで観察する（図5E）

◆ **NBIでbrownish areaを呈しない食道癌**

不整形ヨード不染帯が無数に存在する，"まだら食道"を背景とした患者では，NBIを用いても見逃してしまう症例があり，注意が必要である[2]．食道癌のハイリスク例またはまだら食道例では，ヨード撒布を考慮する．1.5％のヨード撒布2～3分後にピンク色を呈する不染帯（pink-color signと称される[3]）はSCC（squamous cell carcinoma：扁平上皮癌）である可能性が高い．また，稀ではあるが白色調の0-Ⅱaも存在することを知っておく必要がある（図8）．

> **Pitfall** 最初に発見した病変や内視鏡治療後瘢痕の観察に集中するあまり，その対側や近傍の病変を見逃してしまう可能性があり注意が必要である．

A）胸部上部（Ut，挿入時）

B）胸部中部（Mt，挿入時）

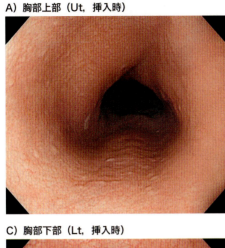

C）胸部下部（Lt，挿入時）

椎体

D）腹部食道（Ae，挿入時）

E）頸部食道（Ce）（NBI，内視鏡抜去時）

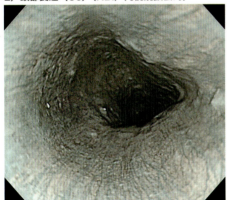

図5 ● 食道の観察

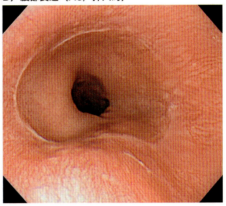

図6 ● ヨード撒布方法

撒布チューブを用いて重力と反対方向の右壁（3時方向）に，食道胃接合部から開始し胸部上部食道まで連続的に撒布する．

文献

1) Muto M, et al：Early detection of superficial squamous cell carcinoma in the head and neck region and esophagus by narrow band imaging: a multicenter randomized controlled trial. J Clin Oncol, 28：1566-1572, 2010

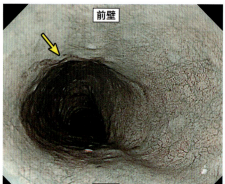
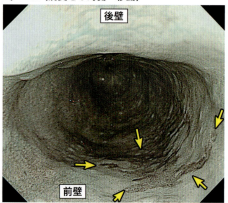
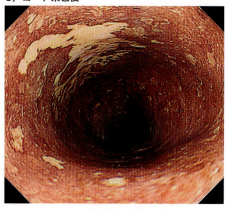

図7 ● 前壁に位置する食道癌の観察（0-Ⅱb，T1a-LPM）

A）前壁側に brownish area が疑われた（⇨）
B）6時方向での観察では brownish area が観察しやすい（⇨）
C）ヨード色素内視鏡にてヨード不染帯を呈した

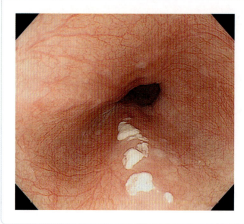

図8 ● 0-Ⅱa を呈する扁平上皮癌（T1a-EP）

2) Goda K, et al：Narrow-Band Imaging Magnifying Endoscopy versus Lugol Chromoendoscopy with Pink-Color Sign Assessment in the Diagnosis of Superficial Esophageal Squamous Neoplasms: A Randomised Noninferiority Trial. Gastroenterol Res Pract, 2015：639462, 2015
3) Shimizu Y, et al：Endoscopic diagnosis of early squamous neoplasia of the esophagus with iodine staining: high-grade intra-epithelial neoplasia turns pink within a few minutes. J Gastroenterol Hepatol, 23：546-550, 2008

第1章 食道のIEE観察

1 ここがポイント！咽頭〜食道の観察の仕方
②病変発見後

土橋 昭，郷田憲一，廣岡信一

> **ポイント**
> ①通常観察で肉眼型を評価する（ヨード染色では色のコントラストの強さから，凹凸が過少評価される傾向にある）
> ②空気量を調整し，病変の厚み・伸展不良の有無を評価する
> ③NBI観察時，出血は視野を妨げる最大の要因となるため，出血させないよう努める
> ④隆起または陥凹した領域，あるいは中拡大観察でType B2・B3血管が疑われた領域に対しては，強拡大で詳細な観察を行う
> ⑤癌病変の範囲診断には必ずヨード染色を用いる（NBIのbrownish areaに基づいた範囲診断では過少評価される傾向にある）

1. 通常観察＋非拡大NBI観察のコツ

①病変の検出
　通常内視鏡で検出が困難な（平坦で色調変化に乏しい）病変（図1A）も，NBIを用いれば境界明瞭なbrownish area（BA）として，視認可能となる（図1B）．

②水洗
　病変を認めた場合は，病変が6時方向になるように内視鏡を操作すると，その後の拡大観察が比較的容易となる．腫瘍表面の付着物を洗う場合，病変からの不用意な出血は避けることが大切である．はじめから勢いよく病変部に送水せず，周囲から病変部に向けて徐々に送水するとよい．

③色調の評価
　通常観察で色調を評価する．背景の健常粘膜と比較するとよい．

④肉眼型診断
　送気し十分食道壁を伸展させた状態で肉眼型を評価する（図2A）．表在食道癌の肉眼径は深達度診断において非常に重要であり，0-Ⅱb病変はEP/LPM癌，0-ⅡaはMM以浅癌，0-Ⅰ，0-Ⅲ病変は，SM浸潤癌である頻度が高い．一方，0-Ⅱc病変は，LPM〜SM浸潤癌までさまざまであるため，空気量を調整し，腫瘍の厚み・伸展不良の程度を観察することが重要である（図2B，C）．特に陥凹内隆起，辺縁隆起を伴う陥凹，二段陥凹を示す領域は，拡大NBIで血管所見を詳細に観察すべき領域である．

⑤範囲診断
　食道扁平上皮癌の範囲診断は，最終的に必ずヨード染色所見で行う．

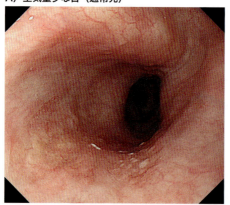
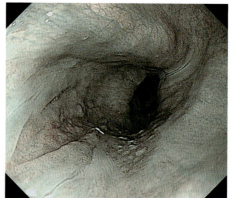
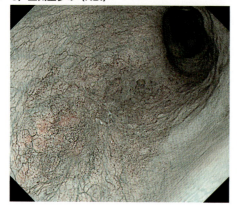

図1 ● 症例1：空気量によるbrownish areaの見え方の違い

A）頸部食道に発赤調で粗造な粘膜を認めた．
B）病変は比較的境界明瞭なbrownish areaとして視認された．
C）空気量が多すぎるとbrownish areaの境界がやや不明瞭となるばかりか，病変の視認も困難となりうる．

> **Pitfall**　空気量が多すぎると，BAを呈さず，また，境界が不明瞭となるため（図1C），空気量を若干少なめにして観察を行うとよい（図1B）．BAを呈しない要因として，intervascular background coloration（血管間背景粘膜色調）が弱い，血管密度が低い，IPCL（intra-epithelial papillary capillary loop：上皮乳頭内毛細血管ループ）の拡張度が低いなどがあげられる．

2. NBI拡大観察のコツ

①中等度拡大観察

　BAの辺縁部より，中拡大で観察を開始し（図3A〜F），徐々に中央部（図3G）へと観察を進めていく．ピントが合う焦点は，拡大倍率とレンズと病変までの距離に依存しているため，中拡大でピントが合わない場合，ズームレバーを用いて拡大倍率を上げ下げするだけでなく，**内視鏡先端と病変との距離を微調整**するとピントの合った観察が可能になる．そして，Type B2やB3を疑うような異型血管の有無やAVA（avascular area）[1]の有無・サイズを慎重に観察していく．

②強拡大観察

　中拡大で十分に観察を行った後，陥凹や隆起のある領域（図2C）やType B2やB3が疑われた領

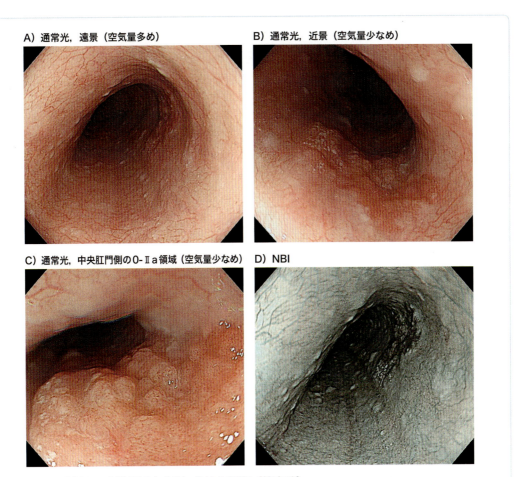

図2 ● 症例2：食道扁平上皮癌−非拡大観察（精査時）
A）通常光，遠景（空気量多め）
B）通常光，近景（空気量少なめ）
C）通常光，中央肛門側の0-Ⅱa領域（空気量少なめ）
D）NBI

域（図3G□）に対し，強拡大を行う（図3H）.

　強拡大でピントの合った観察を行う際には，**関心領域を6時方向にして，スコープアングルをダウン**しつつ，病変に近接していく．空気量を少なめにし，内視鏡先端のフードを病変外の健常粘膜や，凹凸のない病変内に軽く固定すると出血リスクの軽減と安定した拡大視野の確保が可能となる．

　また，スコープと病変が接近する**強拡大観察の時間が長くなるほど出血のリスクが増大する**ため，ピントを合わせ，写真を撮影した後は，すぐに病変から離れるよう心がける．

> **Point** 《大きな病変の微小浸潤部（粘膜下層浸潤）を見逃さないコツ》
> 通常観察で隆起・陥凹，または中拡大のNBIで非ループ血管など深部浸潤を疑う領域に目星をつけたうえで，強拡大観察を行う．

3. ヨード染色観察のコツ

　NBIは腫瘍の質的診断・深達度診断には有用であるが，側方の範囲診断においては，過少評価する傾向にある．そこで，正確に腫瘍の側方範囲診断を行うために，**ヨード染色は必須の検査**である．

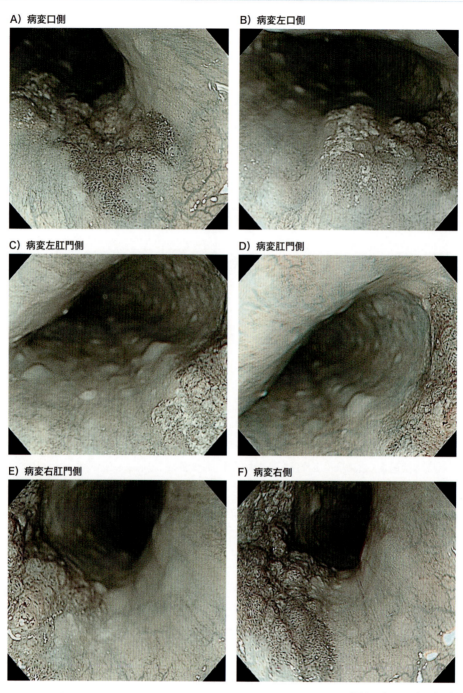

(図3：次ページへ続く)

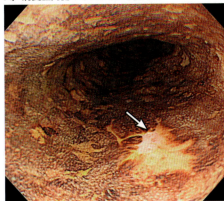
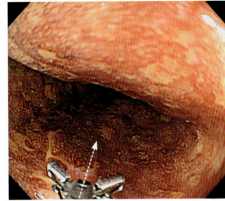
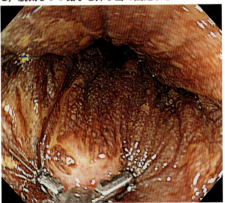
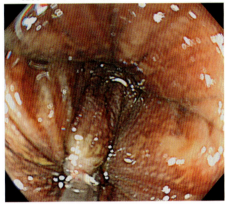

図7 ● 症例3：ヨード色素内視鏡下生検

A）病変肛門側のみにPCSを認めた
B）生検鉗子の方向に病変をおく
C）脱気しつつ鉗子を押し当て固定する
D）脱気し鉗子を閉じた後，送気して正確に病変を把持しているかを確認

> **memo** 安定した拡大観察や的確な狙撃生検を行うためには，スコープを安定させることが重要である．右手を離してもスコープが動かないように，スコープシャフトの屈曲部を術者の腹で安定させるなど工夫する．

文献

1) Oyama T, et al：Prediction of the invasion depth of superficial squamous cell carcinoma based on microvessel morphology：magnifying endoscopic classification of the Japan Esophageal Society. Esophagus, in press（2016）
2) Goda K, et al：Narrow-Band Imaging Magnifying Endoscopy versus Lugol Chromoendoscopy with Pink-Color Sign Assessment in the Diagnosis of Superficial Esophageal Squamous Neoplasms: A Randomised Noninferiority Trial. Gastroenterol Res Pract, 2015：639462, 2015
3) Shimizu Y, et al：Endoscopic diagnosis of early squamous neoplasia of the esophagus with iodine staining: high-grade intra-epithelial neoplasia turns pink within a few minutes. J Gastroenterol Hepatol, 23：546-550, 2008

第1章 食道のIEE観察

2 腫瘍・非腫瘍の鑑別と深達度診断
①診断ロジックとプロセス

古橋広人，郷田憲一，炭山和毅

> **ポイント**
> ① IEEのなかでNBIは，食道（咽頭）においては表在癌（扁平上皮癌）の検出における有用性が確立されている
> ② スコープ挿入時・抜去時のいずれかでNBIをはじめとしたIEE観察を行い，ハイリスク症例では，ヨード染色を積極的に行う
> ③ 食道扁平上皮癌リスクの問診（飲酒歴・喫煙歴・家族歴・飲酒時のフラッシング反応の有無）が重要である[1]
> ④ 0-Ⅱ型食道癌と良性疾患との鑑別において，拡大観察は有用である
> ⑤ 拡大診断はIPCL（intra-epithelial papillary capillary loop）の形態学的変化に基づいて体系化されている

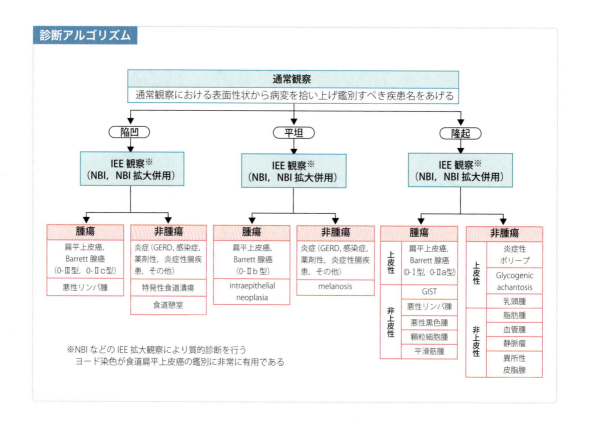

診断ロジック 1　食道におけるIEEの基本的な考え方

◆ 色素法
①ヨード染色
- 正常食道上皮は有棘細胞層内のグリコーゲンと反応し，茶褐色に染まる
- 有棘細胞層が腫瘍化・炎症などにより，置換/破壊された上皮はグリコーゲンを含まないため，"不染"となる
- 置換の程度によっては"淡染"に留まり，低異型度を反映する目安となる．
  ➡ intraepithelial neoplasiaと癌を鑑別する目安となる
- ヨードの撒布2〜3分後に淡いピンク色を呈する場合，pink-color sign陽性（第1章-1-①参照）と判定し，扁平上皮癌を強く疑う
- 不染帯の大きさは，癌を鑑別する目安となる．
  ➡ 不染帯が5 mm未満の場合，癌である可能性は低いとされる

②酢酸撒布法
- Barrett食道におけるdysplasia・早期癌の検出に有用である
- small white signs（小孔，小白斑，溝状構造物）がみられた場合，Barrett腺癌の扁平上皮下浸潤を示唆する[2]

◆ デジタル法・光デジタル法

　NBI，AFI，FICE/BLI，i-scanなどがあり，最も多くのエビデンスが得られているのはNBIである．NBIでは，まず非拡大で病変がbrownish area（well-demarcated）が陽性か否かを判定する．特にbrownish areaに対しては，拡大観察を追加し，IPCLなど表層の微小血管の形態学的変化を捉えて腫瘍・非腫瘍（癌・非癌）の質的診断を行う．

診断ロジック 2　腫瘍と代表的な良性疾患の鑑別ポイント

◆ 異所性胃粘膜（Ectopic gastric mucosa）の鑑別ポイント（図1）
- 頸部食道に好発する．多発することが多い
- 境界は明瞭で類円形であることが多い
- 白色線状の縁取りを認める

◆ 血管腫（Hemangioma）の鑑別ポイント（図2）
- 青色あるいは赤色の血管構造を伴う表面平滑な隆起を呈する
- 多発することも多い
- NBIでは，brownish areaを呈さない

◆ 乳頭腫（Papilloma）の鑑別ポイント（図3）
- 下部食道に好発し，単発性が多い
- human papillomavirusとの関連性が報告されている
- 通常観察では，透明感を伴う白色調の隆起を示す場合が多く，その表面性状から乳頭状，イソギンチャク様，分葉状，桑実状，松笠状などと評される

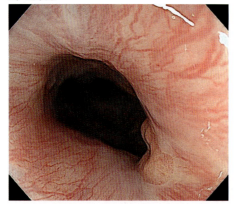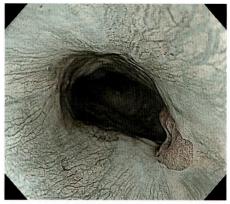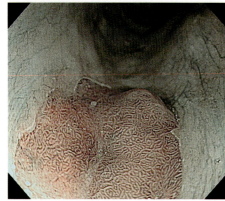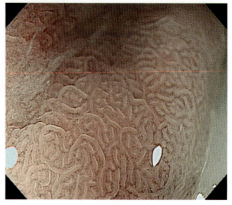

図1●異所性胃粘膜
A) 頸部食道4時方向にφ10 mmの白色調の縁取りを伴う境界明瞭な領域を認める．表面にはなだらかな凹凸が認められる
B) NBI非拡大ではbrownish areaを示すため，扁平上皮癌との鑑別を要する
C) 胃粘膜様の表面構造を呈し，背景の扁平上皮と明瞭に区別され，表在型扁平上皮癌とは明らかに異なる
D) 粘膜模様は明瞭なwhite zoneで縁取られ，それに沿って微小血管が走行しており規則的である．腫瘍を疑う所見はない

- NBI観察でも白色調を呈し，brownish areaとはならない
- 拡大NBI観察では，微小血管は観察されないか，乳頭状（orイソギンチャク様など）構造内を規則的に走行する異型に乏しい微小血管が認められる
- ヨード染色では，淡染を示すことが多い

◆ メラノーシス（Melanosis）の鑑別ポイント（図4）
- 通常観察で茶褐色〜黒色調である
- 喫煙歴や飲酒歴との関連がある
- 咽喉頭メラノーシスと併存する場合も少なくない
- **食道癌や咽頭喉頭癌の合併に注意し，積極的にIEE観察やヨード染色を行うことが重要である**
- 悪性黒色腫との鑑別を要する（悪性黒色腫のなかには茶褐色〜黒色調を呈さない場合があるこ

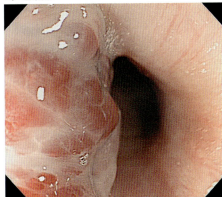
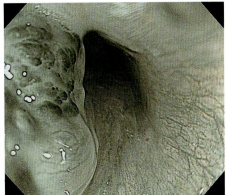

図2 ● 血管腫
A) 頸部食道9時方向主体に，φ20 mmの赤色の血管を伴う半球状の光沢のある隆起を認める
B) 腫瘍血管と異なり，brownish areaを呈さず，扁平上皮癌にみられる血管間背景粘膜色調（inter vascular background coloration）や異常な微小血管は観察されない．血管構造部は緑色調を呈している

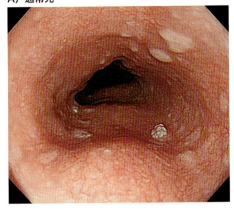
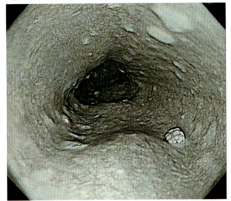
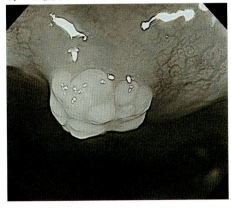
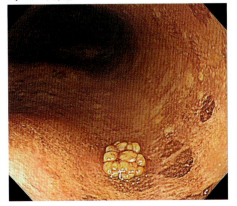

図3 ● 乳頭腫
A) 胸部上部食道4時方向に，φ3 mmの桑実状の白色隆起性病変を認める
B) 同様に白色調を呈しており，brownish areaは呈さない
C) 分葉状構造を呈し，個々の葉構造は比較的均一で，光沢があり平滑である．微小血管は観察されない
D) 淡染を示し，悪性腫瘍と鑑別される

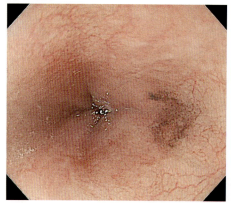
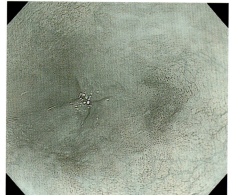
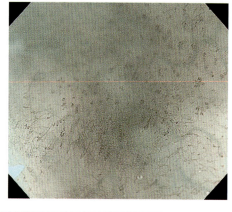

図4● メラノーシス
A) 下部食道3時方向にφ5 mmの淡い茶褐色域として描出される．病変内に濃淡がみられる
B) brownish area様の所見を呈する
C) 茶色の血管間背景粘膜色調を伴う領域として認められる．微小血管は軽度拡張があるものの，口径不同・形状不均一などの不整所見に乏しい

とを知っておく）
　➡メラノーシスの組織像の免疫染色では，HMB-45 陰性であるが，悪性黒色腫では HMB-45 陽性であるため，鑑別点となる
- ヨード染色は有用ではない（健常部と同様に染色されるため**不明瞭化**）

◆ 顆粒細胞腫（Granular cell tumor）の鑑別ポイント（図5）
- 男性，中下部食道に好発する
- 肉眼型は，台状〜丘状の粘膜下腫瘍様隆起を示すが，ときに大臼歯様の形態を示し，中心陥凹を伴う場合がある
- 色調は黄色〜白色調を示し，表面は既存の粘膜で被覆されている
- EUSでは第2層〜第3層/第5層に主座をおき，低エコー腫瘤として描出される．基本的に境界明瞭で内部エコーは均一である

◆ 炎症の鑑別ポイント（図6）
- 発赤やびらんを併存することが多い
- NBIで境界明瞭な brownish area を呈し，癌との鑑別に苦慮することもある
- ヨード染色は，炎症の程度により染色性は異なるが，淡染・不染を呈することが多く，その周

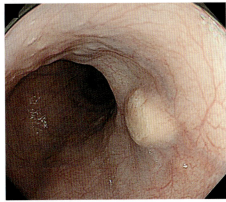
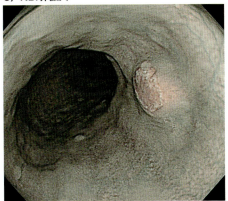
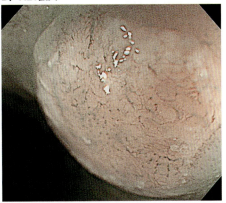
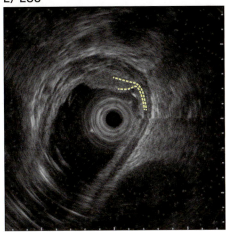

図5 ● 顆粒細胞腫

A) 中部食道3時方向に，φ6 mmの黄白色調を示す臼歯様の粘膜下腫瘍様隆起を認める．立ち上がりはなだらかで既存の粘膜で被覆されている

B) 隆起の辺縁の一部で淡染を呈するものの，大部分は周囲粘膜同様に染色される

C) brownish areaを示さず，立ち上がり部は周囲と同様の粘膜で被覆されている

D) 粘膜模様は観察されず，軽度の拡張あるいは伸長した不整所見に乏しい血管が疎に認められる．病変部は，周囲と明らかに色調の異なる領域として認識できるため，粘膜下組織のなかでも比較的浅い部位に主座があることが伺える

E) 脱気水充満法で 20 MHz ミニチュアプローブを用いて観察した．食道壁は7層に描出され，病変は第2層と連続する低エコー腫瘤を認める．辺縁は整，境界は明瞭で，内部エコーは均一である

囲に毛羽様濃染像を認めれば典型的である

・intraepitherial neoplasia との鑑別は生検組織標本上も難しい場合がある．その際には，厳重に経過観察を行う

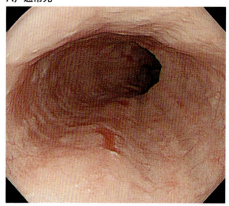
A）通常光

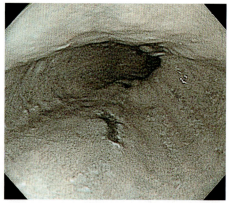
B）NBI非拡大

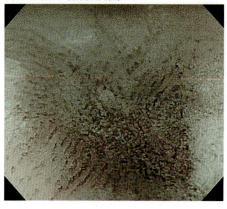
C）NBI拡大（病変肛門側）

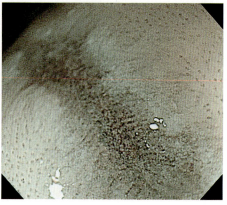
D）NBI拡大（病変口側）

図6 ● 炎症
A）中部食道6時方向にφ7 mmの境界明瞭な発赤調のわずかに陥凹した病変を認める
B）brownish areaを呈すが，病変をとり囲むように淡い白色調変化を伴っている
C，D）血管間背景粘膜色調や微小血管の著しい増生がみられるものの，個々の血管は不整所見に乏しく規則正しく配列している

◆ 異所性皮脂腺の鑑別ポイント（図7）

- 黄色調の（細）顆粒状（ときに顆粒集簇状）小隆起として認められる
- 多発していることが多い
- 個々の隆起は**敷石状・花弁状**の形態を示す（腺房部に相当）．表面は**平滑で粘膜下腫瘍様**の隆起を呈する
- 隆起の頂部には，**白色突起**（導管部）が観察される

◆ 炎症性ポリープの鑑別ポイント（図8）

- 胃食道接合部の前壁～右側壁に好発する隆起性病変（食道胃接合部ポリープ，sentinel fold, sentinel hyperplastic polypと称される場合がある）
- 逆流性食道炎に伴う炎症性ポリープで，mucosal breakを伴うことも少なくない
- 組織学的には炎症細胞浸潤を伴う腺窩上皮の過形成が認められる
- NBI拡大観察で，粘膜微細構造・微小血管ともに明らかな不整所見はない（white zoneが明瞭かつ幅が均一で，粘膜模様に沿って微小血管が走行している）

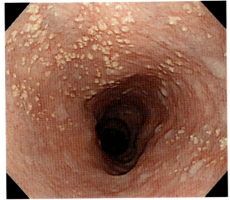
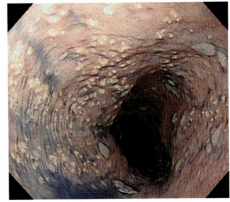
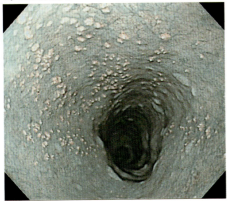
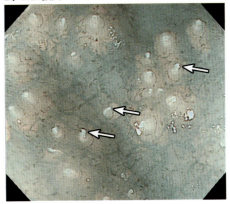

図7 ● 異所性皮脂腺

A) 上部食道12時方向主体に黄色調のφ1〜2 mm大の顆粒状隆起が限局性に多発している
B) インジゴカルミンを撒布すると病変の隆起がやや明瞭となる
C) 病変部はbrownish areaを示さない
D) 立ち上がりなだらかな扁平隆起のうえに白色突起がみられる（導管から排出される皮脂を表す⇨）．粘膜固有層の腺房の存在を反映し，背景の血管透見は消失・不明瞭化する．腺房をとり囲むような血管構造がみられる．それらに不整所見はない

診断ロジック3　深達度診断は通常観察→0-Ⅱ型は拡大NBI観察を併用

◆ ポイント

- まず，白色光による**通常観察**を行い，「食道癌取扱い規約 第11版」（およびParis classification，memo参照）における病型分類から**おおよその深達度**を予測する
- 病型分類の0-Ⅰ型，0-Ⅲ型はSM2以深を示唆する
- EUSは深達度診断に有用だが，手技の難易度が高く，最も一般的な脱気水充満法での誤嚥リスクなど患者侵襲も大きい．通常観察，IEE観察で診断に迷う場合に追加する
- **0-Ⅱ型**（特に0-Ⅱc型）については拡大NBI観察を併用し，微小血管の形態学的変化や無血管野（avascular area：AVA）を捉えることで，より詳細に深達度を予測していく

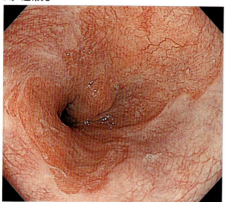
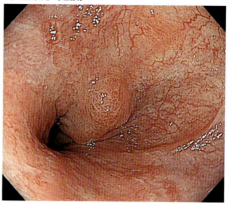
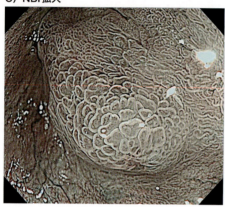

A）通常光

B）通常光（近接）

C）NBI拡大

図8● 炎症性ポリープ

A) 食道胃接合部の12時方向にφ10 mmの発赤調の隆起性病変を認める
B) 胃側粘膜ヒダと連続する病変で粗大な粘膜模様の存在が伺われる．周囲の粘膜とはなだらかに移行しており，境界は不明瞭で領域性に乏しい
C) 粘膜模様は軽度の大型化・大小不同がみられるものの，villi構造の方向性や形状の類似性は保たれている．またwhite zoneも明瞭で幅は均一である．微小血管は粘膜模様に沿って走行しており，口径不同など不整所見に乏しい

> **memo** 《食道扁平上皮におけるParis classification》[3]
>
> 　病型分類では，取り扱い規約上は隆起（陥凹）の高さ（深さ）の数値を用いた明確な基準はなく，0-Ⅱa型において「隆起の高さの目安は約1 mm程度までとする」との記載があるのみである．
> 　一方，国際的には「Paris classification」が広く用いられており，この分類では具体的な数値を用いた基準が設定されている（図9）．

◆ **NBI拡大観察のコツ**

- 出血を防ぐため，**まず病変口側辺縁から観察を開始する**
- 次に，病変の左右辺縁の観察に移行し，境界診断と血管診断を行っていく
- 出血を起こしやすい，**病変中心部～肛門側**にかけては**最後**に観察を行う
- 大型の病変では，ハーフズームで病変全体をスクリーニングし，Type B1以外の血管の存在する部位（関心領域）を同定する
- 最後に，口側の関心領域から順にフルズームし正確な拡大診断を行っていく

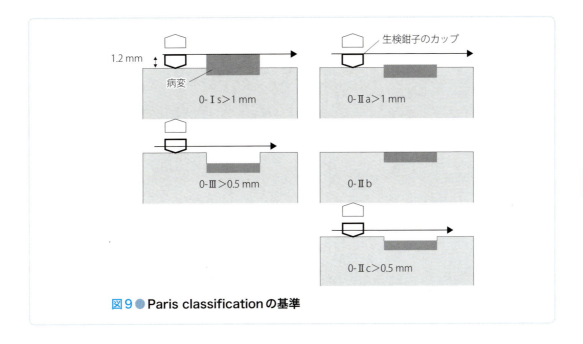

図9 ● Paris classificationの基準

◆ 拡大NBI食道学会分類

①微小血管による深達度予想（各血管の定義については序章-2-①参照）

分類	考えられる深達度
Type A	（正常・炎症・Intraepithelial neoplasia）
Type B1	T1a-EP/LPM
Type B2	T1a-MM/T1b-SM1
Type B3	T1b-SM2

②AVAによる深達度補助診断

分類	AVAの幅	考えられる分類
Small	＜0.5 mm	T1a-EP/LPM
Middle	0.5 mm≦ or ＜3 mm	T1a-MM/SM1
Large	3 mm≦	T1b-SM2

※ただし，Type B1血管のみで構成されるAVAは大きさによらずEP/LPMを示唆する

文献

1) 横山　顕：食道扁平上皮がんのリスク因子からみた検査の進め方. 日消外会誌, 40：1539-1544, 2013
2) Yamagata T, et al：Efficacy of acetic acid-spraying method in diagnosing extension of Barrett's cancer under the squamous epithelium. Dig Endosc, 24：309-314, 2012
3) The Paris endoscopic classification of superficial neoplastic lesions: esophagus, stomach, and colon. Gastrointest Endosc, 58：S3-43, 2003

2 腫瘍・非腫瘍の鑑別と深達度診断
②症例 –Case 1

原 裕子，郷田憲一，廣岡信一

Case 1

【患 者】70歳代，女性

【現病歴】他院にて上部消化管内視鏡検査を受けた際，十二指腸腺腫を指摘され，当院を紹介され受診となった．十二指腸腺腫に対する精査内視鏡時に，食道に病変を指摘された．

【嗜好歴】飲酒：日本酒1合/週1～2日×40年，喫煙：なし

1. 観察時の注意点

通常観察では視認が困難な病変であるが（図1），NBIにて淡いbrownish area（BA）を呈している（図2～4）．BAを呈することから，扁平上皮癌との鑑別を要する病変であるため，NBI拡大観察およびヨード染色観察を追加して，NBI拡大観察でのType B血管の有無，ヨード染色での不染帯・pink color signの有無に着目し，評価する．

本症例では，以下の2点より，炎症・食道扁平上皮内腫瘍の可能性が高いと予測した．
① NBI拡大観察にてIPCL（intra-epithelial papillary capillary loop：上皮乳頭内血管ループ）の形態学的変化は**軽度**であり〔四徴（拡張・蛇行・口径不同・形状不均一）が揃っていない〕，日本食道学会分類のType A血管であった
② ヨード染色にて，**完全な不染帯とならなかった**

2. 所見のとり方

◆ 通常観察

通常光では病変の視認は困難である（図1 ◯）．

◆ NBI観察

NBIでは境界明瞭な淡いBAとして視認される（図2）．弱拡大像ではBA内に**点状の血管**を多数認め，拡張したIPCLと考えられる．血管間の**背景粘膜色調は茶色**を呈している（図3）．強拡大像においては，**血管の増生**は認めるものの，その**配列は規則的**である．また，口径不同・形状不均一の所見は認められず，日本食道学会分類におけるType A血管と考えられた[1]（図4）．

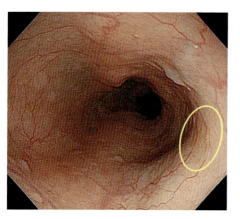

図1 ● 通常光

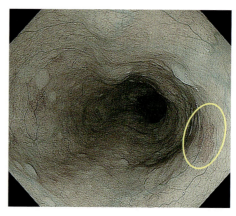

図2 ● NBI

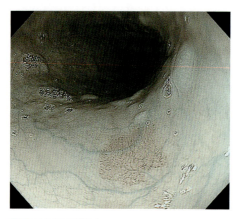

図3 ● NBI弱拡大

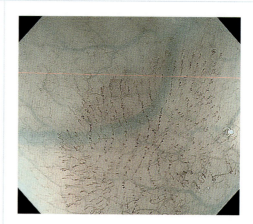

図4 ● NBI強拡大

◆ ヨード染色

NBI観察でのBAを呈した領域は，周囲を濃染で縁取られた淡～不染を呈した（図5）．

内視鏡診断　炎症～食道扁平上皮内腫瘍（Squamous intraepithelial neoplasia）

3. 病理診断

生検組織のHE染色標本において，軽度に腫大した核が基底側で増生している．核異型は軽度で，極性の乱れや細胞密度の増加も軽度である（図6）．このことから食道扁平上皮内腫瘍と診断された．

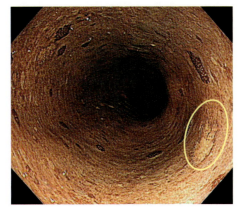

図5 ● ヨード染色

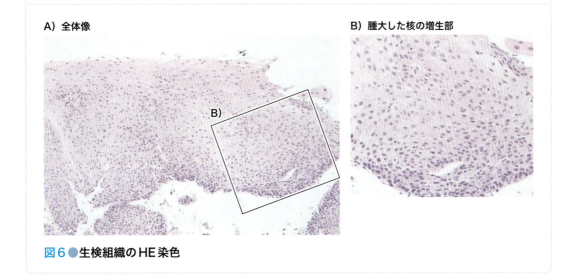

A) 全体像　　B) 腫大した核の増生部

図6 ● 生検組織のHE染色

最終診断 食道扁平上皮内腫瘍（Squamous intraepithelial neoplasia）[2]
※旧規約のLow grade intraepithelial neoplasiaに準ずる[3]

文献

1) Oyama T, et al：Prediction of the invasion depth of superficial squamous cell carcinoma based on microvessel morphology：magnifying endoscopic classification of the Japan Esophageal Society. Esophagus, in press（2016）
2) 「臨床・病理食道癌取扱い規約 第11版」（日本食道学会/編），金原出版，2015
3) 「臨床・病理食道癌取扱い規約 第10版」（日本食道学会/編），金原出版，2008

第1章 食道のIEE観察

2 腫瘍・非腫瘍の鑑別と深達度診断
②症例 –Case 2

原　裕子，郷田憲一，廣岡信一

Case 2

【患　者】70歳代，男性

【現病歴】他院にて検診目的で上部消化管内視鏡検査を受けた．その際，下部食道に扁平上皮癌を指摘され，精査・加療目的に当院を紹介され受診となった．

【嗜好歴】飲酒：ウイスキー水割り3杯/毎日×40年，喫煙：なし

1. 観察時の注意点

　食道表在癌において，深達度が浅いT1a-EP/LPM（上皮内癌/粘膜固有層癌）の病変におけるリンパ節転移率はきわめて稀であり[1]，内視鏡的切除により十分に根治性が得られる．

　しかし，深達度の浅い**扁平上皮癌は，通常観察のみでは同定が困難な例も少なくなく**，その視認性を向上させる**NBI観察を併用**することが推奨されている[2]．観察の手順としては，**まず非拡大NBI観察にてbrownish area（BA）を拾い上げる**．BA内にドット状のIPCL（intra-epithelial papillary capillary loop：上皮乳頭内血管ループ）の増生を認め，**拡大観察にてIPCLに四徴（拡張・蛇行・口径不同・形状不均一）を伴う異常血管を認めれば，扁平上皮癌**と診断できる．また，それら異常血管のループ様構造が保たれていれば（食道学会分類：Type B1），深達度EP/LPMに留まる可能性が高い[3]．

　またNBIを併用しても**病変が検出できない**（いわゆる"NBI陰性"の）扁平上皮癌もある．われわれの検討において，NBIで見逃した食道表在癌の多くは，その背景粘膜が**ヨード染色でまだら不染を呈した**[4]．

　よって，NBIは食道表在癌の検出にきわめて有用なツールであるが完全ではなく，ヨード不染帯の多発したまだら食道の患者に対しては，**NBI観察後にヨード染色を追加**する行うよう心がけている．

《観察時のポイント》
① 通常観察による食道癌の拾い上げにおいて，粘膜の凹凸不整，発赤域や血管透見の消失した領域の有無に着目する．最も早期のT1a-EP/LPM癌においては所見が軽微なことが多い．なお，食道粘膜面の観察は，接線方向になりやすいため，空気量の調整や蠕動を利用した慎重な観察が重要である
② NBIでは粘膜のBAに注目する．ただし，空気量が多いとBAが薄くなり，見落としのリスクを高めるため，食道壁を伸展し過ぎないことが肝要である
③ ヨード染色において，炎症など非癌病変も不染帯を呈する．ヨード撒布の2～3分後にpink color sign（不染帯がピンク色に変化する）を認めれば，扁平上皮癌の可能性が高い

2. 所見のとり方

◆ 通常観察

中部食道右側に平坦な10 mm大の発赤域を認め，樹枝状血管の血管透見性低下を伴っている．送気により病変の伸展は良好である（図1 ◯）通常観察のみでは，視認困難な病変である．

◆ NBI観察

非拡大NBIにおいて，病変部は樹枝状血管網の途絶したBAとして明瞭に描出される（図2 ◯）．弱拡大観察ではBAに一致してドット状に拡張したIPCLの増生とともに血管間背景粘膜色調は茶色を呈する（図3）．中～強拡大観察にて"拡張・蛇行・口径不同・形状不均一"の四徴を伴うType B1の不整血管を認め，ループ様構造（図4A ➡）は保たれていた（図4）．

◆ ヨード染色

ヨード染色では，通常観察での発赤域，NBI観察でのBAに一致して，境界明瞭な不整形の不染帯を呈し，pink color sign陽性である（図5 ➡）．

（内視鏡診断）食道扁平上皮癌（T1a-EP/LPM）

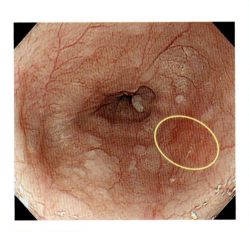

図1 ● 通常光

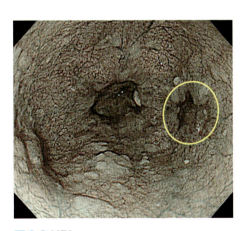

図2 ● NBI

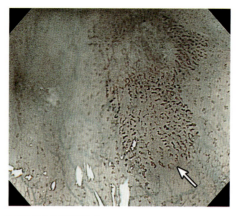

図3 ● NBI弱拡大

A) 病変口側

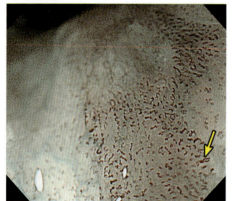

B) 病変胃側

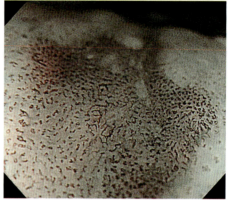

図4 ● NBI中拡大

3. 病理診断

図6はホルマリン固定後の標本のヨード染色像である．

NBI拡大観察にてType B1血管を認めた部位（図6 ---）の病理組織像を図7に示す．扁平上皮癌が粘膜固有層へ圧排性に増殖しているものの，粘膜筋板には達しておらず，深達度はT1a-LPMと診断した．

最終診断 pType 0-Ⅱb, 7×6 mm, Squamous cell carcinoma, pT1a-LPM, INFa, ly(−), v(−), pHM0, pVM0

文献

1) 「食道癌診断・治療ガイドライン 2012年4月版」（日本食道学会/編），金原出版，2012
2) Muto M, et al：Early detection of superficial squamous cell carcinoma in the head and neck region and esophagus by narrow band imaging: a multicenter randomized controlled trial. J Clin Oncol, 28：1566-1572, 2010
3) 小山恒男，他：食道表在癌の診断：IEE拡大観察の限界．消化器内視鏡，28：374-380, 2016
4) Goda K, et al：Narrow-Band Imaging Magnifying Endoscopy versus Lugol Chromoendoscopy with Pink-Color Sign Assessment in the Diagnosis of Superficial Esophageal Squamous Neoplasms: A Randomised Noninferiority Trial. Gastroenterol Res Pract, 2015：639462, 2015

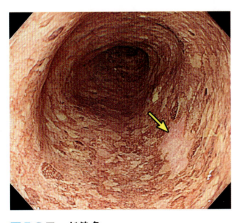

図5 ● ヨード染色

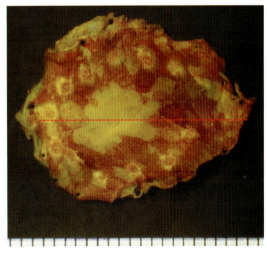

図6 ● ホルマリン固定後のヨード染色標本

A）全体像

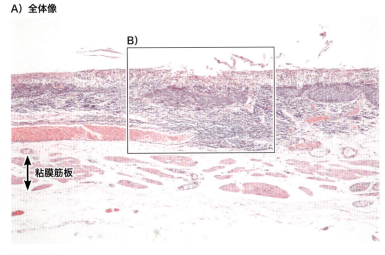

粘膜筋板

B）拡大像

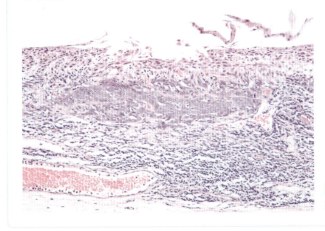

図7 ● Type B1を認めた部位の病理組織像

第1章 食道のIEE観察

2 腫瘍・非腫瘍の鑑別と深達度診断
②症例 – Case 3

土橋　昭，郷田憲一，廣岡信一

Case 3

【患　者】60歳代，男性

【現病歴】急性胆嚢炎にて入院中に上部消化管内視鏡検査を受けた際，食道に病変を指摘され，生検の結果，組織学的に扁平上皮癌と診断された．

1. 観察時の注意点

◆ 食道早期癌の見逃しリスク軽減のコツ

　通常の白色光観察のみで，凹凸不整を伴わない0-Ⅱb型食道扁平上皮癌を発見することは容易でない．しかし，**食道健常粘膜に存在する血管透見網に着目すると**，0-Ⅱ型扁平上皮癌のわずかな色調の変化や粗雑な表面を視認しやすくなる．本症例も注意深く観察することにより，白色光観察でも病変を発見することが可能であった．

　また，0-Ⅱ型をはじめとする食道早期癌の**見逃しリスク軽減にはNBIを併用した食道の観察が重要**である．本症例もNBI観察下で，境界明瞭なbrownish areaとして描出され，病変部が容易に視認できた．

◆ 食道表在癌観察のコツ

　腫瘍最大長径が50 mmを超える食道表在癌（表層拡大病変）は，深達度診断が難しく，**隆起**（その大きさ・高さ・色調），**陥凹**（辺縁隆起・二重陥凹・びらん・潰瘍）の有無，さらにはNBI拡大内視鏡で，**食道学会分類**[1]のType B2・B3血管やavascular area（AVA）が存在しないか，注意深く観察していく必要がある．

《観察時のポイント》
①通常観察では，凹凸不整や色調の変化に注意し観察を行う
②NBI拡大観察では，すぐに高倍率にせず，まずは中等度倍率で病変の境界および病変部全体の血管像を評価する
③中等度倍率で病変全体の観察が終わった後，隆起・陥凹やType B2・B3血管の存在が疑われた領域を中心に，強拡大観察を行う
④強拡大の際には，脱気すると病変に近接しやすくなり，出血のリスクを軽減できる

2. 所見のとり方

◆ 通常観察

胸部中部食道，5時方向を中心に，血管透見網の消失した，発赤調の平坦な病変を認める（図1A）．病変の肛門側には，3 mm大の隆起を伴っていた（図1B）．

◆ NBI観察

非拡大NBI観察では，比較的境界明瞭なbrownish areaを呈した（図1C）．中等度の拡大では，隆起部および隆起の左口側に，食道学会分類Type B2血管の存在がうかがわれた（図1D →）．強拡大観察すると，ループ様構造が消失し伸長した異型血管が存在し，Type B2と診断可能であった（図1E，F →）．

隆起部および近傍のType B2血管を認めた領域の切片を作成するため，ESD時に針状メスで2点マーキングを行った後に（図1G ⇒），病変を一括切除した．そして，同部位で切り出しを行った（図2）．

◆ ヨード染色観察

Brownish areaに一致して，ヨード不染帯となった（図1H）．

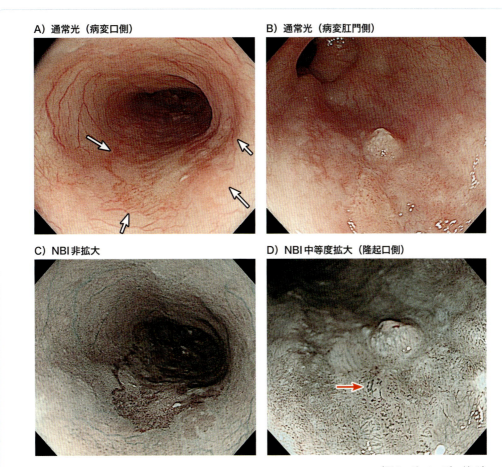

（図1：次ページへ続く）

E) NBI強拡大（隆起口側）

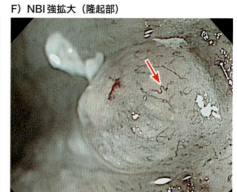

F) NBI強拡大（隆起部）

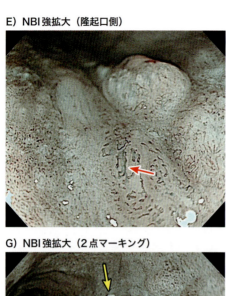

G) NBI強拡大（2点マーキング）

H) ヨード染色

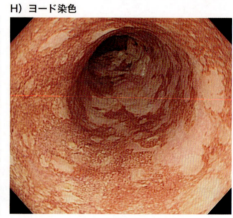

図1 ● 上部消化管内視鏡検査

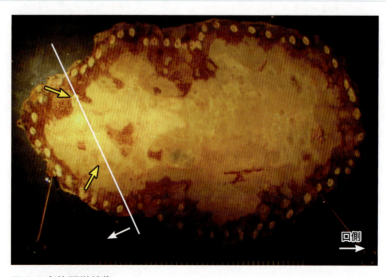

図2 ● 実体顕微鏡像
⇨：焼灼による2点マーキング

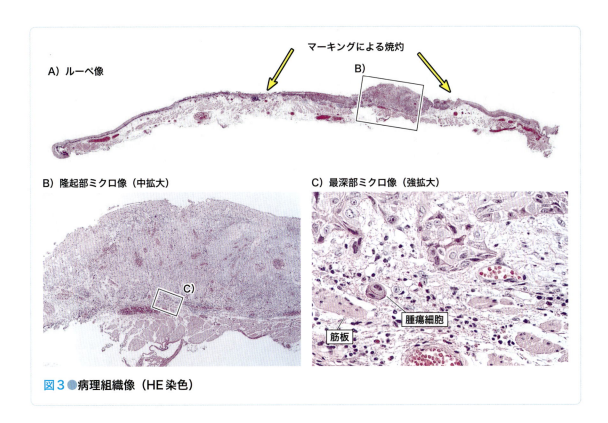

図3 ● 病理組織像（HE染色）

> **内視鏡診断** 扁平上皮癌（推定深達度 T1a-MM/T1b-SM1）

3. 病理診断 (図3)

ヨード不染域に一致して扁平上皮癌の増生を認めた（図3A）。腫瘍部の大部分は粘膜固有層までに留まっていたが、隆起部に限局して粘膜筋板へ浸潤しており（図3B, C）、組織学的深達度はT1a-MMと診断された。

> **最終診断** Mt, Type 0-Ⅱc+Ⅱa, 65×40 mm, Squamous cell carcinoma (Wel), pT1a-MM, INF b, ly1, v1, pHM0, pVM0

文献
1) Oyama T, et al：Prediction of the invasion depth of superficial squamous cell carcinoma based on microvessel morphology：magnifying endoscopic classification of the Japan Esophageal Society. Esophagus, in press（2016）

第1章 食道のIEE観察

2 腫瘍・非腫瘍の鑑別と深達度診断
②症例 – Case 4

吉永繁高，田中優作，関根茂樹

Case 4

【患　者】70歳代，男性
【現病歴】貧血にて前医入院，その際に施行した上部消化管内視鏡検査にて進行胃癌と食道病変を認めた．

1. 観察時の注意点 (図1)

　丈の高い0-Ⅰ型や潰瘍を形成する0-Ⅲ型の表在型食道癌はSM浸潤癌であることが多く，0-Ⅱa型や0-Ⅱc型のような平坦型の病変においては，色調の差やびらんなどの陥凹，隆起内の性状の変化や表面構造の不明瞭化などを認める場合には深部浸潤を疑う必要がある．また**空気量を変え病変の硬さを推測する**こともSM浸潤を診断するために重要である．NBI拡大観察ではこれらのような深部浸潤をしていると思われる部位に注目しなければならない．
　本症例でも空気で壁伸展しているにもかかわらず病変部で伸びが悪く（図1A），また比較的丈が高く（図1B），深部浸潤の可能性を考える必要がある．
　さらに頂部がやや陥凹しておりその部分を中心にNBI観察を行う必要があるが，観察の際に病変に接触すると出血してしまい（図1D），その後の観察が困難になるため**ソフトフードを装着する，写真をフリーズ後ちょっと内視鏡を引く，出血しても重要な部分に影響がないよう観察する順番を考える**などの工夫が必要である．
　また食道病変は接線になりがちなので，NBI観察時には観察しやすい方向に内視鏡を回し観察する．

《観察時のポイント》
①通常内視鏡所見より，次に続くNBI観察の際にどこを観察すべきかを判断する
②NBI観察時には内視鏡の接触により出血しないように注意する（ソフトフードの装着，内視鏡を引く，観察の順番を考えるなど）

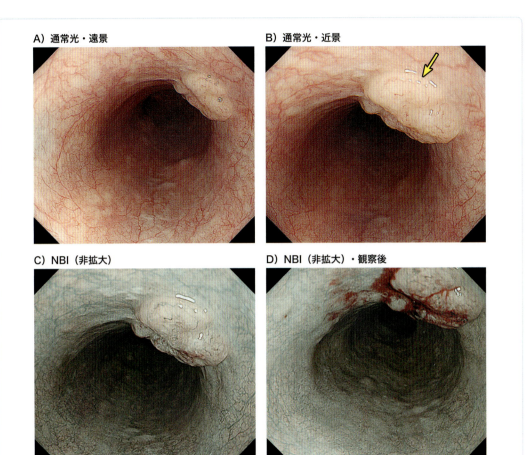

図1 ● 通常内視鏡・NBI観察（非拡大）

2. 所見のとり方（図1, 2）

◆ 通常観察

　前述のように壁伸展しているにもかかわらず病変部で伸びが悪く（図1A），比較的丈が高い（図1B）．さらに頂部がやや陥凹しているように見える．以上よりSM深部に浸潤していると考える．また，口側部分の表面が比較的滑らかで光沢を認めることより，上皮に被覆されている可能性が示唆される（図1B ➡）．

◆ NBI観察

　非拡大観察にて，病変はやや褐色調であるがいわゆるbrownish areaとしての明瞭な色調変化はあまり認めず，頂部にまだらに認めるのみである（図1C）．
　病変口側の拡大観察では乳頭状構造が失われた異型血管を認め，所々により拡張した血管が散見される（図2A）．近接すると拡張の目立つ血管は周囲の異型血管より3倍以上の径があるように見え，食道学会分類のType B3血管と診断する（図2B ➡）．陥凹内も同様の血管を認めるが，口側に比べ異型血管の拡張も弱く目立たない（図2C）．肛門側も拡張した血管を認めるが口側に比べ目立たない（図2D, E）．

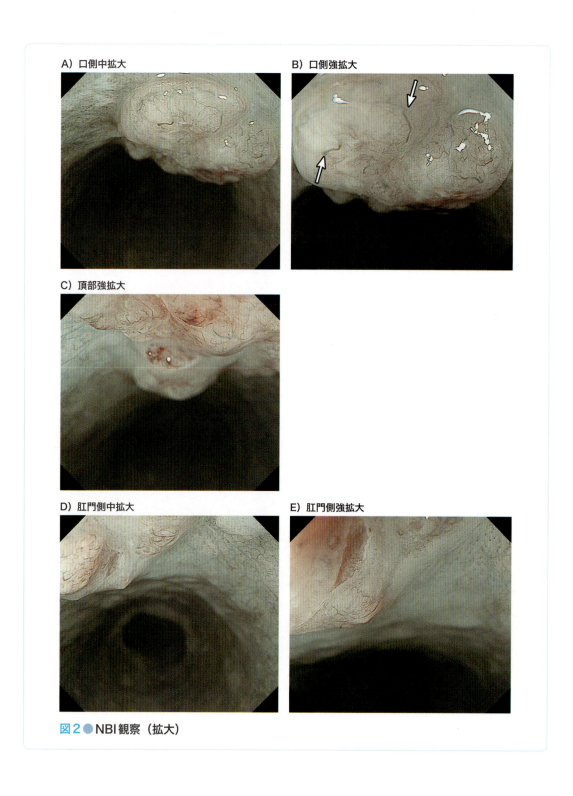

図2 ● NBI観察（拡大）

　以上，病変の大部分はB2血管が主体であり深達度M3〜SM1と考えるが，特に口側中心にType B3血管を認めることより同部位においては深達度SM2〜3と考える．

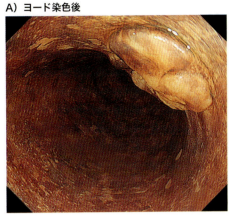 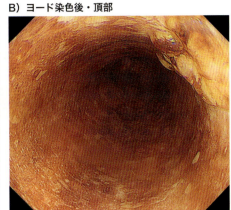

図3 ● ヨード染色後

◆ ヨード染色後観察

　病変口側はヨードに濃染～淡染を呈し，上皮が薄く残っていると考えられる（図3A）．中央より肛門側ではまだらに不染を認め，同部位では腫瘍が露出していると考えられる（図3B）．

　以上，ヨード染色にて病変は上皮下を中心に伸展していることが予想され，特殊型の食道癌の可能性も否定できない．

（内視鏡診断） 表在型食道癌（肉眼型 cType 0-Ⅰ＋Ⅱc，深達度 cT1b-SM2～3）

3. 病理診断（図4）

　全体に境界明瞭で圧排性の増殖を呈する腫瘍である（図4B）．角化傾向を欠く低分化扁平上皮癌で，全体にリンパ球浸潤が目立つ（図4C）．間質の線維化はごく軽度である．腫瘍は固有筋層直上まで浸潤する（図4D）．腫瘍表層は広く非腫瘍扁平上皮に被覆され，標本上，上皮内病変は明らかでない（図4E）．

A) 切除標本マッピング像

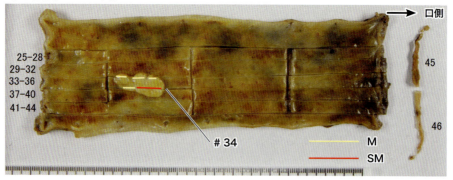

B) #34のルーペ像

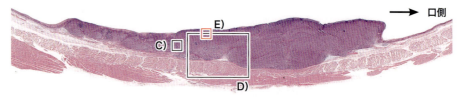

C) #34の病理組織像（HE染色, 中拡大）

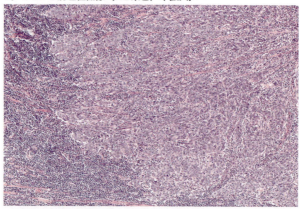

D) 最深部の病理組織像（HE染色, 弱拡大）

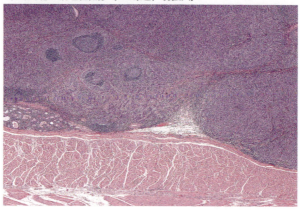

（図4：次ページへ続く）

E）表層の病理組織像（HE染色，中拡大）

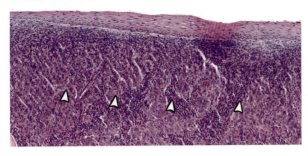

F）病理と内視鏡像との対比（図1B再掲）

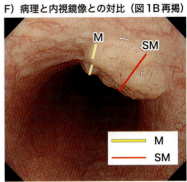

図4 ● 切除標本と病理組織像
C）周囲にリンパ球浸潤を伴う低分化扁平上皮癌の胞巣を認める．
D）腫瘍は圧迫性の増殖を呈し，固有筋層直上まで浸潤する．
E）腫瘍表層は非腫瘍扁平上皮（▷）に被覆される．

最終診断 Mt, 26×11 mm, Type 0-Ⅱa, Poorly differentiated Squamous cell carcinoma, pT1b, INFa, ly0, v0, IM0, pPM0, pDM0, pRM0, 多発癌なし, pN2(4/96), SM0, fStage Ⅱ

第1章 食道のIEE観察

2 腫瘍・非腫瘍の鑑別と深達度診断
②症例 – Case 5

桑原洋紀,野中 哲

Case 5

【患　者】70歳代,男性
【現病歴】つかえ感を主訴に上部消化管内視鏡検査が施行され,進行食道癌を指摘された.

1. 観察時の注意点

　明らかな進行癌（特に巨大な潰瘍性病変）においては,拡大内視鏡所見が有用とはいえない.なぜなら,筋層以深の深部浸潤の情報が腫瘍表面に現れ,なおかつNBI拡大観察でなければそれを捉えられない,という現象はないからである.深部であればあるほど,表面にその深部浸潤の情報が現れにくくなるが,「高度に拡張した不整な血管」である食道学会分類のType B3血管がSM2以深の浸潤の場合に認められると報告されている[1].
　また,食道は管腔が狭く,筋層への浸潤を示すような厚みのある腫瘍では,**スコープの挿入で病変部から出血をきたす**ことが多く,NBI観察は挿入時に行わなければならない.
　これらのことをかんがみて,当院では,**進行食道癌**と診断されている症例には,**拡大内視鏡は基本的には使用していない**.深達度診断においては,通常観察で十分であり,その際の空気量の調節などでも壁内の腫瘍量を評価することが可能である.また,消化管の壁構造を描出することができる超音波内視鏡（EUS）は,深達度診断においてきわめて重要である.

2. 所見のとり方

◆ 通常観察

　通常観察にて,胸部中部食道前壁に発赤調で不整な隆起性病変を認め,隆起周囲には粗造粘膜を伴っている（図1）.送気しても隆起部分の食道壁の変形は著明であり,腫瘍のボリュームを反映している.

◆ NBI観察

　NBI観察では,周囲の粗造粘膜も含めてbrownish areaを呈し（図2）,弱拡大像では周囲の粗造

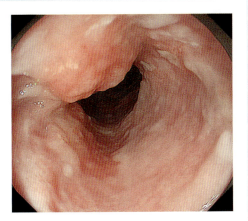

図1 ● 通常観察像

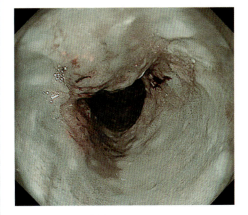

図2 ● NBI観察像

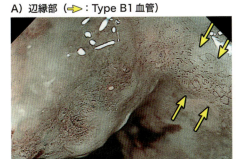

A）辺縁部（⇨：Type B1血管）

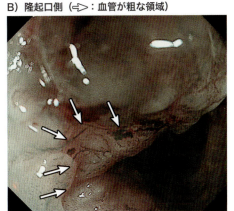

B）隆起口側（⇨：血管が粗な領域）

図3 ● NBI弱拡大像

粘膜にループ様の食道学会分類Type B1相当の血管パターンが認められるが（図3A），病変中心部のやや口側では血管密度が粗になっており，血管パターンを認識することが難しい（図3B）．中心部は管腔が狭く拡大観察は困難であった．

◆ ヨード染色観察

ヨード染色では周囲の粗造粘膜も含めて境界明瞭な不染帯として描出され（図4），脱気像では隆起部分の形態変化を認めず，進行癌を疑わせる（図5）．

◆ EUS

EUSでは，正常食道壁構造は消失し，低エコー腫瘍に置き換わっていた（図6▷）．外側辺縁エコーは凹凸不整であり，深達度はcT3と診断した（図6）．術前抗癌剤治療後に外科手術を行う方針となり，FP療法2コースが施行された．抗癌剤治療後の内視鏡像では腫瘍は縮小しており（図7），IR/SD（不完全奏効/安定：1つ以上の非標的病変の残存かつ/または腫瘍マーカーが正常上限値を超える）と判定され，予定通り外科手術が行われた．

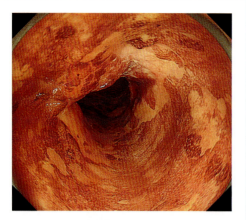

図4 ● ヨード染色像

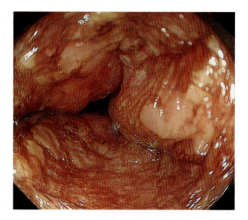

図5 ● ヨード染色像（脱気時）

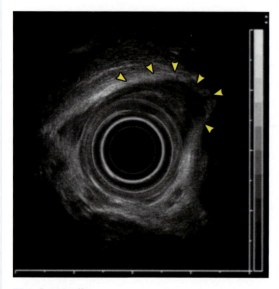

図6 ● EUS像

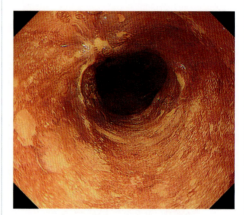

図7 ● 抗癌剤治療後のヨード染色像

《この症例のポイント》
① 進行食道癌では拡大内視鏡が有用とはいえない
② 通常観察およびその際の空気量の調整で腫瘍の厚み（ボリューム）を評価することができる
③ EUSでの深達度診断が重要となる

内視鏡診断　扁平上皮癌（深達度 T3）

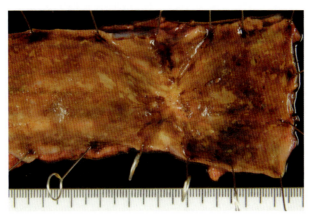

図8 ● 新鮮手術標本のヨード染色像

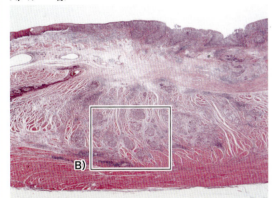
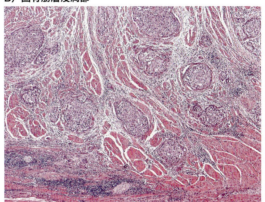

図9 ● 病理組織像
固有筋層まで浸潤する中分化扁平上皮癌の増殖を認める．

3. 病理診断

◆ 肉眼所見

　化学療法後の食道亜全摘術によって得られた検体である．胸部食道にヨード染色で不染帯を示し，壁のひきつれを伴う陥凹性病変を認める（図8）．

◆ 病理組織所見

　固有筋層まで浸潤する中分化扁平上皮癌の増殖を認める（図9A，B）．化学療法の組織学的評価はGrade 1bと判断した．

> **最終診断** Mt, 24×14 mm, CT-Type 5b, Squamous cell carcinoma, T2, INFb, ly0, v0, pPM0, pDM0, pRM0

文献
1) Oyama T, et al：Prediction of the invasion depth of superficial squamous cell carcinoma based on microvessel morphology：magnifying endoscopic classification of the Japan Esophageal Society. Esophagus, in press（2016）

2 腫瘍・非腫瘍の鑑別と深達度診断
②症例 – Case 6

土橋　昭，郷田憲一，廣岡信一

Case 6

【患　者】60歳代，男性

【現病歴】検診目的で上部消化管内視鏡検査を受けた際，食道胃接合部に病変を指摘され，生検にて組織学的に高分化型腺癌が疑われた．

1. 観察時の注意点

　食道胃接合部（esophagogastric junction：EGJ）の伸展が不十分であると（図1A），EGJの詳細な観察は困難で，病変を発見することができない．そのような場合，**患者に深吸気させると，EGJが伸展**する．本症例でも深吸気によって，2時，10時方向のBarrett粘膜および2時方向の発赤調病変が視認可能となった（図1B▷）．また，先端フードの装着や食道裂孔ヘルニアの症例ではヘルニア内の反転観察を追加することで，詳細なEGJの観察が可能となる．反転観察を行う際には，upアングルに加えて，**左右アングルも併用する**と内視鏡先端が最も強く彎曲し，病変の観察がしやすくなる．

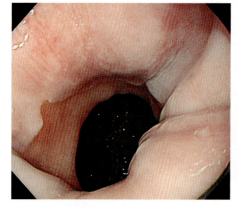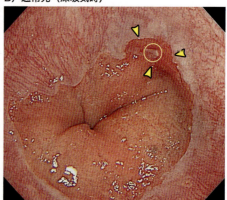

図1 ● 上部消化管内視鏡検査（通常光）

《観察時のポイント》
①通常観察で，Barrett粘膜を認めた際には，色調変化，凹凸不整，および領域性に注意し観察を行う
②NBI拡大観察を行う場合には，関心領域を6時方向になるように内視鏡を操作し，固定が難しい場合は，反転観察も考慮する
③NBI拡大では，まずは弱～中等度拡大で，異常粘膜模様とその領域性の有無に着目してBarrett食道全体を観察する
④弱～中等度のNBI拡大観察にて癌を疑う病変を認めた場合は，強拡大にて異常血管（蛇行や口径不同など）の有無を含めた詳細な観察をする

《Barrett腺癌早期発見のポイント》
Barrett食道腺癌（粘膜内癌）3徴は以下のとおりである．
①右側壁（特に2時方向），②発赤，③下部食道柵状血管の透過性低下

2. 所見のとり方

通常観察
EGJ，2時方向に舌状に突出した10 mm大の発赤調の病変を認める．病変内に扁平上皮島を認め，わずかに陥凹している（初回検査時の生検の影響と思われる，図1B ➡）．

NBI観察
非拡大NBI観察では，発赤域に一致し，淡いbrownish areaを呈する（図2A）．弱～中等度拡大観察においては，病変部の粘膜模様は微小化し，境界は比較的境界明瞭である（図2B～D ⇨）．内視鏡を反転させて観察した病変の左胃側は，粘膜模様が保たれているものの，小型化かつ密在していることからdemarcation lineの同定は可能である（図2D ⇨）．強拡大観察では，扁平円柱上皮境界に接してnetwork様の血管構造を伴う小型のpit様構造が密在している（図2E）．扁平上皮下浸潤を疑う所見もない．

内視鏡診断　Barrett食道腺癌/粘膜内癌

3. 病理診断（図3，4）

ESDによる一括切除標本に対し，実体顕微鏡下に切り出した（図3）．
食道扁平上皮に隣接した平坦陥凹型病変を認める（図4A ➡）．組織学的には，病変部に一致して明瞭な核小体を有する腫大核を伴う異型管状腺管が不整な拡張や分岐を示しつつ増殖し，高分化型管状腺癌の所見である．内視鏡的にはEGJの同定が困難な症例であったが，組織学的には，癌近傍に粘膜筋板の二重構造と食道固有性腺を認めた（図4B，C）．
よって，本病変はBarrett食道を背景に発生したBarrett食道腺癌と診断した．

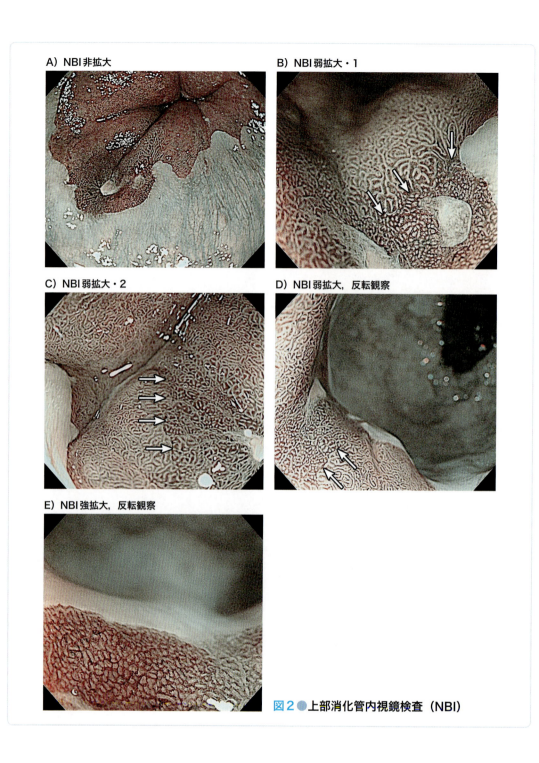

図2 ● 上部消化管内視鏡検査(NBI)

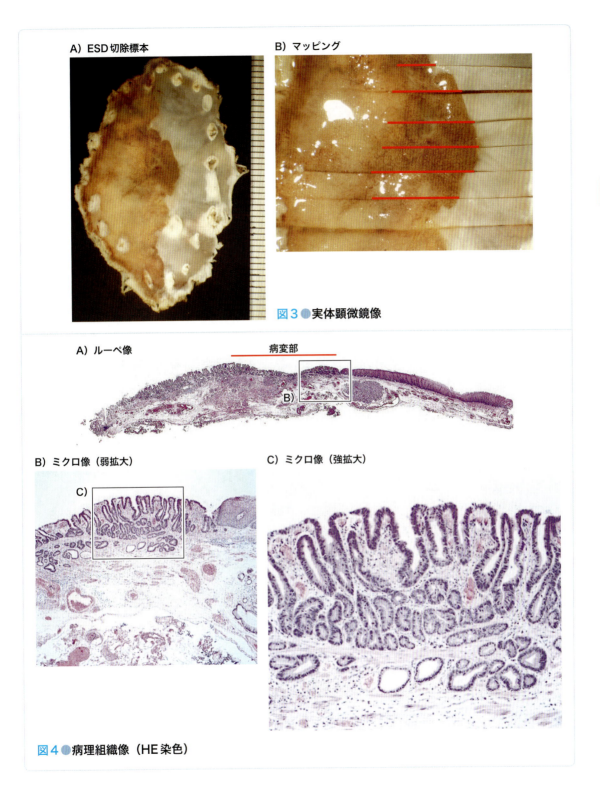

図3 ● 実体顕微鏡像

図4 ● 病理組織像（HE染色）

最終診断　Type 0-IIc, 12×8 mm, Well differentiated tubular adenocarcinoma, pT1a-SMM, ly(-), v(-), HM0, VM0

第1章 食道のIEE観察

2 腫瘍・非腫瘍の鑑別と深達度診断
②症例 -Case 7

土橋　昭，郷田憲一，廣岡信一

Case 7

【患　者】50歳代，男性

【現病歴】検診の腹部超音波検査で十二指腸近傍の囊胞を指摘されたため，上部消化管内視鏡検査を受けた．その際に，隆起性病変を伴うBarrett食道を指摘され，生検にて組織学的に高分化腺癌と診断された．

1. 観察時の注意点

　Barrett食道腺癌の発生母地となるため，Barrett粘膜を認めた場合は，注意深い観察が必要である．内視鏡治療のよい適応となるM癌[1]を発見するためには，**右側壁（特に2時方向）・発赤**に加え，平坦型癌の特徴像の1つとされる**下部食道柵状血管の透見性低下**を念頭において観察を行うことが重要である．**隆起性病変**は本症例のごとく**SM癌**である場合が多い．

　また，Barrett粘膜が長くなるにつれ，Barrett食道腺癌の発癌リスクも高くなるため，特に**全周3 cm以上のBarrett粘膜**（long segment Barrett's esophagus：LSBE）に対しては，拡大NBIを用いた**定期的な観察**が必要である．さらに，LSBEには**Barrett食道腺癌が同時に多発する**ことがあるため，病変を1つ認めた後も引き続きBarrett粘膜全体を慎重に観察し，同時多発癌を検索する必要がある．

《観察時のポイント》
①Barrett粘膜を認めた場合には，Barrett食道腺癌の合併を常に考慮し慎重な観察を行う
②通常観察でBarrett食道腺癌を早期に発見するポイントは，1. 右側壁（特に2時方向），2. 発赤，3. 下部食道柵状血管の透見性低下，である
③軽度から中等度拡大でBarrett粘膜全体のNBI拡大観察を行った後，demarcation line（境界線）や隆起，陥凹部など，癌を疑う所見があれば，さらに倍率を上げてNBI拡大観察を行う
④長いBarrett粘膜・食道の場合（特にLSBE），癌が多発するリスクが高まるため，注意が必要である
⑤平坦型の場合，拡大観察を行っても癌か否かの診断の難しい場合がある．良性所見を確診できない場合は，積極的に生検を行っても構わない

2. 所見のとり方

◆ 通常観察

最大長5.0 cmのBarrett粘膜を認める（図1A）．食道胃接合部近傍に，15 mm大の発赤調で比較的丈の高い隆起性病変を認める（図1B，C）．隆起の境界は比較的明瞭である．周囲には，扁平上皮島も認める（図1C ⇨）．接線方向で観察が困難であったが，隆起とは離れて胃側には，わずかに陥凹した易出血性の発赤調粘膜を認めた（図1D）．インジゴカルミン撒布反転像では，陥凹部に辺縁隆起を伴っており（図1E ⇨），また陥凹辺縁は不整で表面粗造であった．

◆ NBI拡大観察

隆起部には，大小不同のpit様構造を伴う不整な粘膜模様を認め（図1F），**著明な拡張**とともに不規則に**蛇行し形状不均一**を呈する異常血管を認めた（図1G▶）．反転観察では，隆起部胃側の陥凹部に明瞭な境界（図1H ⇨）とともに，大小不同・形状不均一を伴う**不整な粘膜模様**および著明に**拡張**し不規則に**蛇行**する異常血管を認めた．

◆ 超音波内視鏡（EUS）

20 MHzミニプローブを用い，脱気水充満法にて超音波内視鏡検査を施行した．食道壁は主に7層に描出され，腫瘍部は低エコーを呈する第2層の著明な肥厚として描出された．7層のうち腫瘍直下の第3層の菲薄化はみられるものの，断裂は明らかではなかった（図2）．

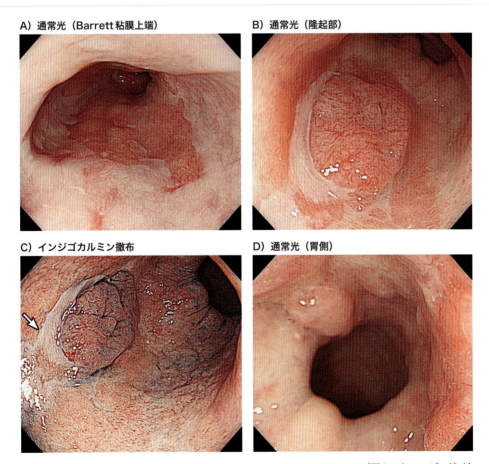

A) 通常光（Barrett粘膜上端）
B) 通常光（隆起部）
C) インジゴカルミン撒布
D) 通常光（胃側）

（図1：次ページへ続く）

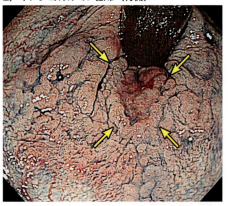
E) インジゴカルミン撒布（胃側）

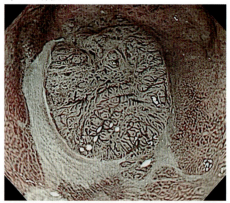
F) NBI非拡大

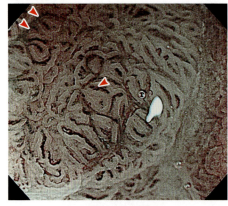
G) NBI拡大

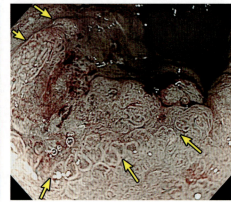
H) NBI拡大（胃側）

図1 ● 上部消化管内視鏡検査

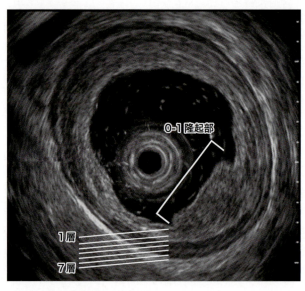

図2 ● 超音波内視鏡（EUS）

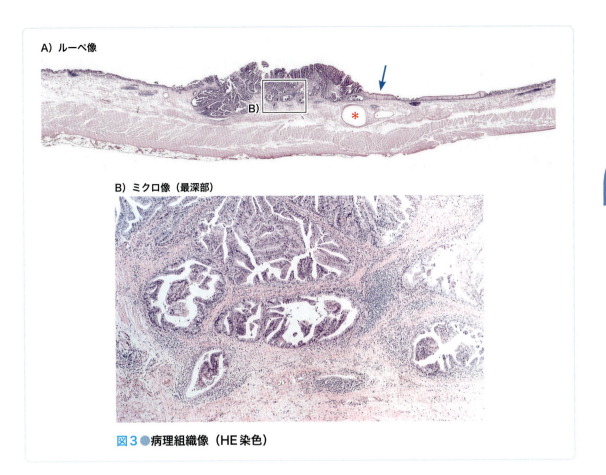

A) ルーペ像

B) ミクロ像（最深部）

図3 ● 病理組織像（HE染色）

以上より，Barrett食道腺癌（SM浸潤）と判断し，外科的切除を行った．

内視鏡診断 Barrett食道腺癌（SM浸潤）

3. 病理診断

隆起部は，腫大した核を有する異型細胞が乳頭管状構造を形成しつつ増殖する乳頭腺癌の像を呈していた（図3A）．また，同部位で粘膜下層への腫瘍の浸潤を認めた（図3B）．扁平上皮島（図3A→）の存在，拡張した食道固有腺（図3A＊）と粘膜筋板の二重構造を認めたことから，最大長径70 mmのLSBEを背景としたBarrett食道腺癌と診断した．

最終診断 Type 0-Ⅰ＋Ⅱc＋Ⅱb, Papillary adenocarcinoma in the Barrett's esophagus, pT1b-SM3（1,500μm）, INFb, ly2, v1, N0, M0, pPM0, pDM0, pRM0

文献

1) Goda K, et al：Current status of endoscopic diagnosis and treatment of superficial Barrett's adenocarcinoma in Asia-Pacific region. Dig Endosc, 25 Suppl 2：146-150, 2013

第1章 食道のIEE観察

3 治療適応の診断ロジックとプロセス

古橋広人，郷田憲一，炭山和毅

> **ポイント**
> ①腫瘍の大きさにかかわらず，肉眼的な病型分類および日本食道学会分類をもとに深達度を予測し，治療方針を決定する
> ②必要に応じ，超音波内視鏡（EUS）を追加する

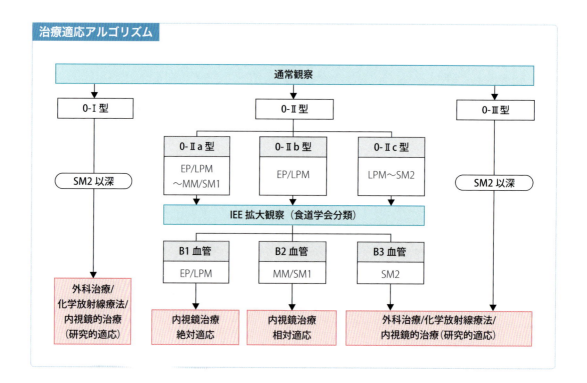

治療適応アルゴリズム

診断ロジック 1 肉眼型分類で治療方針を決定する

「食道癌診断・治療ガイドライン 2012年4月版」[1)]では，治療適応アルゴリズム図のように，肉眼的な病型分類で治療方針を決定する．特に，内視鏡治療の適応については，下記のとおりである．また，治療後の流れは図1のようになる．

◆ 絶対的適応
  深達度EP／LPMまで（ただし，周在性3/4周以上では狭窄予防と十分な病状説明が必要）

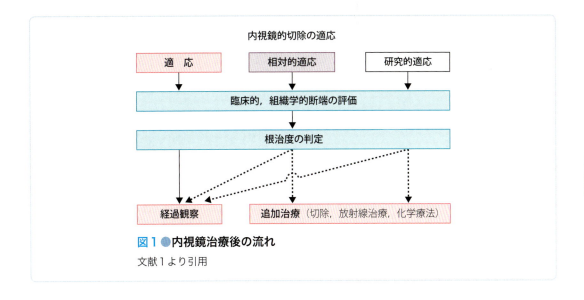

図1 内視鏡治療後の流れ
文献1より引用

◆ 相対的適応

深達度MM／SM1（浸潤距離200μm）まで．リンパ節転移率（序章-1-①参照）をもとに十分な全身状態・手術リスク評価と，病状説明をもとに適切に判断する．

◆ 研究的適応

SM2以深で局所コントロールを目指した治療を研究的適応とする．手術・放射線治療・化学療法が困難な症例（performance status 不良例，胃管再建困難例，根治的放射線照射後の再発例，腎不全などの臓器障害合併例など）が該当することが多い．

診断ロジック 2　治療適応決定における診断の考え方と注意

◆ 基本の考え方

- 通常観察で0-Ⅰ型・0-Ⅲ型の場合は，推定深達度はSM2以深であり**基本的に外科的治療・化学放射線療法が第一選択**となる．内視鏡治療は研究的適応に限られる
- 0-Ⅱ型の場合，NBI拡大観察を行い，病変内の微小血管の形態学的変化を捉え，より詳細に深達度を予測していく
- T1a-MM以深が疑われる場合，EUSの追加施行を考慮する．粘膜下層エコーの菲薄化・途絶が認められる場合は，粘膜下層深部や筋層への浸潤を示唆する

以下，日本食道学会分類にもとづいて概説する（詳細は**序章-2-①参照**）．

- B1血管・AVA-smallのみが認められる場合，深達度EP/LPM，内視鏡的治療の絶対的適応が示唆される
- B2血管あるいはAVA-middleが認められる場合は，深達度MM/SM1が示唆され，内視鏡的治療の相対的適応となる
- B3血管あるいはAVA-largeが認められる場合は，深達度SM2以深が示唆され，外科的治療/化学放射線療法が第一選択となり，内視鏡治療は研究的適応に限られる

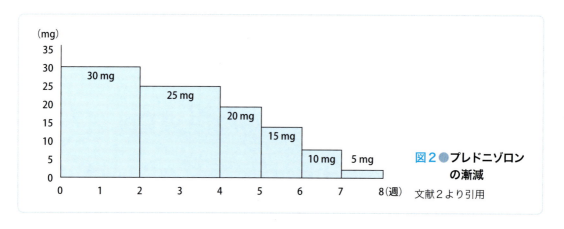

図2 ● プレドニゾロンの漸減

文献2より引用

◆ 表層拡大病変について

表層拡大病変とは，病変の最大径≧5 cm の0-Ⅱ型の表在型腫瘍のことを示す．表層拡大病変では，複数カ所において，深く浸潤する傾向がある．NBI中拡大で全体を観察した後，凹凸不整部あるいは，高度に拡張した微小血管が認められた場合，さらに拡大倍率を上げて詳細な深達度診断を行う．また，局所的に明らかな隆起・陥凹があれば，その部位に対しEUSを追加していく．

◆ 内視鏡治療後狭窄について

内視鏡治療後の粘膜欠損が3/4周性を超える場合は，術後狭窄をきたす可能性が高い．高度狭窄をきたすと，頻回の内視鏡的バルーン拡張術を要し，患者のQOLが著しく低下する．また高齢者においては，治療後狭窄が誤嚥性肺炎などの致命的な有害事象を引き起こすこともあるため極力回避したい．最近では予防的治療法として，経口ステロイド内服療法やステロイド局注療法がきわめて高い有用性が報告されており，全国的に急速に広まっている．

【例：ステロイド局注法】
トリアムシノロン（ケナコルト-A®）＋生食
（溶解濃度：4 mg/mL～10 mg/mL，1回局注量：2～5 mgずつ）
※1～2 cmごとの間隔で潰瘍面に残った粘膜下層に局注していく
※筋層に局注しないよう注意する
【例：ステロイド内服法】
プレドニゾロン（プレドニン®）を投与量30 mg/日で開始し，図2の通り漸減していく．

◆ リンパ節転移の頻度と外科手術リスクの判断について

内視鏡治療後病理診断において，深達度T1a-EP/LPMかつ脈管侵襲陰性（ly0, v0），断端陰性（HM0, VM0）が得られていない場合には，局所再発・術後リンパ節転移リスクを考慮し，各症例に応じて厳重な経過観察・追加治療（内視鏡的治療・外科治療・化学放射線療法を検討する．特に，外科治療の患者侵襲は大きく（手術関連死3％），患者の希望や全身状態（performance status）を慎重かつ十分に考慮しなければならない．

文献

1) 「食道癌診断・治療ガイドライン 2012年4月版」（日本食道学会/編），金原出版，2012
2) Yamaguchi N, et al：Usefulness of oral prednisolone in the treatment of esophageal stricture after endoscopic submucosal dissection for superficial esophageal squamous cell carcinoma. Gastrointest Endosc, 73：1115-1121, 2011

第1章 食道のIEE観察

4 検査レポートの書き方

古橋広人, 郷田憲一, 炭山和毅

ポイント

①切歯からの距離や方向を必ず記載し, 病変の局在を明確にする
②通常観察, NBI非拡大, NBI拡大, ヨード染色など観察法ごとに所見を述べたうえで, 総合診断を記載する
③検査オーダー医に対し, 治療方針の提案, フォロー間隔などについて適切に提言する

1. 通常観察

◆ 基本的事項

・部　位：切歯からの距離（cm）を記載する（例：切歯列より25 cmに…）
　　➡頸部・胸部（上・中・下部）・腹部食道の内視鏡的区分は, おおむね食道入口部・左主気管支圧迫部・心圧迫部・EGJを各メルクマールに, 部位を推定する（図1）

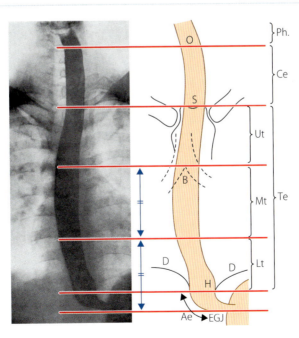

図1 ● 食道の区分
Ce：頸部食道, Te：胸部食道, Ut：胸部上部食道, Mt：胸部中部食道, Lt：胸部下部食道, Ae：腹部食道, O：食道入口部, S：胸骨上縁, B：気管分岐部下縁, D：横隔膜, EGJ：食道胃接合部, H：食道裂孔
文献1より引用

- 方　向：前壁を12時，脊椎圧迫部（特に上部食道）を6時方向とし，病変の主座をもって定める
（例：3時方向）
- 周在性：病変横経の周在がどの程度を占めるかを記載する（例：1/2周性・亜全周性など）
- 長　径：スコープ本体に白色ラインで表示されているスケールを用いて，切歯列からの距離より病変の縦方向の長径を測定する（例：長径4 cm）
- 色　調：通常観察における病変の色調を記載する（発赤調・白色調など）
- 腫瘍病型：通常観察下に，以下に示す病型分類に従って記載する

分類	和訳	英訳
0型	表在型	superficial type
0-Ⅰ型	表在隆起型	superficial and protruding type
0-Ⅰp型	有茎性	pedunculated type
0-Ⅰs型	無茎性（広基性）	sessile (broad based) type
0-Ⅱ型	表面型	superficial and flat type
0-Ⅱa型	表面隆起型	slightly elevated type
0-Ⅱb型	表面平坦型	flat type
0-Ⅱc型	表面陥凹型	slightly depressed type
0-Ⅲ型	表在陥凹型	superficial and excavated type
1型	隆起型	protruding type
2型	潰瘍限局型	ulcerative and localized type
3型	潰瘍浸潤型	ulcerative and infiltrative type
4型	びまん浸潤型	diffusely infiltrative type
5型	分類不能型	unclassified type
5a型	未治療	unclassified type without treatment
5b型	治療後	unclassified type after treatment

※混合型の場合，面積の広い方を先に記載し，深達度が最も深い部分に" "を記載する
（例：0-Ⅱc＋"0-Ⅰs"）
※表層拡大病変（superficial spreading type）：病変の最大径が5 cm以上ひろがる0-Ⅱ型の表在型病変である

- 境界：明瞭・不明瞭を記載する
- 辺縁：不整・整を記載する
    ➡ 通常・IEE・ヨード染色各観察法において境界・辺縁の所見を記載する

◆ その他
- 隆起であれば，立ち上がりの性状（例：なだらかな隆起性病変）
- 陥凹であれば，辺縁隆起有無・陥凹面の性状（陥凹内隆起・二段陥凹の有無）

2. 非拡大IEE

- brownish areaの有無
    ➡ brownish areaを認める場合，その大きさ，境界が明瞭か否かを記載する
- dot様血管（高度に拡張した微小血管を表す）の有無
    ➡ brownish areaと同様に，High grade intraepithelial neoplasia（旧食道癌取り扱い規約）～Squamous cell carcinoma（扁平上皮癌）における独立した予想因子とされる[2]

- brownish areaを示す病変が**通常光において指摘可能であったか否か**，**ヨード不染帯とbrownish areaの範囲が一致するか**否かまで記載するとよい

3. 拡大IEE
- 日本食道学会分類に準じ，病変部（brownish area・ヨード不染を示す部位）の**微小血管の形態学的変化**を記載する
- **血管間背景粘膜色調**（intervascular background coloration）**変化の有無**・**無血管野**（avascular area：AVA）**の評価**（**序章-2-①参照**）についても記載する

4. ヨード染色
- **不染帯**：完全に黄白色を呈する不染域〔極小の点状不染（扁平上皮乳頭部に相当）を認めない〕
- **淡染帯**：極小の点状不染が観察される染色不良域
- 5 mm以上の不染帯は上皮内腫瘍以上を疑い，10 mm以上は扁平上皮癌を疑う
- **pink color sign**：ヨード撒布から約3分の時点で不染帯内に淡いピンク色が認められた場合，High grade intraepithelial neoplasiaあるいは扁平上皮癌（浸潤癌）を強く疑う

文献
1) 「臨床・病理食道癌取扱い規約 第11版」（日本食道学会/編），金原出版，2015
2) Ishihara R, et al：Significance of each narrow-band imaging finding in diagnosing squamous mucosal high-grade neoplasia of the esophagus. J Gastroenterol Hepatol, 25：1410-1415, 2010

第2章

胃のIEE観察

第2章 胃のIEE観察

1 ここがポイント！観察の仕方
①病変発見まで

小田一郎

> **ポイント**
> ①「有効性評価に基づく胃がん検診ガイドライン 2014年版」において，胃内視鏡検査は対策型・任意型ともに推奨
> ②検査目的をしっかり把握して検査に挑む
> ③前処置や内視鏡機器の点検・確認など，検査前の準備も重要
> ④観察しづらい盲点に気をつけながら，毎回一定の手順でくまなく胃全体を観察する
> ⑤早期胃癌の拾い上げには，萎縮性胃炎のパターンなど背景胃粘膜の観察も重要

▎はじめに

「有効性評価に基づく胃がん検診ガイドライン 2014年版」において，対策型検診・任意型検診ともに，内視鏡検査が推奨され，ますます胃癌診療における内視鏡検査の役割が大きくなってきている．本稿では，胃癌診療における上部消化管内視鏡検査の観察のポイントについて述べる．

▎1．検査目的の確認

胃癌診療における上部消化管内視鏡検査では，**存在診断（発見）**，**質的診断（鑑別診断）**，**量的診断（深達度，病変範囲）** などをポイントに観察を進めて行く．スクリーニング検査では，まず存在診断が第一目的になり，精密検査では，さらに質的診断・量的診断が求められる．検査目的により観察のポイントが異なるため，検査前に検査目的をしっかり把握して検査に臨む必要がある．

▎2．見落としのない観察のポイント

質的診断・量的診断のポイントは，他稿に譲り，ここでは見落としなく，病変を拾い上げる存在診断のポイントについて述べる．

①前処置

胃内に存在する泡や胃粘膜の付着粘液は，詳細な胃の観察の妨げになる．消泡および粘液除去を目的に，**消泡剤・粘液除去剤の投与**を行う．当院では，検査の約10分前に，水に消泡剤のジメチルポリシロキサン，粘液除去剤のタンパク分解酵素剤のプロナーゼと重曹を加えたものを経口的に服用してもらっている．

> 【投与例】
> 水 100 mL
> ＋ジメチルポリシロキサン（ガスコン®ドロップ） 2 mL
> ＋タンパク分解酵素剤プロナーゼ（プロナーゼ®MS） 2万単位＋重曹 1 g

しかし，この前処置を行っても完全には粘液の除去はできないため，検査中もよく洗浄しながら，最適の条件で観察することを心がけることが大切である．

②検査手順

内視鏡の挿入前に，送気，送水，吸引の確認，上下，左右アングルの動作性，ホワイトバランス，レンズのクリーニングなど内視鏡機器の点検・確認を必要に応じ行い，質の高い検査ができることをあらかじめ確認しておく．検査中の観察における最も大切なポイントは，**胃全体をくまなく観察する**ことである．通常，内視鏡画像撮影を行いながら胃内全体の観察を行うが，観察し，撮影する順序・部位について**一定の手順を決め**，毎回その手順に従い観察・撮影することが，見落としが少なく，くまなく胃全体を検査するために必要である．その手順は各施設・各検査医により異なるが，当院では**40枚ぐらい**の画像撮影を行い，スクリーニング検査を行っている．以下にその手順を示す（図1）．食道，食道胃接合部の観察の要点は，他稿に譲る（**第1章-1-①，②参照**）．

胃内に挿入後は，まず送気少なめの見下ろし観察にて，体部（②）を観察し，胃角部（③），前庭部（④）へと内視鏡を進めていく．その際に次の十二指腸への挿入による圧迫によって浮腫や発赤をきたしうる**大彎（②〜④）や幽門輪（⑤）**，そして送気量が多くなると接線方向になってくる**体部から胃角部の後壁**には特に注意して観察しておく．

十二指腸（⑥〜⑦）では，球部，そして下行脚の観察を行う．

その後に再び胃内に戻り観察を行うが，幽門輪近傍（⑧），前庭部（⑨〜⑪）と観察し，続いて当院ではそのまま見下ろしにて内視鏡を引き抜きながら，体下部，体中部，体上部（⑫〜㉘）と観察を進めていく．その際は，**送気**により胃壁を適度に伸展し，小彎，前壁，大彎，後壁と各部位ごとに観察していく．特に**体部の大彎**は，伸展が不十分であると，ヒダの間に隠れている病変を見落とすリスクがあるため注意する．

次に体上部から穹窿部（㉘〜㉚）を観察しながら，内視鏡を反転する．ここでも送気により胃内を適度に伸展し，ヒダの間まで観察する．また，通常の左側臥位の検査では**体上部から穹窿部大彎に水が貯溜**する．付着粘液を洗浄し，貯溜した水は十分吸引したうえで，胃粘膜性状を観察する．その後，反転のまま，噴門部（㉛，㉜）の観察を行う．内視鏡に重なり隠れて見えない部位は，左右にアングルを振りながら観察し，**His角より口側も盲点**になりやすいため注意をする．

次に，体上部，体中部，体下部，胃角（㉜〜㊵）へと順に反転にて観察する．この際も左右にアングルを振りながら，前壁，小彎，後壁をカバーするように観察する．胃角まで戻ってきたら，盲点になりやすい**胃角裏**を再確認する．

以上の観察手順で，存在診断（発見）を行い，何らかの病変を発見した場合は，質的診断（鑑別診断），癌であれば量的診断（深達度，病変範囲）を行い，さらに必要に応じて生検を行い，検査を終了する．

③見落としを防ぐポイント

検査中，観察しづらい部位（盲点）には特に留意する．一般に**胃角部〜体部後壁，胃角裏前壁，噴門，体上部から穹窿部大彎**などは盲点になりやすい．

例えば，胃角部〜体部後壁は過伸展するとより接線方向になるため，**挿入時に送気量少なめでまず観察**し，その後の送気量を増やした観察の際にも十分に左右アングルによって可能な限り盲点のないように観察する．体上部から穹窿部大彎は，伸展が不十分であると，ヒダの間に隠れている病変は見落とされる危険がある（図2）．盲点の存在を常に念頭におき，最適な条件で観察する必要がある．

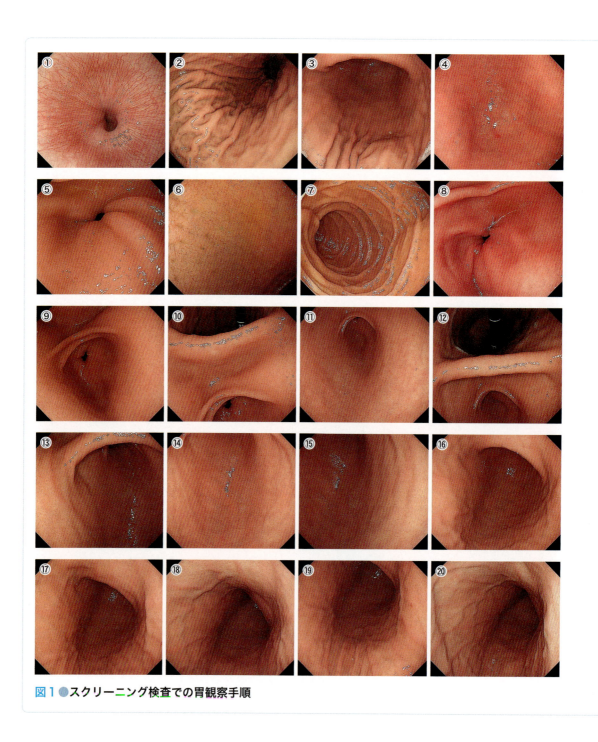

図1 ● スクリーニング検査での胃観察手順

　また，途中の十二指腸の観察，特に**下行脚の観察**の際に内視鏡をストレッチすると胃角小彎がこすれるため，**通常ストレッチは行っていない**．しかし，近年，十二指腸の腺腫・早期癌の発見の重要性も増しており，すべての胃の観察の後に，内視鏡のストレッチを含め，詳細に十二指腸を観察する試みも行っている．

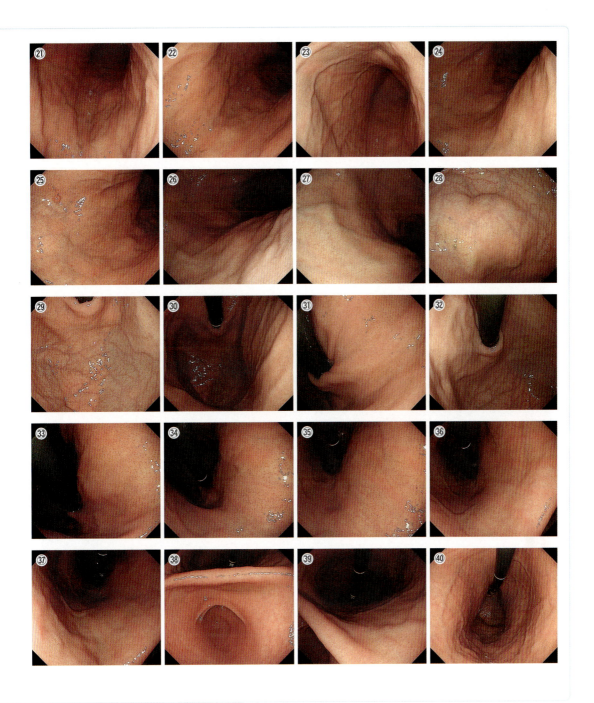

④早期胃癌の拾い上げ所見（図3）

　早期胃癌は，発赤・褪色などの**色調変化**，および**陥凹・隆起の立体構造の変化**（肉眼型）を伴っていることがほとんどである．通常，内視鏡の存在診断は，ある領域の色調や立体構造が背景胃粘膜から変異・逸脱して"境界を有する一定の異常領域（やや発赤した陥凹，褪色調の扁平隆起など）"として認識することからはじまる．その他，萎縮性粘膜における**血管模様の消失，易出血性**なども，注意すべき拾い上げ所見である．

A）送気が不十分な状態	B）送気が十分な状態
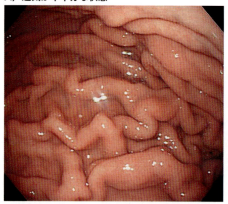	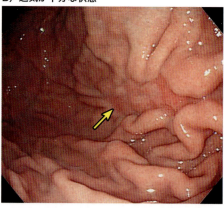

図2● 胃体上部大彎前壁の早期胃癌
A）不十分な送気では，病変に認識が難しい．
B）十分に送気し，胃壁を伸展すると，陥凹性病変（→）の認識が容易となる．

A）萎縮領域の発赤調，陥凹性病変（分化型）	B）萎縮領域の褪色調，隆起性病変（分化型）
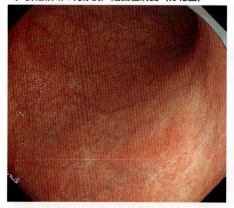	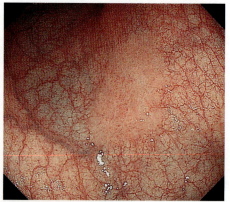
C）萎縮領域の発赤調，隆起性病変（分化型）	D）非萎縮領域の褪色調，陥凹性病変（未分化型）
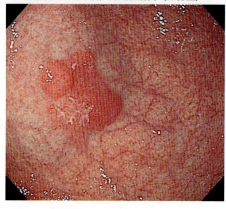	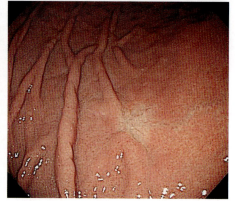

図3● 早期胃癌の拾い上げ所見

また，検査の際には背景胃粘膜の観察も重要であり，萎縮性胃炎パターンに応じて，頻度の高い組織型の早期胃癌拾い上げ所見を念頭におきながら検査する必要がある．一般に**分化型の胃癌は萎縮領域に多く**（図3A〜C），**未分化型の胃癌は非萎縮領域や萎縮境界に多い**（図3D）．また，色調や肉眼型についても，組織型と関連があり，**未分化型の早期胃癌は褪色した陥凹型が多い**（図3D）．一方，**分化型の早期胃癌においては陥凹型は発赤調が多く**（図3A），**隆起型は発赤調も褪色調も示す**（図3B, C）．

　胃癌を疑う所見を拾い上げた場合は，質的診断，癌であれば量的診断を進めていく．質的診断，量的診断のうち病変の範囲診断においては，NBIやBLIなどの画像強調観察が有用である．一方，存在診断におけるNBIやBLIなどの画像強調観察の有用性は明らかにされておらず，**胃のスクリーニング検査では，現在も白色光による観察が基本**となる．特に従来の画像強調観察システムでは，胃では光量が少なく，遠景からの存在診断のための観察は困難であった．しかし，近年のシステムの改良により，遠景からも十分な光量での画像強調観察が可能となってきており，胃においても存在診断における有用性が期待されてきている．

第2章 胃のIEE観察

1 ここがポイント！観察の仕方
②病変発見後

阿部清一郎

> **ポイント**
> ①内視鏡スコープの先端に黒フードを装着し，最大倍率でピントが合うようにフードの長さを調節して固定する
> ②観察前にプロナーゼ水を用いて粘液を可能な限り除去しておく
> ③水浸法は，焦点距離が合わせやすく観察時のハレーションを抑えるため，非常に有用である
> ④脱気しながらwater jetを間欠的に行い，黒フード内に水を貯留させてから観察を開始する
> ⑤間欠的なwater jetで焦点距離を合わせた後に，必ず病変外の弱拡大観察から開始する

はじめに

NBI拡大観察は，胃病変のdemarcation line（DL），microsurface pattern（MS），microvascular pattern（MV）の描出を可能とし，その**良悪性の質的診断**のみならず，**胃癌の側方進展範囲の診断**に非常に有用である[1]．NBI拡大観察を用いて確実な診断に至り，かつ内視鏡画像と病理組織画像の一対一対応を行うためには，出血がなくピントが合ったブレのない内視鏡画像を撮像する必要がある．

本稿では，胃病変発見後の**NBI拡大観察法**について，water jetを用いた水浸法を含めて解説する．

1. 拡大観察を行う前の準備

◆ 使用スコープ，構造強調モードの設定

当院では，NBI拡大観察にはオリンパス社のGIF-H260ZあるいはGIF-H290Zを用いる．前者の方が拡大倍率は高いものの，先端硬性部が長く噴門近傍や胃角後壁の観察が困難であるため，筆者らは病変の部位に応じて内視鏡スコープを適宜選択している．また，MVを微少な変化を含めて鮮明に描出するためには，構造強調レベルを強めに設定する必要があり，筆者らはNBI拡大観察を行う際には，内視鏡システムの構造強調をB8に設定している．

◆ 先端フード

NBI拡大観察では，最大倍率での視野の範囲は約4 mmと非常に狭い．そのため，ピントの合ったブレのない内視鏡画像を撮像するためには，**焦点距離の調節と内視鏡スコープの固定**が非常に重要である．**先端フード**は，その先端を胃粘膜に接地させてスコープを固定し，かつ最大倍率でピントの合った拡大観察を行うこと，また後述する水浸法の際に内視鏡スコープと病変部の間に水を満たすことができるため，胃病変のNBI拡大観察にはたいへん有用である．

筆者らは，観察時の病変部の擦過による出血を予防するために，オリンパス社の黒色の柔らかいblack soft hood（MB-162あるいはMB-46）を用いている．

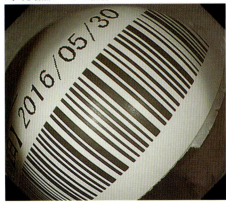 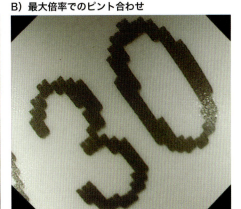

図1 ● 先端フードの装着
B）焦点距離が合うようにフードの長さを調節する．

観察の前には，最大倍率まで**拡大させた後**に内視鏡スコープの先端にフードを装着してから（図1A），最大倍率でピントが合うようにフードの長さを焦点距離である約2 mmに調節して固定する（図1B）．この長さでフードを固定した後に拡大を解除すると，スコープの先端からフードがわずかに視認できる長さとなる．

◆ **プロナーゼ水**

通常観察，色素内視鏡観察も同様であるが，良好な内視鏡画像を得るためには粘液を可能な限り除去しておく必要があり，NBI拡大観察前には**プロナーゼ水**を用いる．一般的には，内視鏡検査の際にジメチルポリシロキサン（ガスコン®ドロップ内用液）を溶解した洗浄水を用いるが，水浸法を用いたNBI拡大観察時にジメチルポリシロキサンを用いると，その粒子が散乱して**視野が濁って**しまう．そのため，NBI拡大観察時には，**ジメチルポリシロキサンを使用せず**，水道水にプロナーゼと炭酸水素ナトリウムを溶解した洗浄水を用いる〔水道水1 Lにプロナーゼ®MS 2包と炭酸水素ナトリウム（1 g）2包を溶解〕．

2. 水浸法を用いたNBI拡大観察の実際

◆ **病変観察前の洗浄**

NBI拡大観察では粘膜の擦過による出血をきたしうるため，通常観察にて病変を確認した後には**色素内視鏡観察を先に行っておく**．NBI拡大観察前には，**プロナーゼ水を用いて病変部とその周囲を十分に洗浄**する．この際に，NBI拡大観察では病変外の観察も行うこと，病変部を直接強く洗浄すると出血を起こすことから，シリンジを用いて**病変外より愛護的に洗浄**することが重要である．また，洗浄した後の粘液やインジゴカルミンはNBI拡大観察の妨げとなるため，観察前に十分に吸引しておく必要がある．

◆ **非拡大観察**

十分に病変部を洗浄し，洗浄水を吸引した後に非拡大観察にて病変の部位を再確認する．この際

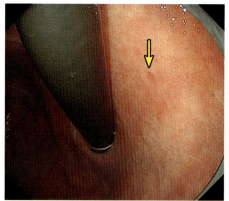
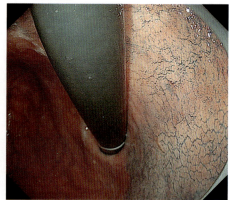
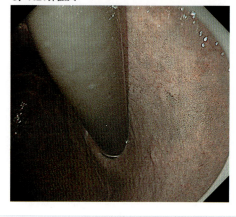

図2● 非拡大観察
A）体中部小彎後壁に発赤陥凹を認めた．
B）陥凹の境界がより明瞭となった．
C）病変はbrownish areaとして認識された．

に，通常内視鏡画像，色素内視鏡画像と距離・角度・空気量を**可能な限り同一**にして撮像しておくと，後の対比に非常に有用である（図2A～C）．

◆ **水浸法を用いたNBI拡大観察**

　非拡大観察を終えた後に，拡大観察を行う．先端フードと粘膜表面の間に水を貯留させてNBI拡大観察を行う**水浸法**は，焦点距離が合わせやすくかつ拡大効果が得られるのみでなく，観察時のハレーションを抑えるため，良好な拡大画像を撮像するためには非常に有用な方法である．

　水浸法を行う際は，胃内の空気を可能な限り吸引した後に，内視鏡のwater jetで病変部に水を貯留する．ある程度までスコープを近接させた後は，内視鏡スコープのズームレバーを微調整しながら徐々に病変部に近接してピントを合わせていく．フードの先端を粘膜に軽く接地させてスコープを固定させた後に，さらに脱気させながら距離を調節しつつwater jetを間欠的に行い，**フードと粘膜の間の空気を完全に除去して水を貯留させる**ことがコツである．この際，出血を予防するためにwater jetは内視鏡治療時よりは弱い出力に調節し，無理に内視鏡スコープを病変部に落ち着けずにフードの先端が粘膜に触れるか触れないかの**わずかな距離を保つ**ことが重要である．

　上記の準備が終わった後は，**必ず病変外の弱拡大観察から開始する**．病変外のMSは弱拡大でもある程度観察可能であり，背景胃粘膜の性状（幽門腺あるいは体部腺）が認識可能となる．病変の境界部分に近づくとDLの有無を観察することが可能となる（図3）．この際に，**病変の口側・肛門**

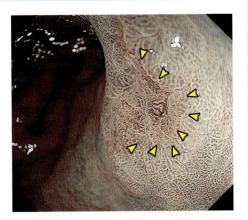

図3 ● 弱拡大観察
DL（▶）が認識可能であった．

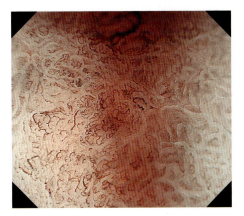

図4 ● 最大倍率での観察
irregular MV, Irregular MSが観察可能であった．

側と複数の弱拡大画像を撮像しておき，後の強拡大観察の対比に用いる．

弱拡大観察が終了した後に，引き続き少しずつ拡大倍率を上げて撮像し，**最後に最大倍率での観察を行う**．最大倍率の観察時には，ピントを合わせるためにわずかな距離の調節が必要となるが，スコープ操作で焦点を合わせるよりもむしろ間欠的なwater jetでホバークラフトのように内視鏡先端と粘膜表面と**一定の距離を保ちながら観察を行っていく**[2]．視野が固定されて焦点距離が合った際には，MV，MSが非常に鮮明に描出される（図4）．一度，最大倍率での焦点距離を合わせた後，間欠的なwater jetを続けながらDLに沿って境界診断を行い，さらには病変内部のMV，MSの観察を行って質的診断を行う．

水浸下での距離の調節が難しい際には，**一度軽く吸引してスコープ先端と粘膜を接地させてから**water jetを行うことにより調節が可能となる．なお，完全に水浸された状態ではwater jetを使用しても出血は少ないが，万が一出血をきたした際はいったん観察を中止して優しく洗浄しながら止血を待つ．また，粘液が観察の妨げとなるようであれば，鉗子孔よりプロナーゼ水を用いて優しく洗浄する．

3. 部位別の観察法

一般的に前庭部病変，体部大彎病変は基本的に見下ろしでの観察を行う．特に大彎病変はスコープの固定やピントの調節が容易である．大彎以外の体部病変は正面視が困難な病変もあることから，病変の部位や個々の症例の近接のしやすさに応じて適宜見下ろし，見上げ双方のアプローチでの観察を試みる．いずれの場合も十分に撮影条件を整えたうえで，必ず病変外から観察を開始して徐々に病変の境界，病変内部へとアプローチしていくことが重要である．

文献
1) Muto M, et al：Magnifying endoscopy simple diagnostic algorithm for early gastric cancer (MESDA-G). Dig Endosc, 28：379-393, 2016
2) 八尾建史，他：胃粘膜微小血管構築像をターゲットにした胃拡大内視鏡観察手技．Gastroenterol Endosc, 50：1145-1153, 2008

第2章　胃のIEE観察

2　腫瘍・非腫瘍の鑑別と範囲診断
①診断ロジックとプロセス

小林雅邦，炭山和毅

> **ポイント**
> ①通常観察では，病変の拾い上げを目的に，隆起や陥凹，粘膜色調の所見に注意した観察を行う
> ②色素内視鏡観察を併用し，病変の局在部位，大きさ，肉眼型，深達度を評価する
> ③深達度は，送気，脱気時の病変の形態から評価する
> ④NBI観察は，通常観察および色素内視鏡観察の所見をもとに行う
> ⑤弱拡大NBI観察では，病変周囲の非腫瘍部から，腫瘍部に向かって連続的に観察し，病変の境界を意識した評価をする
> ⑥強拡大NBI観察では，病変部の微小血管構築像および，粘膜表面微細構造を評価する

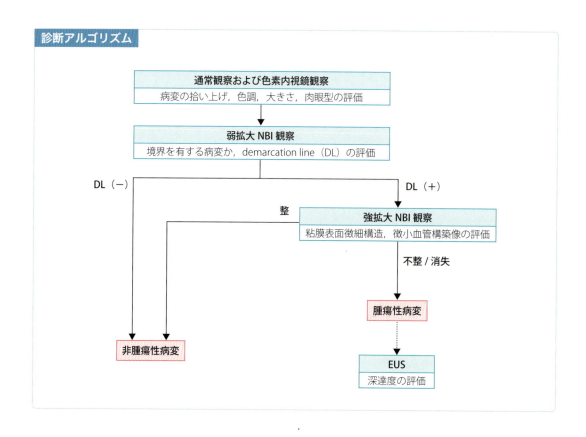

診断アルゴリズム

診断ロジック 1　通常観察および色素内視鏡観察での観察ポイント

　通常観察（white light imaging：WLI）では，主に**病変の拾い上げ**を目的に，特に接線方向で死角となりやすい，**体部後壁側に注意**しながら，胃内を隈なく観察することが肝要である（図1A）．隆起や陥凹，周囲との色調変化を認める部位は，詳細に観察する．特に良悪性診断には，病変が，周囲の健常部との**境界**を有するか評価することが重要である．また，隆起性病変の観察に際しては，病変の立ち上がりや，緊満感，茎の有無，隆起の高さ，腫瘍表面の性状を評価する．一方，**陥凹性病変**では，病変辺縁のヒダの引きつれ，辺縁隆起，陥凹部の色調や，厚み，性状（顆粒状隆起や結節の有無など），伸展性を評価する．

　なお，観察に際しては，必ずインジゴカルミン色素撒布による**色素内視鏡観察**（chromoendoscopy：CE）も併用する（図1B）．

診断ロジック 2　NBI観察では出血に注意

　WLI，CEに続いて，**NBI**観察を行う．NBIは光量が，WLIに比して少ないため，管腔の広い胃内では，病変の拾い上げではなく，**質的診断を目的**とした観察を行う．なお，腫瘍性病変はスコープの接触や過剰な送気，病変に付着した粘液の洗浄により容易に出血する．いったん**出血するとNBI観察が困難**になる．そのため，最も範囲診断に迷うような部位は，ほかの部位に比べコンタクトしやすい部位でなければ，できるだけ早期に観察をすませておく．もし出血した場合には優しく水洗し，それでも止血が得られない場合は，浸水法などを併用しながらすみやかに観察をすませる．

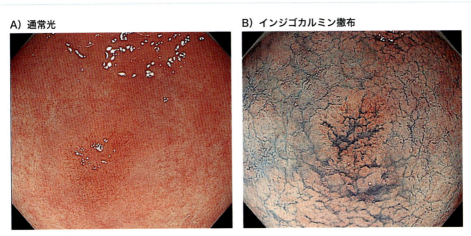

図1 ● 早期胃癌の通常観察および色素内視鏡観察
A) 体下部大彎に発赤調の境界明瞭な，わずかに辺縁隆起を伴う陥凹性病変を認める．周囲との境界は明瞭である．
B) 色素内視鏡観察では，病変部は大小不同の顆粒状粘膜を認めた．

診断ロジック ③ NBI弱拡大でDLを, 強拡大でVSを観察

はじめに, 弱拡大NBI観察で, 非腫瘍部・腫瘍部の境界であるdemarcation line (DL) を確認する[1]. 特に, 未分化型癌や随伴Ⅱb病変など境界がWLIやCEで判断しがたい病変の観察時には, 病変周囲の非腫瘍部から腫瘍部に向かって連続的に観察を行う. なお, 境界診断は病変全周にかけて行うことが重要である.

DLを確認した後, 徐々に拡大倍率を上げ, また脱気・送気を調節しながら病変部の詳細な観察を行う (図2, 3). その際には微小血管構築像 (microvascular pattern：V) および, 粘膜表面微細構造 (microsurfacepattern：S) を観察する (VS classification system, 序章-2-②参照). 微小血管構築像, 粘膜表面微細構造とも, regular / irregular / absentの3段階で評価をする. DLが確認でき, 微小血管構築像, 粘膜表面微細構造のいずれか, もしくは両方がirregularと判断した場合, 癌と診断する. また, 異常血管の性状により組織型の予測が可能であり, 網目状パターン (net-

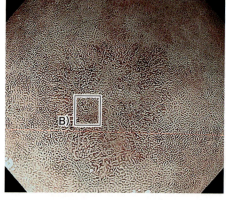
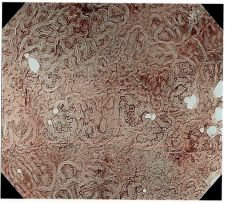

図2 ● NBI観察
A) 弱拡大NBI観察で, 病変は通常観察時の発赤部と一致して, 境界を有する, brownish areaとして視認できる.
B) 強拡大NBI観察では, 粘膜表面微細構造は不整であった.

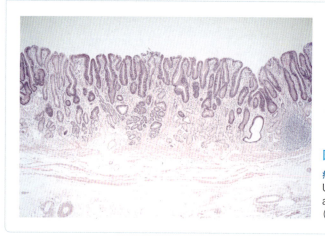

図3 ● ESD切除検体の病理組織像
病理組織診断：12×8 mm, Type 0-Ⅱc, UL(-), well differentiated adenocarcinoma, pT1a (M), ly(-), v(-), pHM0, pVM0であった.

work pattern）では分化型癌が，縮縮状パターン（corkscrew pattern）では未分化型癌が疑われる[2]．そのほかにも，胃癌に特徴的なNBI所見として，white globe appearance（WGA）や，乳頭腺癌ではvessels within epithelial circle（VEC）patternが報告されている．腸上皮化生の所見としては，light blue crest（LBC），white opaque substance（WOS）が報告されており，これらは，DLの評価時の助けとなる[3〜6]．なお，WOSは窩間部上皮下に集積した脂肪滴で，一部の胃上皮性腫瘍でも認められるとの報告がある[7]．

症例 ① 分化型癌の診断手順

　病変は**通常観察**において，体下部小彎に，淡い発赤調のわずかに陥凹した病変として視認される（図4A）．送気での伸展は良好であった．以上より，分化型癌，肉眼型Ⅱc病変を鑑別にあげ，色素内視鏡観察，NBI観察を行う．

　色素内視鏡観察では，病変部の発赤が強調され，また，内部は大小不同の顆粒状粘膜として視認された（図4B）．**弱拡大NBI観察**では，病変部は淡いbrownish areaとして描出され，同部位は，通常観察，色素内視鏡観察時での発赤と一致していた（図4C）．ただし，病変の後壁側から肛門側

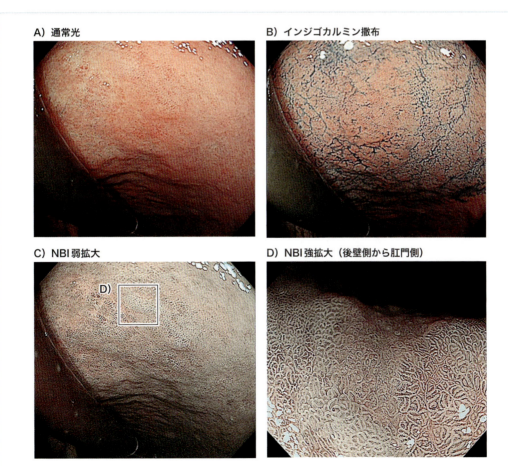

（図4：次ページへ続く）

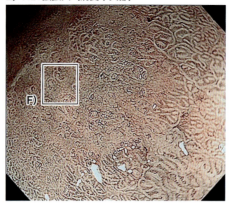

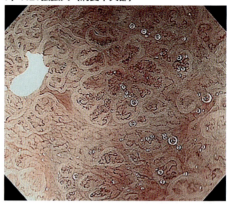

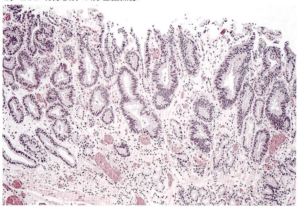

図4● 症例1：分化型癌
A) 通常観察で，体下部小彎の後壁よりに淡い発赤調の陥凹性病変を認めた．
B) 色素内視鏡観察では，病変部は大小不同の顆粒状粘膜を認めた．
C) NBI観察では，病変部は淡いbrownish areaとして同定される．
D) 肛門側の拡大NBI観察．demarcation lineが同定できる．
E, F) 病変部の拡大NBI観察では，微小血管構築像，粘膜表面微細構造ともにirregularである．
G) 核腫大を有する腫瘍細胞が，不整腺管を形成し，back-to-backの構造を呈していた．
最終病理組織診断：15×10 mm, Type 0-Ⅱc, UL(-), well differentiated adenocarcinoma, pT1a(M), ly(-), v(-), pHM0, pVM0

は，通常観察，色素内視鏡観察ではやや境界の認識が困難であることから，徐々に拡大倍率を上げ，同部位の**強拡大NBI観察**を行った（図4D）．病変のdemarcation lineは，全周，同定可能であった．病変中央部は，微小血管構築像，粘膜表面微細構造ともにirregularであり，また一部にnetwork patternを認めた（図4E, F）．以上の所見から，内視鏡診断は肉眼型Ⅱcの分化型癌（粘膜内癌）とした．

生検結果は，well differentiated adenocarcinomaで，術前診断は長径20 mm以下，UL（-）の分化型癌であることから，内視鏡的粘膜下層剥離術（ESD）による一括切除を行った（図4G）．

症例 2 未分化型癌の診断手順

病変は体下部小彎前壁よりに，陥凹内に発赤顆粒（いわゆる**インゼル：島状粘膜**）を有する，退色調の陥凹性病変として視認される（図5A）．**色素内視鏡観察**では，陥凹辺縁は断崖状の粘膜豹変の高さの変化が明瞭となった．辺縁隆起は認めず，送気による伸展は良好である（図5B）．以上より，未分化型癌，肉眼型Ⅱc病変が疑われた．

陥凹内部の**拡大NBI観察**では，微小血管構築像はirregularで，粘膜表面微細構造はirregular-absentであった（図5C）．また一部には，corkscrew patternの異常血管が認められた（図5D）．以上より，内視鏡診断は肉眼型Ⅱcの未分化型癌（粘膜内癌）と診断した．

生検結果は，poorly differentiated adenocarcinomaであり，術前診断は長径25 mmの未分化型癌であることから，外科的治療を行った（図5E, F）．

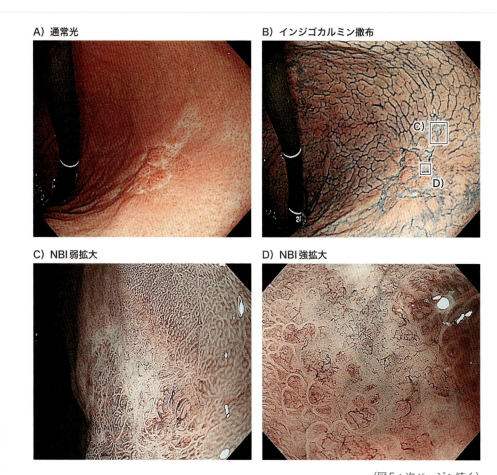

A) 通常光　　B) インジゴカルミン撒布　　C) NBI弱拡大　　D) NBI強拡大

（図5：次ページへ続く）

E）病理組織像

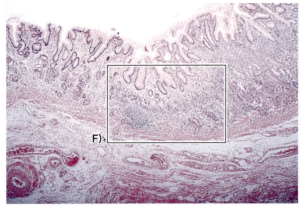

F）病理組織像拡大

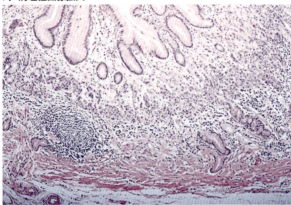

図5 ● 症例2：未分化型癌

A) 通常観察で，体下部小彎前壁より に，退色調の約25 mm の陥凹性 病変を認めた．
B) 色素内視鏡観察では，陥凹辺縁の 断崖状の途絶が明瞭となった．陥 凹内部には発赤調の島状粘膜残存 を認める．
C) 病変の小彎から肛門側の弱拡大 NBI観察．白色光，色素内視鏡観 察では，境界の認識がやや困難で あったが，NBI観察ではdemar- cation lineの同定が可能であっ た．
D) 陥凹辺縁の拡大NBI観察．粘膜表 面微細構造は消失し，corkscrew patternの異常血管を認めた．
E，F) 外科切除検体の病理組織像．粘 膜内に腫瘍細胞の小増殖巣を認め た．

最終病理組織診断：23×10 mm, Type 0-Ⅱc, UL(−), poorly differentiated adenocarcinoma, signet-ring cell carcinoma, pT1a (M), ly0, v0, pPM0, pDM0, R0

文献

1) Muto M, et al：Magnifying endoscopy simple diagnostic algorithm for early gastric cancer (MESDA-G). Dig Endosc, 28：379-393, 2016
2) Nakayoshi T, et al：Magnifying endoscopy combined with narrow band imaging system for early gastric cancer: correlation of vascular pattern with histopathology (including video). Endoscopy, 36：1080-1084, 2004
3) Uedo N, et al：A new method of diagnosing gastric intestinal metaplasia: narrow-band imaging with magnifying endoscopy. Endoscopy, 38：819-824, 2006
4) Kanemitsu T, et al：The vessels within epithelial circle (VEC) pattern as visualized by magnifying endoscopy with narrow-band imaging (ME-NBI) is a useful marker for the diagnosis of papillary adenocarcinoma: a case-controlled study. Gastric Cancer, 17：469-477, 2014
5) Ueo T, et al：Histologic differentiation and mucin phenotype in white opaque substance-positive gastric neoplasias. Endosc Int Open, 3：E597-E604, 2015
6) Yoshida N, et al：White globe appearance is a novel specific endoscopic marker for gastric cancer: A prospective study. Dig Endosc, 28：59-66, 2016
7) Ueo T, et al：White opaque substance represents an intracytoplasmic accumulation of lipid droplets: immunohistochemical and immunoelectron microscopic investigation of 26 cases. Dig Endosc, 25：147-155, 2013

第2章 胃のIEE観察

2 腫瘍・非腫瘍の鑑別と範囲診断
②症例 –Case 1

堀内英華，小林雅邦，炭山和毅

Case 1

【患　者】80歳代，女性
【現病歴】前医の上部消化管内視鏡検査で，前庭部小彎に陥凹性病変を指摘され，精査・加療目的に当院へ紹介となった（図1〜3）．

1. 観察時の注意点

◆ 角裏の見落としに注意！

　幽門小彎，いわゆる**角裏**とよばれる部位は，幽門前庭部が狭い症例や内視鏡の先端硬性部の長いスコープを使用した場合，**意外に見落としやすい部位**となる．胃角の撮影に気をとられていると，接線方向からの観察となり，通常観察では色調や粘膜表面の凹凸に気づきにくいので，日頃から見落としのリスクを意識しながら観察する習慣をつけることが重要である．特に，**発赤調陥凹が多発**しやすい部位であるため，何らかの異常を疑った場合は，**色素内視鏡観察**（chromoendoscopy：CE）や**NBI**などを併用した観察を積極的に行う．

◆ 陥凹性病変の鑑別

　早期胃癌で頻度の高い，**陥凹性病変**は，良性潰瘍やびらん，*Helicobacter Pylori* 感染に伴う胃炎による変化や，除菌後にみられる発赤調陥凹と鑑別が困難なことが多く，多発しているからといって安易に良性病変と判断しては早期発見は難しい．
　病変部へのインジゴカルミン撒布は凹凸が明瞭となるため，陥凹病変の発見にきわめて有用である．幽門に色調変化が認められた場合には，インジゴカルミン撒布を行った方がよいと考えている．また，癌は良性びらんに比べ，**大型で陥凹境界の不整（蚕食像）**が目立つものや，**わずかに黄色味**を伴うなどの所見を伴うことが多い．しかし，本症例のように小病変で，周囲に同様の発赤調陥凹病変の多発が認められた場合（図1），通常観察のみによる鑑別は困難なので，可能であれば**NBI拡大観察**を行い，生検の必要性を判断する．

《観察時のポイント》
①通常観察では，潰瘍やびらん，腸上皮化生や萎縮性胃炎など，胃癌との鑑別を要する病変に注意し，

必要に応じてインジゴカルミン撒布を行う
②通常観察・CEで，癌との鑑別が困難な病変は，積極的にNBI拡大観察を行う
③NBI観察ではDL（demarcation line），VS（vessel plus surface）classification systemをもとに，良悪性鑑別を行う

2. 所見のとり方

◆ 通常観察・色素内視鏡観察

前庭部小彎前壁側に伸展良好な，6 mm大の発赤調陥凹性病変を認める（図1）．インジゴカルミン撒布観察では，病変部はわずかに黄色味を帯びた発赤調陥凹として認識され，境界部には蚕食像が認められた（図2）．病変の送気による進展はきわめて良好で，辺縁隆起を伴うものの粘膜下腫瘍様所見やヒダ集中像などは認められなかった．

◆ NBI観察

弱・中拡大NBI観察（図3A，B）では，背景粘膜には腸上皮化生を示唆するlight blue crest（LBC）を認めるが，病変部はLBCが目立たないbrownish areaとして認識された．また，DLは病変の全周にわたり明瞭に視認できた（図4）．強拡大NBI観察では，病変部は微小血管構築像，表面微細構造ともにirregularであった（図3C）．上記所見から，早期胃癌（粘膜内癌）と診断した．

（内視鏡診断）分化型早期胃癌（粘膜内癌）

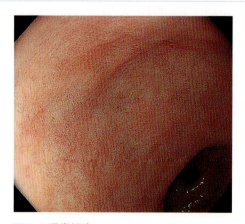

図1 ● 通常観察

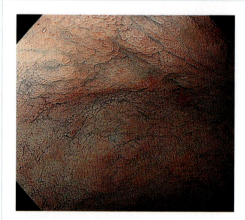

図2 ● 色素内視鏡観察

3. 病理診断（図5, 6）

　病変部では，類円形の核腫大を有する腫瘍細胞が不整腺管を形成し，密に増生している．病巣は粘膜内に限局し，脈管侵襲は認めなかった（図6B）．

最終診断 Type 0-Ⅱc, 7×4 mm, tub1, pT1a(M), ly(-), v(-), pHM0, pVM0

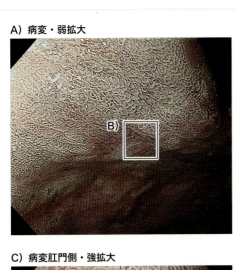
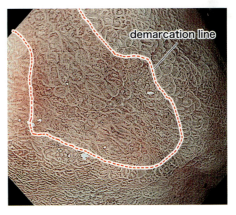

図3 ● NBI観察

図4 ● 病変肛門部のNBI観察（図3B再掲）

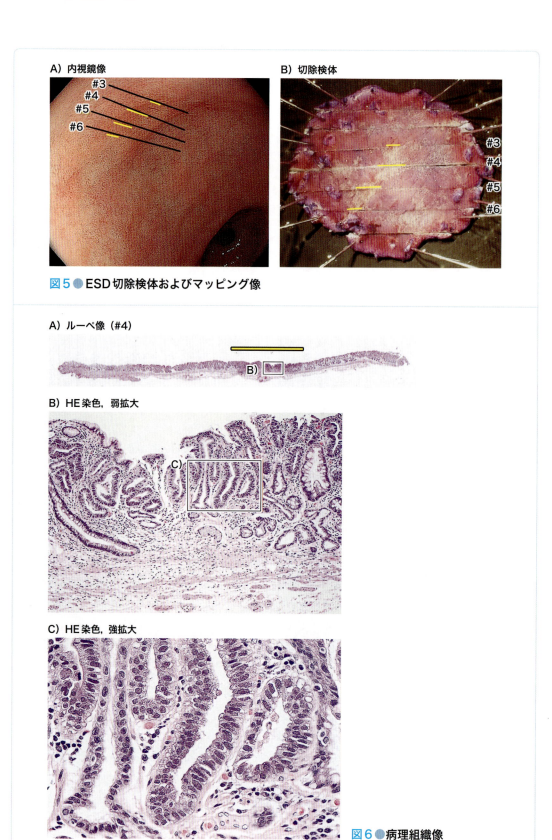

図5 ● ESD切除検体およびマッピング像

図6 ● 病理組織像

> **Pitfall** 《胃癌との鑑別を要する良性びらん（図7）》
> 通常観察で，前庭部小彎後壁側に発赤調の陥凹を認める（図7A）．また，周囲にはびらんが多発していたが，同病変は，周囲のびらんと比して，やや大きく，発赤も強かったため，早期胃癌との鑑別を要する病変と考えた．NBI拡大観察では，陥凹内部は表面微細構造，微小血管構築像ともにregularであり，周囲と同様のLBCが認められた（図7D）．生検による病理組織診断の結果，腸上皮化生粘膜であった（図7E）．

A）通常光

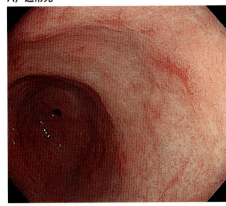

B）インジゴカルミン撒布

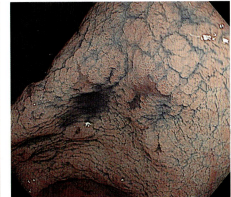

C）NBI弱拡大

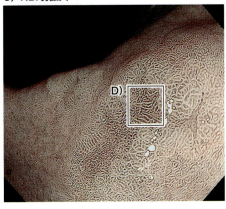

D）NBI強拡大

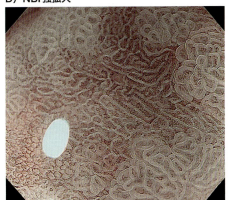

E）病理組織像（HE染色，強拡大）

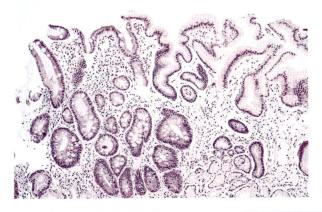

図7 ● 良性びらん

文献

1) 中島寛隆,大倉康男:早期胃癌の組織型と肉眼像.消化器内視鏡,26:1097-1105,2014
2) 関口正宇,他:早期胃癌の質的診断の基本.消化器内視鏡,26:1125-1134,2014
3) Nakayoshi T, et al:Magnifying endoscopy combined with narrow band imaging system for early gastric cancer: correlation of vascular pattern with histopathology (including video). Endoscopy, 36:1080-1084, 2004
4) Yao K, et al:Diagnostic performance and limitations of magnifying narrow-band imaging in screening endoscopy of early gastric cancer: a prospective multicenter feasibility study. Gastric Cancer, 17:669-679, 2014
5) Wang L, et al:Diagnostic yield of the light blue crest sign in gastric intestinal metaplasia: a meta-analysis. PLoS One, 9:e92874, 2014

2　腫瘍・非腫瘍の鑑別と範囲診断
②症例 – Case 2

堀内英華, 小林雅邦, 炭山和毅

Case 2

【患　者】70歳代, 男性

【現病歴】前医の上部消化管内視鏡にて, 体下部小彎に隆起性病変を指摘された. 生検にて中等度異型性の腺腫であったため, 精査目的に当院を紹介受診した.

1. 観察時の注意点

　胃腺腫は「胃癌取扱い規約 第14版」[1])において,「良性（非腫瘍性）と悪性の境界領域の病変」とされている. 特に, 生検時に腺腫という診断であっても, 内視鏡的に切除した標本では癌と診断されることも少なくない. そのため, 生検によって胃腺腫とされた場合も, 内視鏡所見をもとに, 癌化を念頭に入れ, 治療適応を判断すべきである.

　腺腫の肉眼型は, 扁平型が最も多く, 粘膜色調は褐色調〜正色調を呈することが多い. 分葉状を呈することも多いが, 表面の粘膜模様は, おおむね均一である. また, 比較的小病変が多い. 一方, 長径が20 mm以上, または, 発赤や陥凹を伴うような病変は分化型癌成分を含有している可能性があり, 治療を検討する.

　当院では胃腺腫のうち, 前述の所見を呈する病変や, 生検組織診断で高度異型性と診断された病変は, 積極的に内視鏡的切除を行っている.

　NBI拡大観察では, 隆起型の癌の場合, 粘膜表面微細構造の不整や不明瞭化, 腺管開口部の密在, 微小血管構築像の不整を認めることが多い. 特に陥凹を伴うような病変の場合, 陥凹部の所見を記録しておく. また, 隆起周囲に, 通常観察ではわかりにくい随伴IIb領域を認めることがあるので, 周囲の非腫瘍部分から観察をはじめることが重要である.

《観察時のポイント》
①発赤調, 大きさが20 mm以上, 陥凹を伴う病変は悪性の可能性が高く, 注意する
②生検の際には, 粘膜表面微細構造, 微小血管構築像に着目し, 異型度が高いと思われる部位から狙撃生検を行う

《生検時のポイント》
腺腫の診断には生検が必要であるが，生検部位によっては，腺腫内癌の診断が困難な場合がある．生検は，画像強調内視鏡観察によって不整の強い部位から採取するよう心がける．

2. 所見のとり方

◆ 通常観察

体下部小彎に大きさ30 mm大の，発赤調～退色調の隆起性病変を認めた（図1，2）．病変辺縁部は分葉状で，周囲非腫瘍部との境界は明瞭に認識可能であった．後壁側の隆起は高く，頂部は陥凹し周囲に比べ強い発赤を呈していた．病変の伸展は比較的良好で，緊満感はなく，粘膜下腫瘍様所見やヒダの引きつれなどは認めなかった．

◆ NBI観察

弱拡大観察で，隆起部の表面粘膜微細構造は，配列の乱れや大小不同が認められた（図3A）．強拡大観察では，陥凹部の粘膜表面微細構造は，微小化していた（図3B）．

（内視鏡診断）早期胃癌（粘膜内癌）

3. 病理診断 (図4)

病変部では異型細胞が管状構造を形成し，領域性をもって密に浸潤増殖する腫瘍を認める（図4B）．腫瘍細胞はN/C比が高く，クロマチンの増殖した核小体の目立つ類円形腫大核を有する（図4C）．

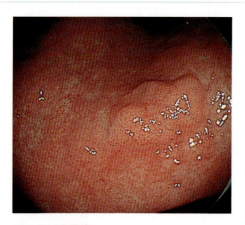

図1 ● 通常観察

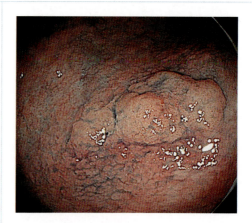

図2 ● 色素内視鏡観察

A) 病変弱拡大

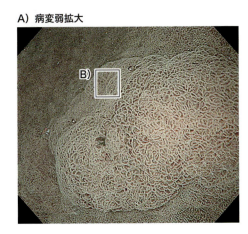

B) 陥凹部の拡大

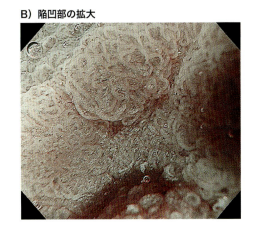

図3 ● NBI観察

A) ルーペ像

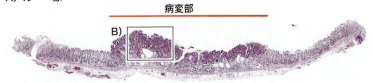

B) HE染色,弱拡大

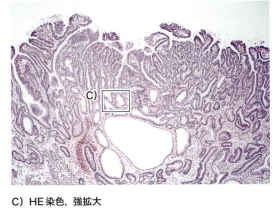

C) HE染色,強拡大

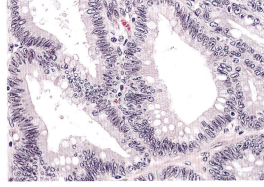

図4 ● 病理組織像

最終診断 Type 0-Ⅱa, 26×11 mm, tub1, pT1a(M), ly(−), v(−), pHM0, pVM0

文献

1) 「胃癌取扱い規約 第14版」（日本胃癌学会/編），金原出版，2010
2) 「胃癌治療ガイドライン 第4版」（日本胃癌学会/編），金原出版，2014
3) Tamai N, et al：Clinical and endoscopic characterization of depressed gastric adenoma. Endoscopy, 38：391-394, 2006
4) 八木一芳，他：隆起型の胃腺腫と分化型癌の内視鏡的鑑別診断 拡大内視鏡診断．胃と腸，49：1811-1814, 2014
5) 長浜 孝，他：胃扁平隆起型腺腫と0-Ⅱa型病変の鑑別診断における非熟練者に対する狭帯域光観察併用拡大内視鏡の有用性と問題点．胃と腸，49：1815-1826, 2014

第2章 胃のIEE観察

2 腫瘍・非腫瘍の鑑別と範囲診断
②症例 – Case 3

小林雅邦, 炭山和毅

Case 3

【患　者】70歳代，男性

【現病歴】当院で施行した上部消化管内視鏡検査で，体下部後壁大彎に大きさ10 mmの陥凹性病変を指摘された（図1，2）．

1. 観察時の注意点

　陥凹型病変は早期胃癌の肉眼型のなかで最も頻度が高い．特に分化型癌は，辺縁隆起を伴うものが多く，インジゴカルミン撒布により病変範囲の視認が容易になることが多い．そのため，陥凹内隆起の有無や厚みなど深達度診断に有用な所見とともに，病変範囲を色素内視鏡で評価しておくことが，NBI拡大観察を効率的に実施するために有効である．

　NBI拡大観察は，随伴Ⅱb進展部など通常観察では境界が不明瞭な部位であっても病変範囲の視認性を向上しうる．ただし，分化型癌は易出血性であるため，境界が不明瞭な部位の拡大観察は，弱めの拡大倍率で，色素内視鏡の所見を参考に周辺，非腫瘍部から観察を進めることが重要である．

《観察時のポイント》
①通常観察では局在部位，大きさ，肉眼型を評価する
②送気，脱気時の病変の形態変化を確認し，伸展不良がないか評価する
③NBI観察では接触による出血を最小限にするため，口側周囲非腫瘍部にフード手前を固定しながら軽く吸引を加え，病変部と非病変部の境界を確認することから開始する
④吸引は吸い込み口の位置を意識しながら病変から距離をとって行う．また，画面が暗くならないように光源の位置を意識して観察する

2. 所見のとり方

◆ 通常観察

　前庭部前壁の大きさ約10 mm，発赤調の辺縁隆起を伴う浅い陥凹性病変である（図1A）．送気に

て病変の伸展は良好であった（図1B）．色素内視鏡像では，病変境界部は蚕食像を呈し，陥凹内部は顆粒状粘膜を認めた（図2A）．

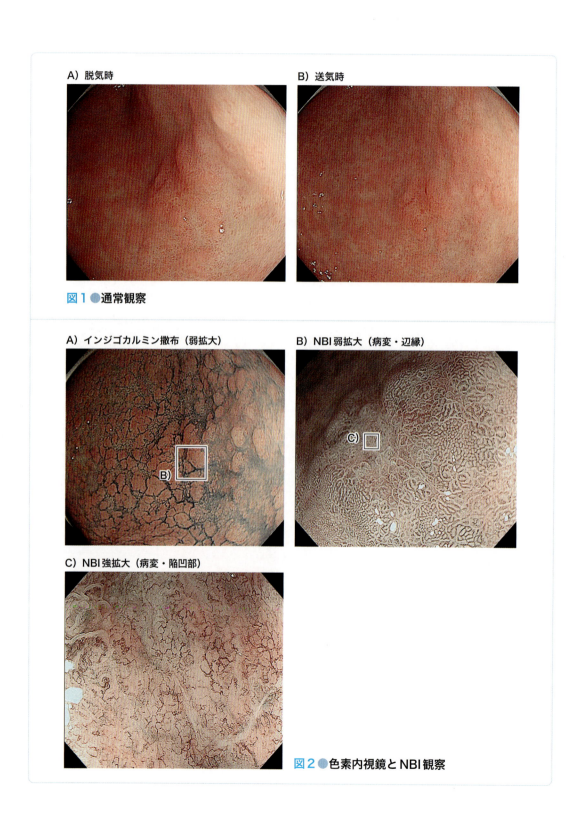

図1 ●通常観察
A) 脱気時
B) 送気時

図2 ●色素内視鏡とNBI観察
A) インジゴカルミン撒布（弱拡大）
B) NBI弱拡大（病変・辺縁）
C) NBI強拡大（病変・陥凹部）

◆ NBI観察

病変部は淡いbrownish areaであり，病変境界部にはDL（demarcation line）が確認された（図3A）．陥凹部は，vessel pattern, surface patternともにirregularであった（図3B）[1]．異常血管は網目状構造（fine network pattern）を呈しており[2]，病変の組織型は分化型腺癌と診断した．

内視鏡診断　分化型腺癌

3. 病理診断

病変の陥凹部では，類円形の核腫大を有する腫瘍細胞が，不整腺管を形成し，密に増生している．病巣は粘膜内に限局し，脈管侵襲は認めなかった（図4, 5）．

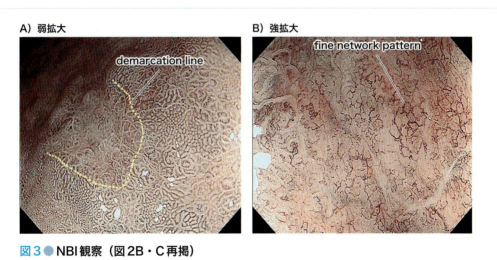

図3 ● NBI観察（図2B・C再掲）

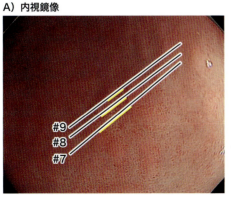
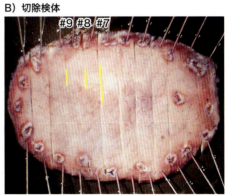

図4 ● ESD切除検体およびマッピング像

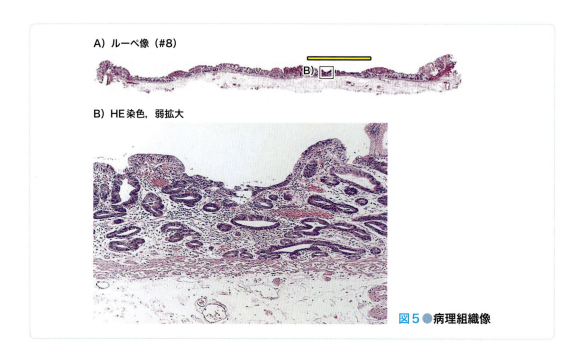

A) ルーペ像（#8）

B) HE染色，弱拡大

図5 ●病理組織像

最終診断 Type 0-IIc, 8×8 mm, tub1>tub2, pT1a (M), ly(−), v(−), pHM0, pVM0

文献

1) Muto M, et al：Magnifying endoscopy simple diagnostic algorithm for early gastric cancer (MESDA-G). Dig Endosc, 28：379-393, 2016
2) Nakayoshi T, et al：Magnifying endoscopy combined with narrow band imaging system for early gastric cancer: correlation of vascular pattern with histopathology (including video). Endoscopy, 36：1080-1084, 2004

第2章 胃のIEE観察

2 腫瘍・非腫瘍の鑑別と範囲診断
②症例 – Case 4

小林雅邦, 炭山和毅

Case 4

【患　者】70歳代, 男性
【現病歴】当院で施行した上部消化管内視鏡で, 体上部後壁大彎に40 mm大の陥凹性病変を指摘された（図1〜4）.

1. 観察時の注意点

　本邦では早期胃癌のうち, 内視鏡的切除の絶対的適応病変は, 20 mm以下の肉眼的粘膜内癌と診断される分化型癌で, UL（−）の病変である[1]. そのため, 本症例のように**長径20 mm以上の早期胃癌**を観察する際には, **組織型の予測や, 深達度, ULの有無**を評価し, ESD治療適応拡大病変か否かの判断をする. 拡大内視鏡観察に関しては, 良悪性鑑別や水平方向の範囲診断には有用であるが, 深達度診断の有用性に関するコンセンサスは得られておらず, **従来の通常観察による評価が主**である. また, 通常観察による診断能を凌駕するエビデンスはないものの, EUS（endoscopic ultrasonography：超音波内視鏡）を用いた深達度診断が有用な場合もある.

《観察時のポイント》
①20 mmを超える早期胃癌では, 内視鏡的切除の適応拡大病変かの評価を行う
②早期胃癌の拡大内視鏡観察による深達度診断に関しては, コンセンサスが得られていないため, 従来の通常観察を主として病変を評価する
③深達度診断において, 通常観察での判断が困難な場合はEUSによる評価も検討する

2. 所見のとり方

◆ 通常観察

　体上部後壁大彎よりに, 発赤調の陥凹内隆起を伴う陥凹性病変を認める（図5A----）. 長径は45 mm, 辺縁部はわずかに褪色調. 易出血性の病変で, 境界はやや不明瞭である. インジゴカルミン色素撒布では陥凹ない隆起に向かって引きつれを認める（図5B）.

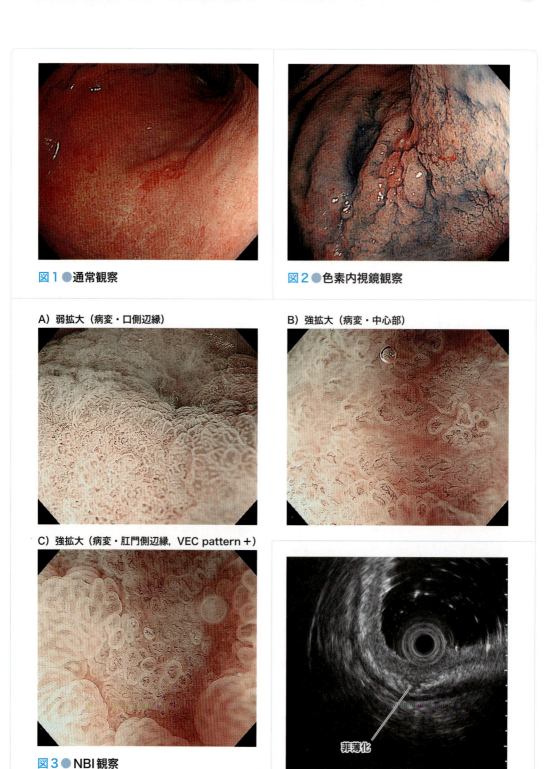

図1 ● 通常観察

図2 ● 色素内視鏡観察

A) 弱拡大（病変・口側辺縁）

B) 強拡大（病変・中心部）

C) 強拡大（病変・肛門側辺縁, VEC pattern +）

図3 ● NBI観察

菲薄化

図4 ● EUS画像

◆ NBI観察

　病変部は淡いbrownish areaであり病変境界部にはdemarcation line (DL) を認めた（図5C）．

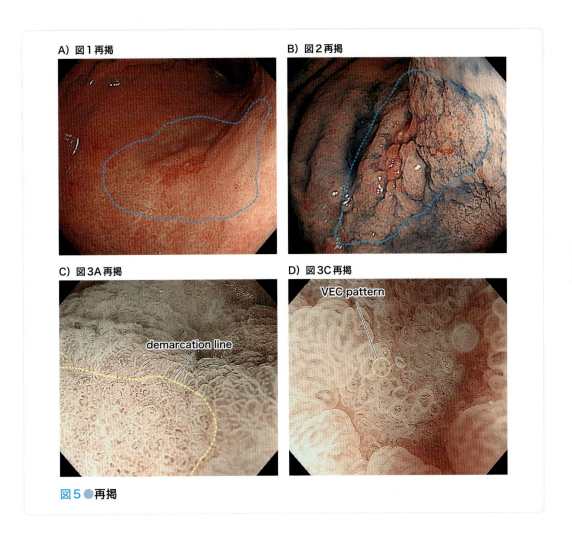

図5 ●再掲

病変部は，vessel pattern, surface pattern ともに irregular であった[2]（図3B）．また，病変肛門側に VEC (vessels within epithelial circle) pattern を認めた[3]（図5D）．

◆ EUS

EUSでは胃壁は5層に描出され，病変は**第2層に低エコー腫瘤**として描出された．また，一部に第3層の菲薄化を認めた（図4）．

内視鏡診断 分化型腺癌（SM浸潤癌）

3. 病理診断 （図6）

粘膜内は中分化管状腺癌（図6B）が，粘膜下層浸潤部は低分化腺癌（図6C）が主体の腫瘍性病変である．浸潤距離は，1,200 μm であった．

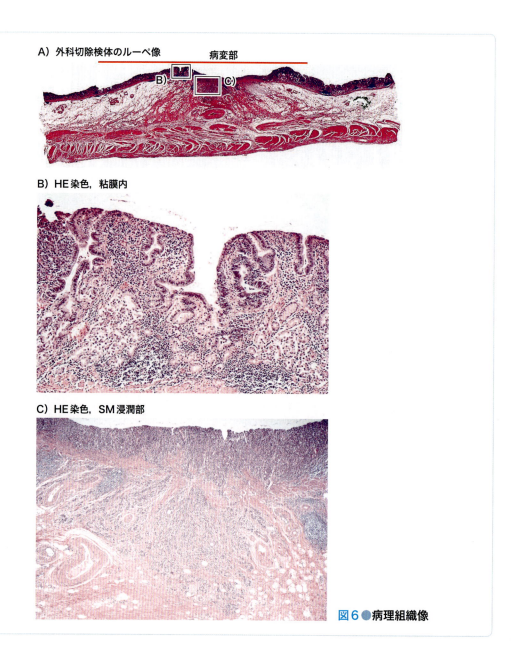

図6 ● 病理組織像

A）外科切除検体のルーペ像
B）HE染色，粘膜内
C）HE染色，SM浸潤部

最終診断 type 0-Ⅱc, 48×45 mm, tub2＞tub1＞por2, pT1b2(SM2), ly0, v1, PM0, DM0

文献

1) 「胃癌治療ガイドライン 第4版」（日本胃癌学会/編），金原出版，2014
2) Muto M, et al：Magnifying endoscopy simple diagnostic algorithm for early gastric cancer (MESDA-G). Dig Endosc, 28：379-393, 2016
3) Kanemitsu T, et al：The vessels within epithelial circle (VEC) pattern as visualized by magnifying endoscopy with narrow-band imaging (ME-NBI) is a useful marker for the diagnosis of papillary adenocarcinoma: a case-controlled study. Gastric Cancer, 17：469-477, 2014

第2章 胃のIEE観察

2 腫瘍・非腫瘍の鑑別と範囲診断
②症例 -Case 5

樺　俊介，炭山和毅

Case 5

【患　者】40歳代，男性

【現病歴】上腹部痛の原因精査目的に，近医にて上部消化管内視鏡施行．胃穹窿部大彎に表面平滑で黒い斑点が散在する隆起性病変を認め，生検診断は未施行のまま精査・加療目的に当科紹介となった．

1. 観察時の注意点

　胃底腺型胃癌は2010年に提唱された，新たな胃癌の組織型である．**胃上部領域のHelicobacter pylori感染がない胃底腺粘膜に好発**する．多くは**白色調**だが，ときに発赤を伴う．ほとんどが表面平滑でわずかな上皮下腫瘍様隆起を呈し，通常型胃癌で多い陥凹型は40％に満たない．基本的にはRAC（regular arrangement of collecting venule）陽性の非萎縮粘膜を背景として，上皮性の変化にも乏しいため，その発見はときに困難である．好発部位を知り，わずかな色調の変化や凹凸を見逃さないことが必要である．

　白色光で観察される特徴としては，**黒色の色素沈着**の存在が報告されている．プロトンポンプ阻害薬やステロイド薬の内服中においても認められるため，特異的所見とはいえないが，半数以上で認められており，胃底腺型胃癌を拾い上げる所見の1つとして記憶しておくべきである．

2. 所見のとり方

◆ 通常観察・インジゴカルミン撒布観察

　病変は穹窿部大彎に，黒色の斑点が目立つ，わずかな隆起として認められる（図1A）．隆起の立ち上がりはなだらかで，大きさは10 mm程の上皮下腫瘍様所見を呈する（図1B）．近接すると表面構造は滑らかで上皮性の変化は乏しいが，表面には太く拡張した樹枝状血管を認め，中心部はわずかに陥凹していた（図1C，D）．背景粘膜はRAC陽性の非萎縮粘膜であった．

◆ NBI観察

　隆起部の粘膜表面微細構造は背景の非萎縮粘膜と著変なく，病変内部に行くに従い，わずかに拡

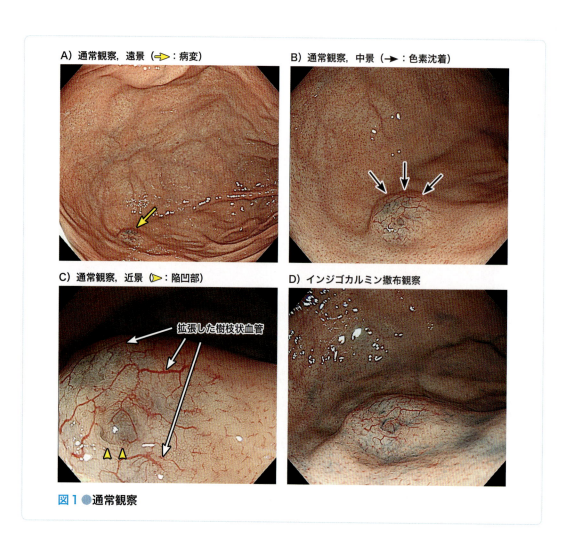

図1 ● 通常観察

張傾向がみとめられた．明らかな粘膜表面微細構造の消失や不明瞭化は認められなかった（regular surface pattern，図2A）．中心陥凹部では，微細血管の先細り・消失（irregular vascular pattern）を認めたが（図2B），病変のほとんどの部位で，背景粘膜に類似した不整の乏しい微細血管構築像を認め，明らかなdemarcation lineは同定できなかった．

◆ 超音波内視鏡所見（図3）

7層に描出された胃壁構造のうち，病変は第2層（粘膜固有層）を主座とする肥厚した低エコー領域として描出されている．病変の内部エコーは粗造であり，囊胞様構造を示唆する小さな無エコー域が多発している．胃内腔側は第1層の表層上皮に被覆され，通常型胃癌と異なる点である．第3層（粘膜下層）は菲薄化し，腫瘍の最深部では消失していることから，予測深達度は粘膜下層深部と考えられる．

《観察時のポイント》
①胃底腺型胃癌は通常観察にてわずかな白色もしくは同色調を呈し，通常型胃癌と比較して，その発見は困難である場合が多い
②本症例のように癌の露出部が限局的な場合，病変の大部分が非腫瘍性上皮に被覆されているため，上

図1D再掲

図2 ● NBI併用拡大観察
B）◯：微細血管構築像の細径化・不明瞭化

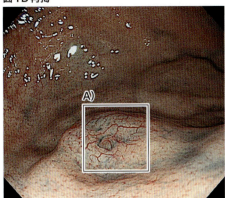

A）弱拡大

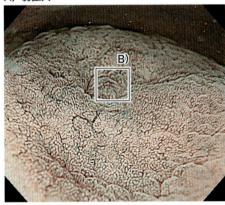

B）強拡大（陥凹部近傍）

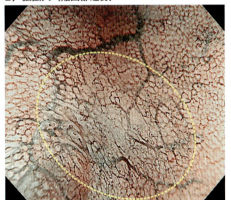

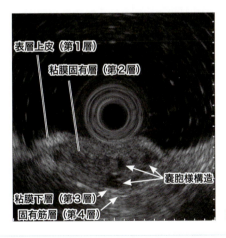

図3 ● 超音波内視鏡所見

皮性の変化を強調する色素内視鏡やNBIによる診断情報は限定的となることに注意する
③ 太く拡張した樹枝状血管，わずかな隆起，そして黒色の色素沈着を認めた場合には，積極的に組織採取を行う
④ 異型度の低い症例では病理組織検査で非腫瘍と診断されることもある．診断には免疫組織化学染色が必須であり，生検組織の提出時には胃底腺型胃癌を疑っていることを病理診断医へ伝える

内視鏡診断 胃底腺型胃癌

3. 病理診断

　ESDによる切除標本を示す（図4A，B）．胃底腺（壁細胞や主細胞）に類似した腫瘍細胞が管状構造を形成しつつ増殖している様子が認められ，内視鏡所見上の陥凹を呈していた中心部において粘膜下層深くまで浸潤し，全層性に発育している（図4C，D）．病変の辺縁においては，表層が非腫瘍性の腺窩上皮で被覆された粘膜下層浸潤巣が主体となっており，筋板で隔たれた粘膜病変と粘

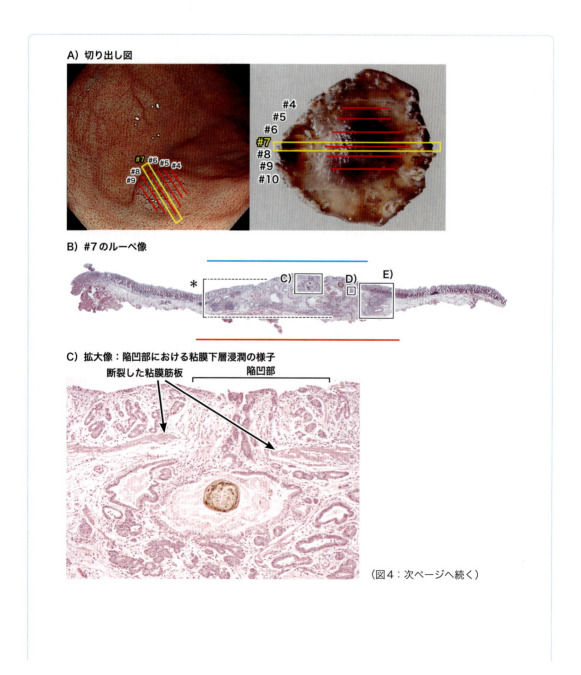

（図4：次ページへ続く）

D) 拡大像：胃底腺類似の腫瘍細胞が増殖している

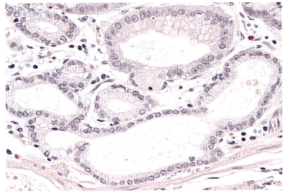

E) 拡大像：粘膜・粘膜下層における腫瘍の広がり

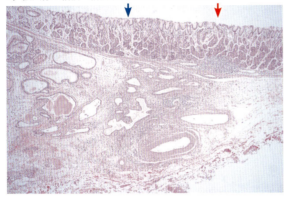

図4● 病理組織検査所見
B) ──：粘膜表層への露出を認める領域，
──：粘膜下層浸潤領域，＊：粘膜下層への垂直浸潤範囲（1,600 μm）
E) ➡：粘膜病変の進展範囲，
➡：粘膜下層浸潤巣の進展範囲

A) HE染色

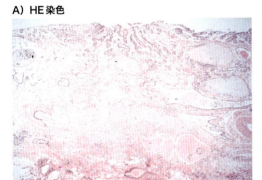

B) MUC6

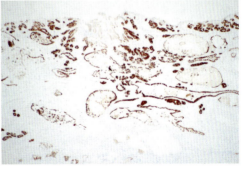

C) pepsinogen-Ⅰ

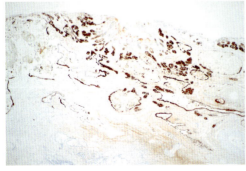

D) H$^+$/K$^+$-ATPase

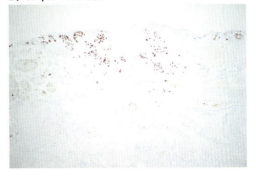

図5● 胃底腺型胃癌に診断に用いる各種免疫染色

膜下層浸潤巣では側方への進展範囲にやや乖離が生じている（図4E）．免疫染色では，粘膜内・粘膜下層浸潤巣ともにpepsinogen-Ⅰ，H^+/K^+-ATPase，MUC6，MUC5AC陽性，腸型マーカーであるCD10，MUC2は陰性であり，胃底腺型胃癌と診断された（図5）．

最終診断 胃底腺型胃癌(fundicgland type adenocarcinoma)
Type 0-Ⅱa, 13×10 mm, tub1＞＞＞por2, pT1b2(SM2 depth: 1,600μm), ly0, v0,

第2章 胃のIEE観察

2 腫瘍・非腫瘍の鑑別と範囲診断
②症例 –Case 6

樺　俊介，炭山和毅

Case 6

【患　者】60歳代，女性

【現病歴】上腹部違和感の精査目的で近医にて上部消化管内視鏡検査を行ったところ，胃体下部後壁に陥凹性病変を認めた．生検によって低分化型腺癌と診断され，精査加療目的に当院を受診した．

▎1. 観察時の注意点

　腸上皮化生が発生母地となる分化型胃癌に対し，**未分化型胃癌**は胃固有粘膜に発生するとされ，**萎縮のない胃底腺領域**にも注意を払う必要がある．また，*Helicobacter pylori* 感染による**鳥肌状胃炎**や**皺襞肥大型胃炎**を認める場合は，若年者であっても未分化型胃癌のハイリスクと考える．

　未分化型胃癌は，腺頸部における浸潤性の増殖様式を反映して陥凹型を呈し，色調は分化型癌のような発赤調ではなく**褪色調**となることが多い．特に**萎縮境界の近傍**に認められることが多く，萎縮粘膜領域に病変が及ぶ場合には，背景と同化するため検出や範囲診断に難渋することがある．

　多くの症例では，**インジゴカルミン**を撒布することで境界明瞭な陥凹として視認できるが，非腫瘍腺管を表層に残したまま腺頸部を水平方向に進展した病変や，病変辺縁における腫瘍組織量が少ない場合などは粘膜表層の凹凸が少ないため，色素撒布により色調情報が失われることで範囲診断がむしろ困難になることがある．一方，**測光をピークモード**に切り替えたり，**空気量を少なめ**にするなどの工夫を加えることで，わずかな凹凸や色調差を強調させることができる．未分化型胃癌を疑い境界が不明瞭な場合には，治療前に病変外側の周囲から陰性確認のために生検を実施しておいた方がよい．

《未分化型胃癌を観察するときのポイント》

①萎縮領域の変化だけでなく，若年症例や *Helicobacter pylori* 陰性の場合にも，胃底腺領域における褪色域や陥凹，および，自然出血には注意を払って観察する

②未分化型胃癌の特徴は，辺縁隆起に乏しい断崖状の陥凹辺縁，および，島状に取り残された非腫瘍性上皮（インゼル）である

③未分化型胃癌を疑った場合，明瞭に視認できる病変領域よりも外側まで至る上皮下の腫瘍進展の可能

性を念頭に置いて検査を進める．また，治療前に診断範囲の確定のため，陰性確認生検を行っておく
④インジゴカルミン撒布により病変範囲が不明瞭化することがあり，撒布前に可能な限り通常観察のみで範囲診断を行っておく

2. 所見のとり方

◆ 通常観察・インジゴカルミン撒布観察

　病変は胃体下部小彎の後壁寄りに，大きさ約25〜30 mm，褪色調の陥凹性病変（図1B，C▶）として認められる．萎縮境界近傍に形成された非常に浅い陥凹であるため視認しにくいが，胃癌は本症例のように**自然出血**を伴う病変も多く，病変検出の一助となる（図1）．陥凹内部には発赤した島状の**結節隆起（インゼル）**を伴っている．明らかな辺縁隆起は認められず，**蚕食像**を伴う陥凹辺縁を呈している．本症例では，インジゴカルミン撒布により陥凹部がより明瞭に認識可能になった（図2）．以上より，未分化型胃癌を疑って精査を進めた．

　通常観察による**範囲診断**では，病変周囲の非腫瘍部から病変に向かって観察し，わずかな凹凸や色調，胃小区模様の変化を拾い上げ，病変範囲を同定していく．領域が不明瞭な場合には，前述した測光モードの変更や空気量の調節を適宜行い，インジゴカルミン撒布前に**通常観察で可能な限り**

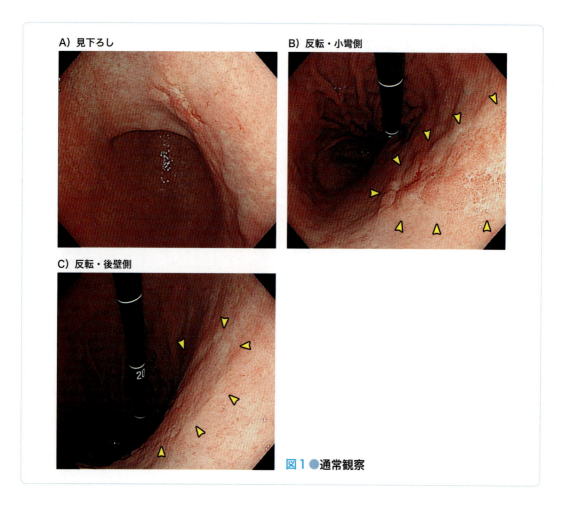

図1 ●通常観察

範囲診断を行う．

深達度診断は，当院ではヒダ集中や壁の伸展状態を評価しやすいよう，**インジゴカルミン撒布下**に行っている．本症例では，病変直下の線維性瘢痕形成によるものと思われる，壁硬化像を認めるが（図2A），送気による病変全体の伸展は良好で，ヒダ先端の棍棒状変化や粘膜下腫瘍様隆起などの所見はなく，粘膜内癌が主体の病変と考えられた．

◆ **NBI併用拡大観察**

NBI併用弱・中拡大観察にて，背景粘膜は胃底腺と幽門腺の中間帯で認められる榊分類BCパターンを呈していた．病変部における粘膜表面微細構造は消失し（absent surface pattern），通常観察で視認された浅い陥凹に一致してdemarcation lineを同定した（図3A）．陥凹部の強拡大観察では，縮緬状の異形血管（corkscrew pattern）が認められ，未分化型胃癌に相当する所見であった（図3B）．

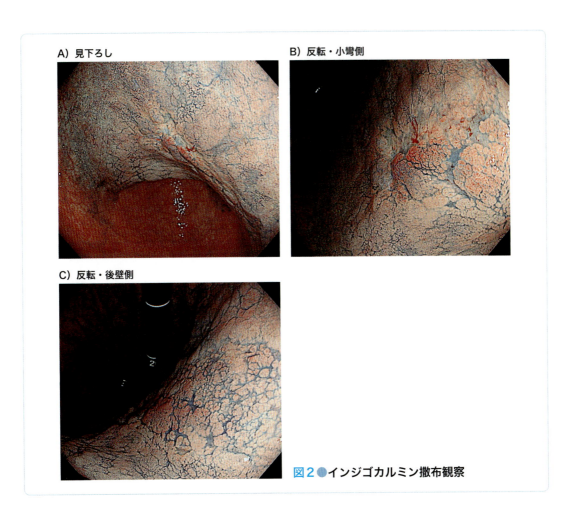

図2 ● インジゴカルミン撒布観察

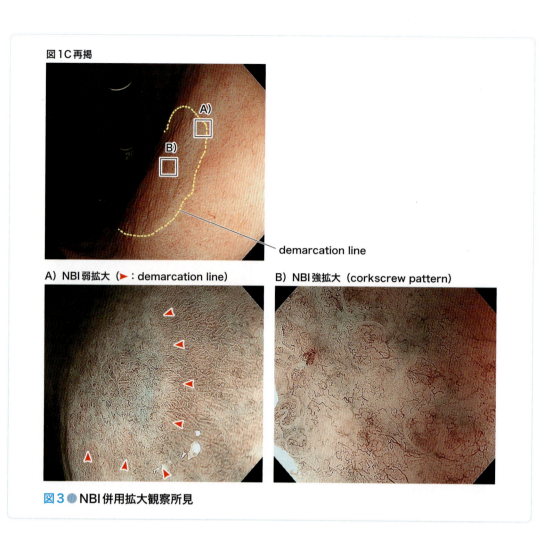

図3 ● NBI併用拡大観察所見

（内視鏡診断）未分化型胃癌（肉眼型 O-Ⅱc, 予測深達度 M, UL＋）

3. 病理診断

　胃切除標本における組織像を図4に示す．部分的に表層上皮を残したまま，粘膜中層を滲透性に浸潤増殖（infiltrative growth）する腫瘍細胞が認められる（図4B）．腺窩はまばらに残存する程度であり，癌腺管の形成にも乏しい．高倍率にて観察すると，核を圧排した好酸性の胞体を有する印環細胞の増殖が認められ，未分化型胃癌（印環細胞癌）と診断できる（図4C）．病変直下の粘膜下層には線維化を伴っているが，粘膜筋板は正常に保たれ粘膜下層浸潤は認められない．

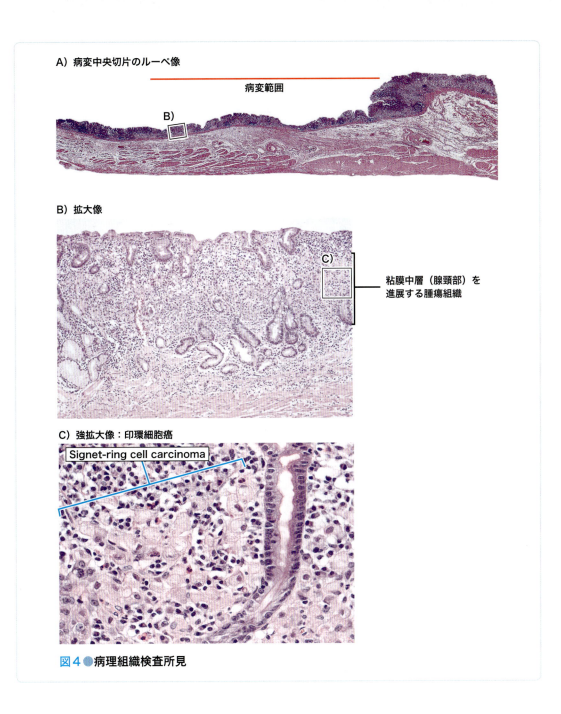

図4 ● 病理組織検査所見

最終診断 Type 0-IIc, 28×19 mm, sig>por2, pT1a(M), ly0, v0

第2章　胃のIEE観察

2 腫瘍・非腫瘍の鑑別と範囲診断
②症例-Case 7

樺　俊介，炭山和毅

Case 7

【患　者】60歳代，女性

【現病歴】貧血の原因精査を目的として上部消化管内視鏡を施行したところ，胃前庭部の陥凹性病変より低分化型腺癌が検出され，精査目的に当科へ紹介となった．

1. 観察時の注意点

　典型的な**未分化型胃癌**では，**著明な萎縮背景粘膜を伴わない場合**，断崖状段差を呈する**明瞭な陥凹**を形成する．粘膜内癌であってもその浸潤傾向を反映して，粘膜下層の線維性瘢痕を形成しやすく，粘膜の引きつれやヒダの集中を伴うことから，粘膜下層（SM）深部浸潤癌との区別はときに困難となる．その結果，未分化型胃癌に対する深達度診断能は分化型胃癌と比較し，**深達度を誤って深く予測する傾向**にある．未分化型胃癌において，強い発赤，無構造な陥凹底，病変部における粘膜下腫瘍様の立ち上がり，ヒダの集中と太まり，および，陥凹部辺縁におけるヒダ先端の融合傾向などを認めた場合はSM深部浸潤を疑う．

　色調以外は，**インジゴカルミン撒布を併用**することで，病変の立ち上がり様式やヒダの所見が視認しやすくなる．また，**脱気**によってヒダや陥凹辺縁の所見が取りやすくなることもあるので，送気量の調整に気を配りながら，経時的に病変を観察していくことが重要である．また，分化型癌では陥凹内に隆起を認めればSM深部浸潤を疑うが，未分化型胃癌では**粘膜内病変**であっても陥凹内に**インゼル**（取り残し島状粘膜）を認めることが多いので注意する．

2. 所見のとり方

◆ 通常観察・インジゴカルミン撒布観察

　前庭部前壁に，大きさ約20 mm，発赤調の陥凹性病変を認める（図1）．この時点での組織型予測は難しいが，インジゴカルミン撒布を行うと，断崖状のシャープな境界を伴う陥凹が明らかとなり，発赤調病変ながらも未分化型胃癌を念頭に置いて精査を進めるべき病変である（図2A）．

　病変周囲は隆起しているが，分化型胃癌で認められる辺縁隆起とは異質であり，粘膜下腫瘍様のなだらかな立ち上がりで，病変全体は台状隆起を呈している（図2A →）．送気量を減らすと，陥

| A）送気量多め | B）送気量やや少なめ |

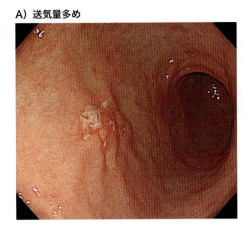
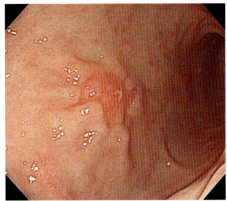

図1 ● 通常観察

| A）送気量多め | B）送気量やや少なめ |

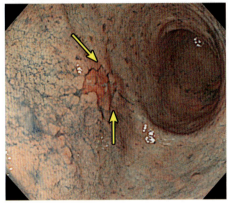
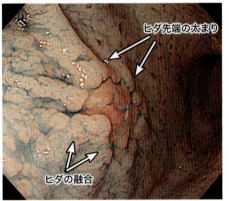

図2 ● インジゴカルミン撒布観察

凹辺縁には先端の太まりや融合を伴うヒダ集中が明らかとなる（図2B）．典型的な未分化型胃癌では，色調は褪色が多いが，本症例では強い発赤を呈しており，白苔の付着を認める点，陥凹底が無構造である点などからも，SM癌の露出が疑われる．以上より，予測深達度はSM深部浸潤と考えられた．

◆ NBI併用拡大観察

　NBI併用弱・中拡大観察にて，病変部における粘膜表面微細構造は不明瞭化もしくは消失しており（irregular/absent surface pattern），おおむね陥凹部に一致したdemarcation lineの同定が可能であった（図3A, B▶）．辺縁のわずかな領域で，陥凹部外側に及ぶ異型血管が認められ，粘膜中層（腺頸部）における側方進展を反映した所見と考えられた（図3B, D, 図5B）．陥凹部の強拡大観察では，縮緬状の異型血管（corkscrew pattern）が認められ，未分化型胃癌に相当する所見であった（図3C, D）．

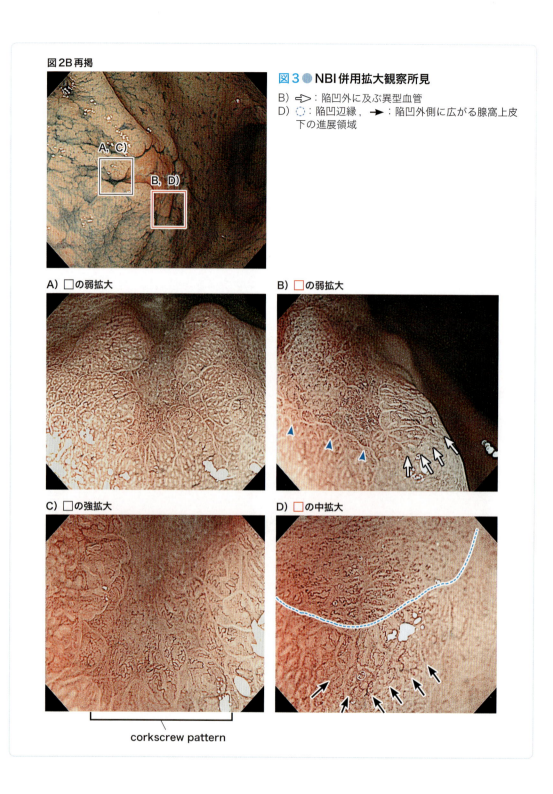

図3 ● NBI併用拡大観察所見
B) ⇨：陥凹外に及ぶ異型血管
D) ⃝：陥凹辺縁，➡：陥凹外側に広がる腺窩上皮下の進展領域

◆ 超音波内視鏡所見（図4）

　胃壁構造は7層に描出され，病巣は第2層（粘膜層）の肥厚した低エコー領域として認められた．中心部では，第3層（粘膜下層）へのもとに凸状の浸潤像が認められ，粘膜下層は菲薄化していた．以上の超音波内視鏡所見からも予測される深達度はSM深部浸潤であった．

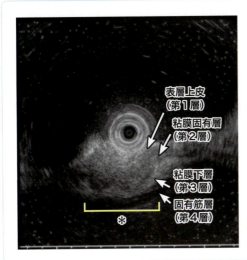

図4 ● 超音波内視鏡所見
＊：粘膜下層浸潤部

（内視鏡診断）早期胃癌（肉眼型 O-Ⅱc, 予測深達度 SM2）

《未分化型胃癌における深達度診断のポイント》
①未分化型胃癌が粘膜下層へ広範囲に浸潤すると線維性間質が増生し，病変周囲における粘膜の強い引きつれ，ヒダの集中や太まり，胃壁の肥厚・硬化といったSM深部浸潤所見が明瞭に認められることが多い
②色調は多くの未分化型胃癌で褪色となるが，本症例のように発赤を呈する病変も少なからず認められ，SM深部浸潤を示唆する所見でもある
③未分化型胃癌においてSM深部浸潤を示唆する所見：
　強い発赤・無構造な陥凹底・胃壁の伸展不良（壁肥厚，硬化）・ヒダの集中／太まり・ヒダ先端の癒合・粘膜下腫瘍様隆起

3. 病理診断

　図5に胃切除標本を示す．陥凹部では腺窩は消失し，腺管形成能に乏しい腫瘍細胞が密に集簇している（図5A，B）．主に淡好酸性の豊富な胞体を有する印環細胞癌で占められ，未分化型胃癌と診断された（図5C，D）．広範囲に粘膜下層へ浸潤（infiltrative growth）しており（図5C），粘膜深層から浸潤部では低分化型腺癌を認める．
　印環細胞癌は粘膜内で密に増殖するが，豊富な線維性間質を伴う硬性腺癌（por2）として粘膜下層への浸潤をきたすことが多く，これにより内視鏡所見上の強い引きつれやヒダ集中，胃壁の肥厚・硬化が生じたと考えられる．

A) 病変中央切片のルーペ像

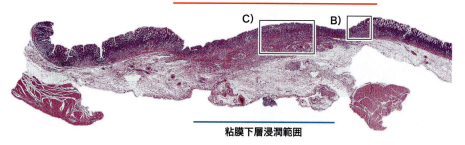

B) 癌と健常粘膜の境界部

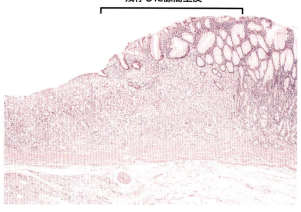

C) 拡大像

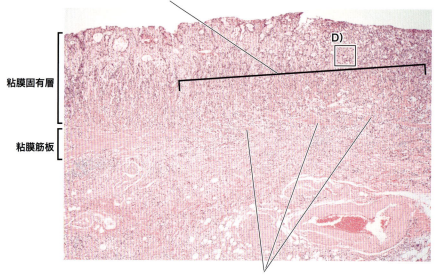

（図5：次ページへ続く）

D）印環細胞癌（図5C☐を高倍率で観察）

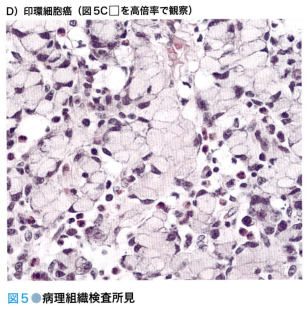

図5 ● 病理組織検査所見

最終診断 Type 0-Ⅱc, 28×19 mm, sig＞por2, pT1b2（SM2 浸潤距離2,500 μm），ly0, v1

第2章 胃のIEE観察

2 腫瘍・非腫瘍の鑑別と範囲診断
②症例 – Case 8

松井寛昌，小林雅邦，廣岡信一，炭山和毅

Case 8

【患　者】30歳代，女性

【現病歴】検診の消化管造影検査で，胃体中部前壁にヒダの集中を指摘された．その後，上部消化管内視鏡検査で，同部位にヒダの集中を伴う潰瘍性病変を認め，生検にてMALTリンパ腫と診断され，精査加療目的に当院紹介受診となった．

1. 観察時の注意点

　消化管悪性リンパ腫の組織型は，MALT（mucosa associated lymphoid tissue）リンパ腫とDLBCL（diffuse large B-cell lymphoma）で70～80％を占める．胃悪性リンパ腫の肉眼分類は本邦では，佐野の分類（①表層型，②潰瘍型，③隆起型，④決潰型，⑤巨大皺襞型[1]）と八尾の分類（①表層拡大型，②腫瘤形成型，③巨大皺襞型[2]）が汎用されている．胃MALTリンパ腫の肉眼型は，表層型や表層拡大型が多いと報告されているが，実際は，びらん，潰瘍，敷石状粘膜，早期胃癌類似所見，褪色調粘膜，粘膜下腫瘍様隆起など多彩な内視鏡所見（図1）を呈することが多く，**通常観察のみでは胃炎や胃癌との鑑別は困難である**[3]．

　NBI観察の特徴的な所見として，**完全もしくは不完全な腺管構造の消失，腺管構造の腫大膨化，不均一な形態と走行の不規則性を伴う微小血管**が報告されている[4~6]．胃MALTリンパ腫の病理組織診断には，通常のHE染色に加え，**免疫組織化学染色が必須**であり，内視鏡検査時に病変部から十分な検体量を採取することが望ましい．そのため，従来の通常観察に加え，**NBI観察を併用した狙撃生検**することで，診断精度の向上が期待される．しかし，胃MALTリンパ腫は，粘膜筋板の上下を浸潤発育する傾向があるため，病変部が健常粘膜に被覆されることがあり，**生検時は深く組織採取**できるよう心がける．また，細胞異型が弱く，反応性リンパ腫や炎症性細胞浸潤と誤診されることも多く，内視鏡検査でリンパ腫を疑った場合は，あらかじめ，病理医に内視鏡所見を伝え，免疫組織化学染色を含めた病理組織学的診断を行う．

《観察時のポイント》
①胃MALTリンパ腫は，多彩な内視鏡所見を呈することが多い
②生検の際にはNBI観察を併用し，粘膜表面微細構造の異常を認める部位から狙撃生検を行う

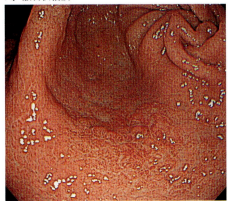
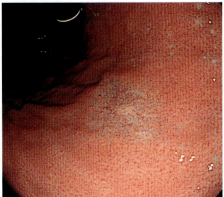
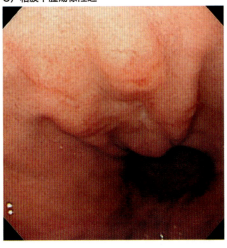

A）敷石状粘膜　　B）褪色調粘膜　　C）粘膜下腫瘍様隆起

図1 ● MALTリンパ腫の代表的な通常観察所見

③生検の正診率は低く，また十分な検体量を採取することが望ましいため，病変部から1度に複数回の生検を行う
④病理医に胃MALTリンパ腫疑いの病変であることを伝え，免疫組織化学染色を含めた病理組織学的診断をする

2. 所見のとり方

◆ 通常観察

　体下部前壁に，約20 mm大の，ヒダの集中を伴う発赤〜褪色調の比較的境界明瞭なわずかに陥凹した病変を認める（図2A）．送気による伸展は良好であり，ヒダの太まりや癒合は認めない．色素内視鏡観察では陥凹部には大小不同の顆粒状粘膜を認めるが，びらんや，潰瘍は認めない（図2B）．

◆ NBI観察

　病変は，粘膜表面微細構造の消失，もしくは不明瞭化した部位と，類円形の腺管模様が混在して

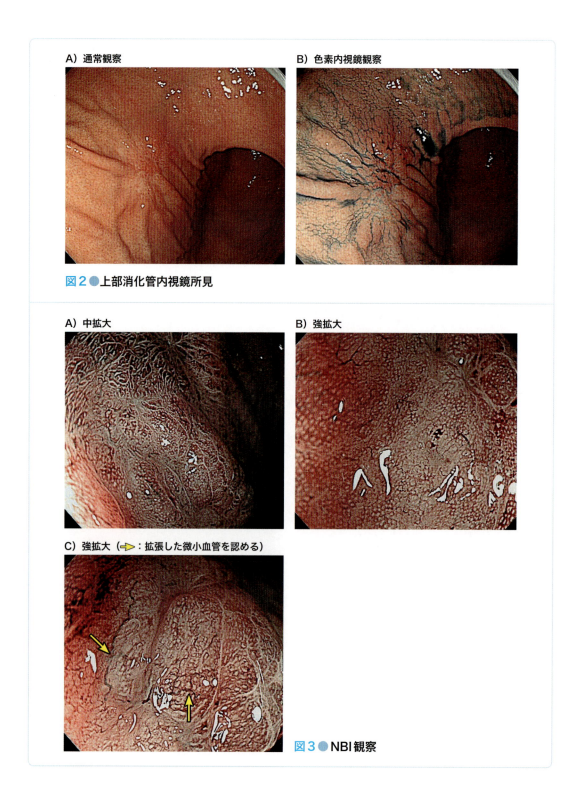

図2● 上部消化管内視鏡所見
A) 通常観察
B) 色素内視鏡観察

図3● NBI観察
A) 中拡大
B) 強拡大
C) 強拡大（⇨：拡張した微小血管を認める）

いる（図3A，B）．病変の周囲粘膜との間に，明らかな境界は認めない．また，わずかに拡張した微小血管が認められた（図3C ⇨）．

内視鏡診断　MALTリンパ腫（表層型，表層拡大型）

A）HE染色（弱拡大）

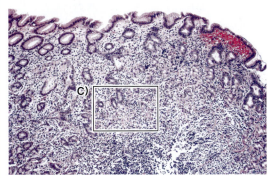

B）CD20免疫染色（弱拡大）

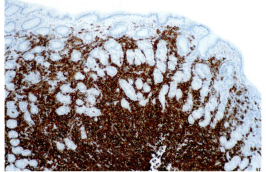

C）HE染色（強拡大）

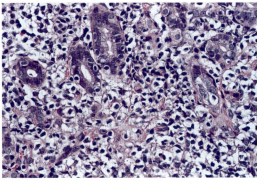

図4 ● 病理組織像

3. 病理診断（図4）

　粘膜内に核型不整で核クロマチンが濃染し，胞体が淡明な小型〜中型の異型リンパ球（centrocyte-like cells）のびまん性増殖を認める．リンパ腫細胞の浸潤により，腺管構造の破壊や変形がみられる（lymphoepithelial lesion）．

　免疫染色では，CD20（＋），CD79a（＋），CD3（－），CD5（－），CD10（－），CD43（＋），cyclin D1（－）であった．

最終診断 MALTリンパ腫（Wotherspoon Grade 5）

文献
1）佐野量造：胃の肉腫．「胃疾患の臨床病理」（佐野量造/著），pp260-267，医学書院，1974
2）八尾恒良，他：胃悪性リンパ腫の集計成績．胃と腸，15：905-908，1980
3）中村常哉，他：Helicobacter pylori除菌療法による胃MALTリンパ腫の形態変化．胃と腸，34：1353-1366，1999
4）Ono S, et al：Characteristics of magnified endoscopic images of gastric extranodal marginal zone B-cell lymphoma of the mucosa-associated lymphoid tissue, including changes after treatment. Gastrointest Endosc, 68：624-631, 2008
5）Ono S, et al：Magnified endoscopic images of gastric MALT lymphoma before and after treatment. Endoscopy, 39 Suppl 1：E328, 2007
6）Isomoto H, et al：Magnified endoscopic findings of gastric low-grade mucosa-associated lymphoid tissue lymphoma. Endoscopy, 40：225-228, 2008

第2章 胃のIEE観察

2 腫瘍・非腫瘍の鑑別と範囲診断
②症例 – Case 9

阿部清一郎

Case 9

【患　者】80歳代，男性
【現病歴】スクリーニング目的に施行していた上部消化管内視鏡検査にて胃病変を指摘した．

1. 観察時の注意点

　早期胃癌の側方範囲診断を正確に行うことは，治療方針を決定するために，また内視鏡切除あるいは外科手術の際に病変の切除範囲を決定するために非常に重要である．側方範囲診断の多くは通常観察，色素内視鏡観察のみで可能であるが，病変の境界が非常に不明瞭であり，診断が困難な病変もあるので注意が必要である．例として高低差の少ない随伴0-Ⅱb病変，腺頸部進展を伴う手つなぎ横這い型癌，未分化型癌があげられる．
　通常観察で病変を認めた後は，**病変外から病変内**に向けて，わずかな**高低差，色調，粘膜模様**の違いに着目しながら，範囲診断を行う．また，**NBI拡大観察**では，同様のアプローチにて demarcation line（DL）を認識することにより癌と非癌の境界，すなわち病変の側方進展範囲を診断することが可能である．

《観察時のポイント》
①まず，通常観察と色素内視鏡で病変の範囲を推測する
②NBI拡大観察では，弱拡大で推測した範囲の病変外（いくつか病変の境界の候補がある際にはより広い範囲）から病変のDLを診断する
③弱拡大で確認したDLを最大倍率にて観察し，病変の範囲を最終診断する

2. 所見のとり方

◆通常観察
　胃角部小彎側に発赤と褪色の混在する陥凹性病変を認めた．中心に瘢痕を伴い発赤の強い領域を

認めるが，病変の境界は非常に不明瞭であった（図1）．

◆ 色素内視鏡観察

インジゴカルミンを撒布したところ陥凹が明確となり，陥凹域を病変の範囲と診断した（図2）．

◆ NBI拡大観察

肛門側前壁側（図2□）の弱拡大では，色素内視鏡で認めた境界部に一致して明瞭なDLを認めた（図3A ）．強拡大では陥凹内部の血管は密で一部networkを形成する**開放性，閉鎖性ループ**を呈し，個々の形状は不均一であり，その分布と配列もそれぞれ非対称，不規則であった（irregular microvascular pattern）．また，弧状，多角形の**大小不同の腺窩辺縁上皮**を認めた〔irregular microsurface pattern，図3B〕．

前壁側（図2□）の弱拡大では，色素内視鏡で認めた溝のさらに外側にも大小不同の粘膜微小構造を認め，一部非癌粘膜が介在していた．➡のようにDLを認識したが，その高低差はわずかであった（図4A）．強拡大ではDLの内部には大小不同の密な弧状，類円形の腺窩辺縁上皮を認め，病変の範囲と診断した．また，上皮下に認識される血管像個々の形状は不均一で配列も不規則であった（図4B）．

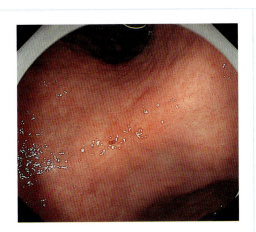

図1 ● 通常観察

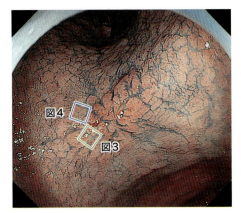

図2 ● 色素内視鏡観察

A) 弱拡大

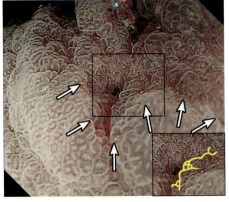

図3 ● 図2□のNBI拡大内視鏡

B) 強拡大

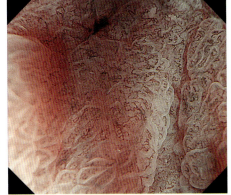

これらの所見から，同部まで進展した分化型腺癌と診断し，関心領域の近傍（図5）にマーキングを追加したうえで，endoscopic submucosal dissection（ESD）を施行した（図6A，B）．

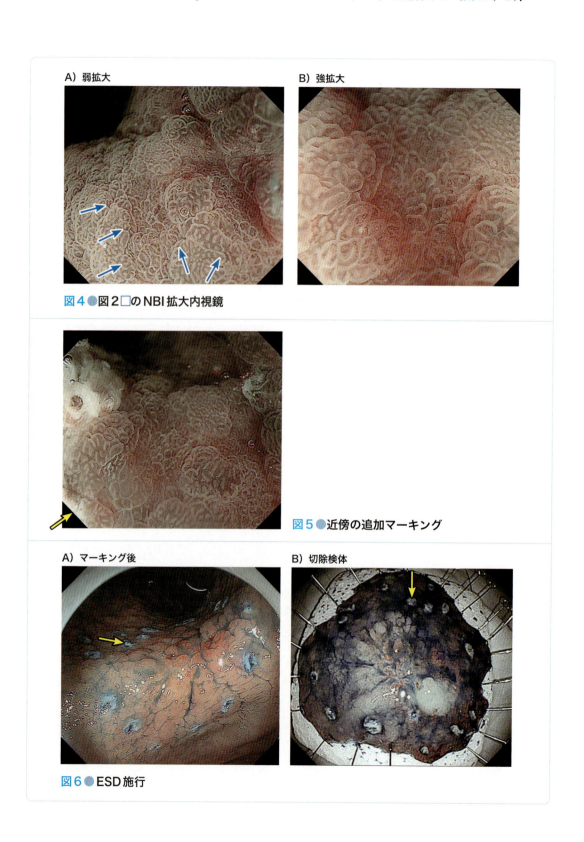

図4 ● 図2□のNBI拡大内視鏡

図5 ● 近傍の追加マーキング

図6 ● ESD施行
A）マーキング後
B）切除検体

> **内視鏡診断** 分化型腺癌

《観察時のポイント》
①NBI拡大にて色素内視鏡で診断した範囲の外にDLを認識し得た
②強拡大観察を行うことにより高低差の乏しい領域の範囲診断が可能であった

3. 病理診断

図7の▨で示す範囲に病変の進展を認めた．図4で示した領域は♯13の中心部で病変の辺縁に相当する．♯13の平坦隆起成分内にUl-Ⅱsの潰瘍瘢痕を認め，連続して前壁側に平坦成分を認める（図8A）．中心部では，粘膜全層性に増殖する高分化管状腺癌を認め，囊胞状に拡張した腺管を散見する（図8B ⇨）．前壁側の平坦部では，高分化管状腺癌が粘膜表層を主体に増殖しており，背景粘膜は腸上皮化生を呈している（図8C）．なお，♯15に一部焼灼を認めた．

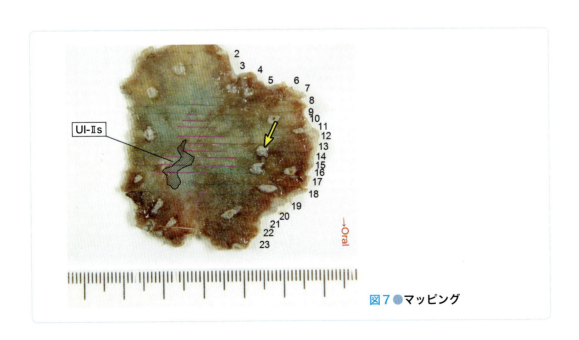

図7 ● マッピング

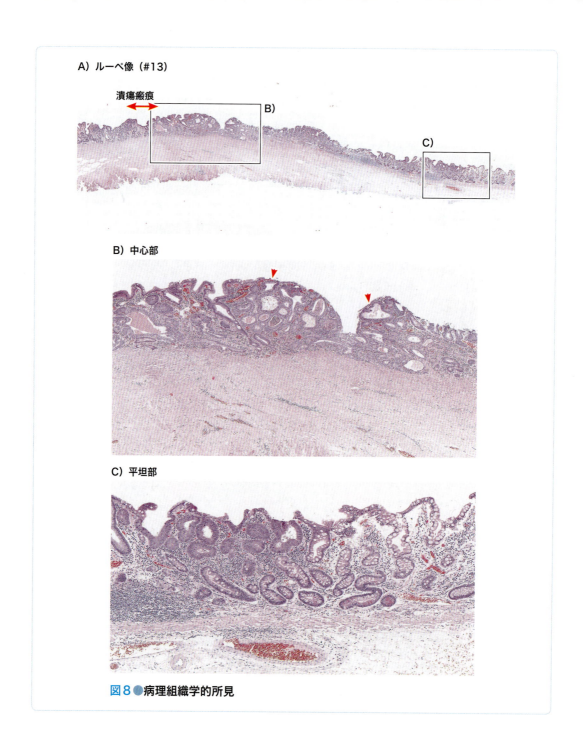

図8 ● 病理組織学的所見

最終診断 M, Less, Type 0-IIc+IIb, 23×20 mm, tub1, pT1a, ly(-), v(-), pHM0, pVM1

第2章 胃のIEE観察

2 腫瘍・非腫瘍の鑑別と範囲診断
②症例 – Case 10

川原洋輔, 加藤正之

はじめに

2・3型胃癌や胃潰瘍では，診断の容易さからNBIやIEEはあまり行われていない．しかし，なかには診断に苦慮するような症例もあり，その際にNBIやIEEは診断の補助となりうる．

Case a

【患　者】60歳代，男性
【現病歴】胃部不快感を認めたため，上部消化管内視鏡検査を行った（図1）．

1. 観察時の注意点

胃癌の基本分類では，癌腫の壁深達度が粘膜下層までにとどまる場合に多くみられる肉眼形態を「表在型」とし，固有筋層以深に及んでいる場合に多くが示す肉眼形態を「進行型」としている．また，粘膜面から見た場合，胃癌は下記のように0型から5型に分類される．

0型	表在型	癌が粘膜下層までにとどまる場合に多くみられる肉眼形態
1型	腫瘤型	明らかに隆起した形態を示し，周囲粘膜との境界が明瞭なもの
2型	潰瘍限局型	潰瘍を形成し，潰瘍をとりまく胃壁が肥厚し周囲粘膜との境界が比較的明瞭な周堤を形成する
3型	潰瘍浸潤型	潰瘍を形成し，潰瘍をとりまく胃壁が肥厚し周囲粘膜との境界が不明瞭な周堤を形成する
4型	びまん浸潤型	著明な潰瘍形成も周堤もなく，胃壁の肥厚・硬化を特徴とし，病巣と周囲粘膜との境界が不明瞭なもの
5型	分類不能	上記0〜4型のいずれにも分類し難いもの

なお，2型と3型の腫瘍は，良性胃潰瘍との鑑別を要することがあるため，注意深い観察が必要である．

腫瘍・非腫瘍との鑑別は**潰瘍底の性状，潰瘍の辺縁，潰瘍周囲の性状**が重要である．2型腫瘍はドーナツ状で，潰瘍底の白苔は不均一で易出血性であり，凹凸不整である．潰瘍辺縁のはみ出しが

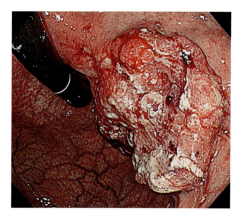

図1 ● Case 10a：上部消化管内視鏡検査

しばしばみられる．周堤は立ち上がりが急峻で凹凸不整であるが，**境界は明瞭**で，集中するヒダは乏しい．**2型の場合は範囲診断は比較的容易**で，腫瘍の多くは周堤に存在しており通常観察での認識が容易である．

> 《観察時のポイント》
> ①通常観察では局在部位，大きさ，肉眼型を評価する
> ②送気，脱気時の病変の形態を確認し，深達度を評価する
> ③潰瘍部の白苔への安易な接触や強い水洗は出血を惹起するので注意が必要である
> ④良性潰瘍との鑑別が困難な症例に対しては，潰瘍辺縁のNBI観察で異型血管を確認することで診断が可能になるケースも存在する．その際，出血に注意が必要である

2. 所見のとり方

◆ 通常観察

上部消化管内視鏡検査の通常光では，噴門部前壁に径55 mm大の潰瘍形成性の腫瘍を認め，潰瘍部は凸凹で不均一な薄い白苔が所々付着しており，易出血性である（図1）．潰瘍をとり巻く胃壁は肥厚し，周堤を形成している．周堤と周囲粘膜の境界は明瞭である．以上より，典型的な2型進行胃癌と診断した．

(内視鏡診断) 2型進行胃癌

3. 病理診断

生検組織はAdenocarcinoma, moderately to poorly differentiated（por1＞tub2）であった．胸腹部CTでは多発肺転移（図2A ○），多発肝転移（図2B ○）を認め，Stage IVであった（図2）．これらの所見から，緩和治療の方針となった．

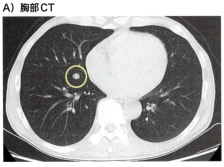
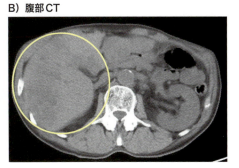

図2 ● Case 10a：胸腹部CT

最終診断 Type2, 55×55 mm, por1＞tub2, T4b(HEP), M1(PUL)

Case 10b

【患　者】70歳代，男性

【現病歴】健康診断の上部消化管造影検査で異常を指摘されたため，当院で上部消化管内視鏡検査を行った（図3）．

1. 観察時の注意点

前述したように，腫瘍・非腫瘍との鑑別は潰瘍底の性状，潰瘍の辺縁，潰瘍周囲の性状が重要である．3型腫瘍では，潰瘍底の白苔は不均一で易出血性であり，凹凸不整で，周囲粘膜より高い場

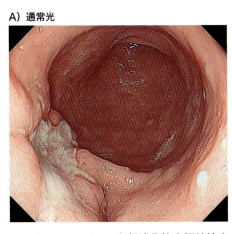
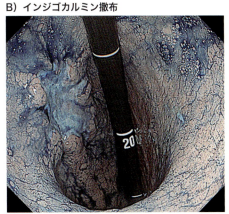

図3 ● Case 10b：上部消化管内視鏡検査

合もある．潰瘍辺縁のはみ出しがしばしばみられる．周堤は立ち上がりが急峻で凹凸不整であり，**境界は不明瞭**である．送気による形態変化は認めず，集中するヒダに腫大や癒合，蚕食像を伴う．3型腫瘍の範囲診断に関しては，術式の分岐点にかかわってくる場合に重要となってくる．すでに出血している症例が多いことによりNBIなどのヘモグロビン波長では病変が黒くなり範囲認識が困難であるので，**通常・色素内視鏡**観察にて壁の厚みや硬化像を空気による伸展性も考慮して判断する必要がある．

《観察時のポイント》
①通常観察では局在部位，大きさ，肉眼型を評価する
②送気，脱気時の病変の形態を確認し，深達度を評価する
③潰瘍部の白苔への安易な接触や強い水洗は出血を惹起するので注意が必要である
④良性潰瘍との鑑別が困難な症例に対しては，潰瘍辺縁のNBI観察で異型血管を確認することで診断が可能になるケースも存在する．その際，出血に注意が必要である
⑤すでに出血している場合は通常・色素内視鏡観察にて範囲診断を行う

2. 所見のとり方

◆ 通常観察

通常光およびインジゴカルミン色素内視鏡では，胃体下部大彎前壁側に径40 mm大の潰瘍形成性の腫瘤を認める（図3）．潰瘍は凹凸不整形，薄く不均一な白苔に覆われており，潰瘍をとり巻く周堤はさほど高さはなく，周囲との境界は不明瞭である．以上より，3型の進行胃癌と診断した．

（内視鏡診断）3型進行胃癌

3. 病理診断 (図4)

生検組織はAdenocarcinoma, moderately to poorly differentiatedであった．
外科的に幽門側胃切除＋B-Ⅰ再建を施行した．

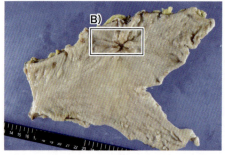
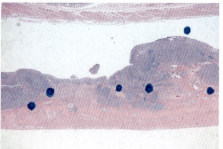

図4 ● Case 10b：外科的切除検体と病理組織像

最終診断 Type3, por2＞tub2, MP, scirrhous, INFc, ly0, v0, n0, StageⅠB

Case 10c

【患　者】60歳代，男性

【現病歴】食事中の心窩部痛を認めたため，上部消化管内視鏡検査を行った（図5）．

1．観察時の注意点

潰瘍で気をつけなければいけないのが癌による潰瘍形成である．通常観察では良性潰瘍との鑑別が困難な症例も存在し，NBIにて異常がなくとも**必ず生検は必要**である．

《観察時のポイント》
①通常観察では局在部位，大きさを評価する
②送気，脱気時の病変の形態を確認する
③潰瘍部の白苔への安易な接触や強い水洗は出血を惹起するので注意が必要である

A）通常光（反転観察）
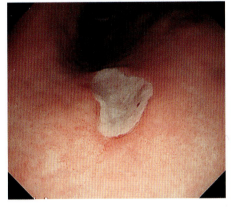

B）通常光（見下ろし観察）
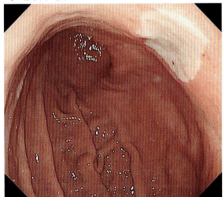

C）インジゴカルミン撒布
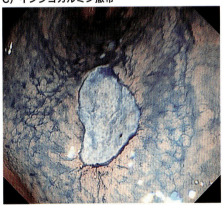

図5 ● Case 10c：上部消化管内視鏡検査

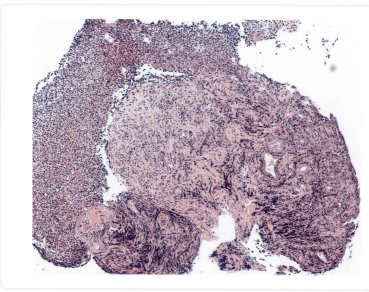

図6 ● Case 10c：病理組織像

2. 所見のとり方

◆ 通常観察

　胃体中部小彎後壁側に径20 mm大の潰瘍性病変を認める（図5A，B）．潰瘍底の白苔は均一で，比較的平坦ではみ出しは認めない．なだらかで丈の低い平坦な隆起を呈しており，送気で伸びがよい．

　インジゴカルミン撒布像でも，潰瘍辺縁に異常は認めない（図5C）．以上より，胃潰瘍と診断した．

内視鏡診断　胃潰瘍（H_1 Stage）

3. 病理診断

　この症例の生検組織の病理組織像では肉芽組織と好中球浸潤を伴う炎症を認めるのみであった（図6）．

最終診断　胃潰瘍（H_1 Stage）

2 腫瘍・非腫瘍の鑑別と範囲診断
②症例 – Case11

岸田圭弘, 滝沢耕平

【患　者】70歳代, 女性

【現病歴】関節リウマチに対してメトトレキサートを内服していた. 2カ月前から上腹部痛が出現. 症状が改善しないため前医にて上部消化管内視鏡検査を行ったところ, 胃体中下部後壁に不整型潰瘍性病変を認めたため, 精査加療目的で当院へ紹介となった.

1. 観察時の注意点

　非ホジキンリンパ腫のうち25〜50％はリンパ節外に発生するが, このうち**消化管原発悪性リンパ腫は最も頻度が高く, 悪性リンパ腫全体の4〜20％, 節外性リンパ腫の30〜45％を占める**[1]. なかでも胃は好発部位であり, 消化管原発悪性リンパ腫のうち**胃悪性リンパ腫は約50〜75％を占める**[1]. また, 胃悪性腫瘍全体からみると胃悪性リンパ腫は5〜10％に認められ, そのうち粘膜関連リンパ組織型リンパ腫（mucosa-associated lymphoid tissue lymphoma：**MALTリンパ腫**）が30〜60％, びまん性大細胞型B細胞性リンパ腫（diffuse large B-cell lymphoma：**DLBCL**）が残る大半を占め, 稀に濾胞性リンパ腫（follicular lymphoma：FL）やマントル細胞リンパ腫（mantle cell lymphoma：MCL）が認められる[1].

　胃悪性リンパ腫は胃のあらゆる部位に発生し, びらん・潰瘍や早期胃癌様陥凹, 褪色調粘膜域, cobble stone様粘膜など, 多彩な内視鏡所見を呈する. このため, 胃癌のほか, 萎縮性粘膜などの良性所見との鑑別が必要である.

《観察時のポイント》

　胃悪性リンパ腫と胃癌の鑑別を行うには, 両疾患の特徴的な相違点に着目して要領よく観察を進めることが必要である. Type 2進行胃癌に類似する悪性リンパ腫との鑑別点として, 以下の点に注目する.

①癌に特徴的な所見として, 辺縁部での上皮性変化（辺縁不整なⅡc面）, 不整な形状, 伸展不良, 硬さ, 汚い潰瘍底, 不均一な白苔付着などがある. またリンパ腫に特徴的な所見として耳介様周堤（幅の狭い周堤）, 柔らかさ, きれいな潰瘍底, 比較的均一な白苔付着, 多発病変を伴い得ることに注目する

②柔らかさの判断には，空気量による変化や鉗子での圧迫が有用である
　③NBIでは，病変辺縁部の上皮性変化の有無に着目する．癌の場合は構造異型や血管異型といった上皮性変化が認められる

2. 所見のとり方

◆ 通常観察

　胃体中部大彎に，周堤隆起を伴った50 mm大の陥凹性病変を認め，内部には約30 mm大の一段深い不整形潰瘍を有する（図1A）．

◆ インジゴカルミン撒布観察

　周堤隆起は進行胃癌にみられるような不整な周堤とは異なり，均一で幅の狭い明瞭な周堤で，いわゆる"**耳介様**"である．潰瘍底は比較的均一できれいな白苔で覆われている（図1B）．
　インジゴカルミンを撒布すると周堤内部の陥凹境界がより明瞭となる．**陥凹境界は直線的**で，癌に見るような辺縁不整なⅡc面は認められない（図1C）．また病変のサイズの割に送気による伸展がよく，脱気による空気変形も良好であり，**柔らかい病変**であることがわかる（図1D）．
　なお，後日治療前に撮影した内視鏡画像では，白苔が消失して潰瘍底が露出しているが，凹凸不整に乏しいきれいな潰瘍底であった（図1E）．

◆ NBI観察

　NBI観察では，陥凹の境界部まで**非腫瘍粘膜が保たれており**，陥凹境界の立ち上がりにいわゆる癌の際に認められるような構造異型や血管異型は明らかではない．陥凹内部については白苔により評価困難である（図1F）．

　以上の所見より，本病変は胃悪性リンパ腫と診断した．

（内視鏡診断）　胃悪性リンパ腫

3. 病理診断

　胃固有層内に，不整な大型の核を有する裸核状細胞が，正常構造を破壊してびまん性に増殖している（図2A, B）．上皮組織にみられるような結合は乏しく，**核線を引いている**領域も認められる（図2A）．
　免疫染色では，CD20cy L26（++），CD79a（++），CD5（−），CD10（−），CD3 PS1（−），Ki-67 MIB1 index 約80％である（図2C〜E）．
　以上所見から，びまん性大細胞型B細胞リンパ腫（DLBCL）と診断する．

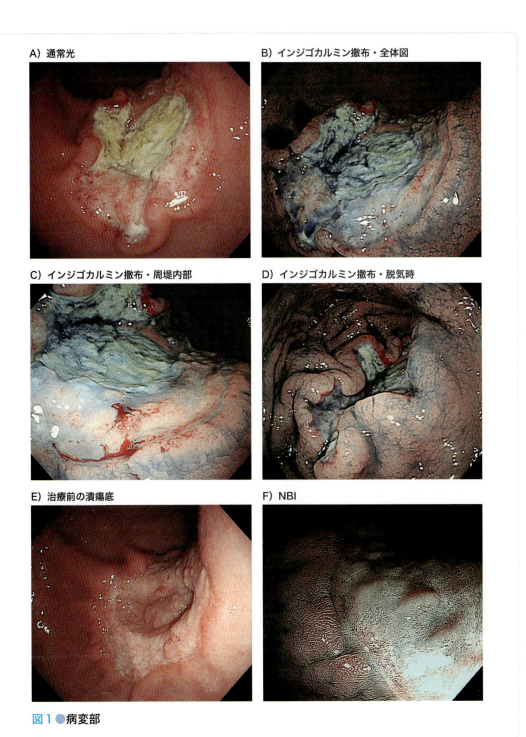

A) 通常光
B) インジゴカルミン撒布・全体図
C) インジゴカルミン撒布・周堤内部
D) インジゴカルミン撒布・脱気時
E) 治療前の潰瘍底
F) NBI

図1 ● 病変部

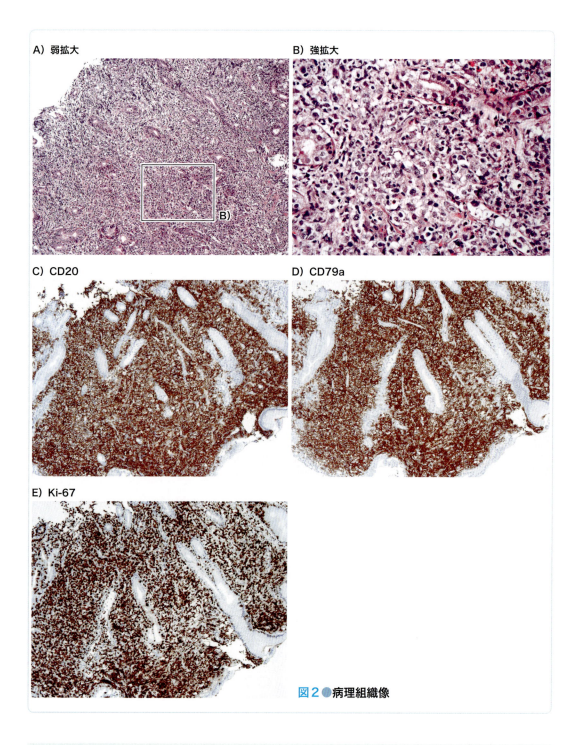

図2 ● 病理組織像

最終診断 胃悪性リンパ腫（DLBCL）

文献

1) Nakamura S, et al：Lymphoma of the stomach.「WHO Classification of Tumors of the Digestive System, 4th ed」(Bosman FT, et al. eds), pp69-73, IARC, 2010
2) 滝沢耕平, 他：V. 鑑別診断と典型症例 4-7. 胃悪性リンパ腫（MALTリンパ腫も含む),「胃の臨床」(田尻久雄, 他/編), 日本メディカルセンター, 2007

第2章 胃のIEE観察

2 腫瘍・非腫瘍の鑑別と範囲診断 ②症例 –Case12

岸田圭弘，滝沢耕平

Case 12

【患　者】70歳代，女性

【現病歴】2カ月前から右下腿の浮腫を自覚．その後右鼠径部の腫脹と疼痛が出現したため近医整形外科を受診し，軟部腫瘍を疑われた．精査でCTを撮影したところ胃壁肥厚を指摘された．

1. 観察時の注意点

　胃全体のびまん性壁肥厚を呈する胃悪性リンパ腫と4型進行胃癌は，いずれも粘膜下を主体として進展する病態であることから，しばしば鑑別に迷う．

　進行胃癌の特徴は，上皮由来の病変であるということである．すなわち，病変内部の**粘膜面に** primary lesion となる病変が存在する．一方**悪性リンパ腫**は，粘膜下層のリンパ球増殖を主体とする病変で，**上皮性変化は乏しい**．

《観察時のポイント》
①病変表面にびらんや陥凹面などの上皮性変化が存在しないか，詳しく観察する
②病変の硬さについて，送脱気や鉗子を用いて観察する．癌であれば伸展不良や変形不良など硬さの所見が見受けられる

2. 所見のとり方

　体上部から前庭部にかけて，全周性に粘膜の壁肥厚所見を認める（図1A～C）．体下部大彎ではヒダの腫大が著明となる．

　また，前庭部では壁肥厚所見が目立たない領域を挟んで，幽門前庭部前壁にも独立した3cm大の粘膜下腫瘍様隆起を認める（図1D ➡, E）．

　反転観察では，穹窿部大彎のヒダ腫大は目立たず，**伸展は比較的良好**である（図1F）．

　病変の表面は，全体に非腫瘍粘膜に被覆されており，Type 4 進行胃癌のprimary lesionを疑わせるようなびらん，潰瘍，陥凹などの粘膜病変は認められない．

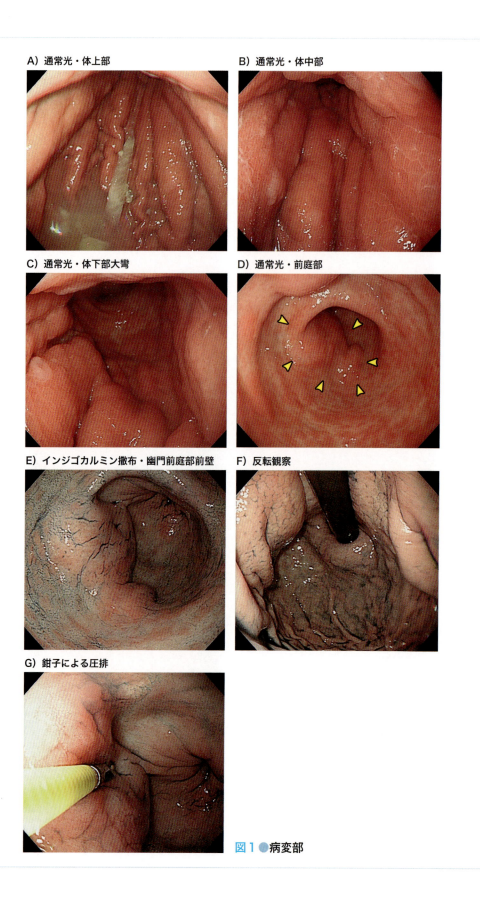

図1 ● 病変部

全体的に**送気**による**伸展性**が保たれており，全周性の壁肥厚を呈する割には柔らかさがある．また鉗子で圧排しても柔らかさがあり硬くはない（図1G）．
　以上から，4型進行胃癌ではなく悪性リンパ腫を疑った．

> 内視鏡診断　胃悪性リンパ腫

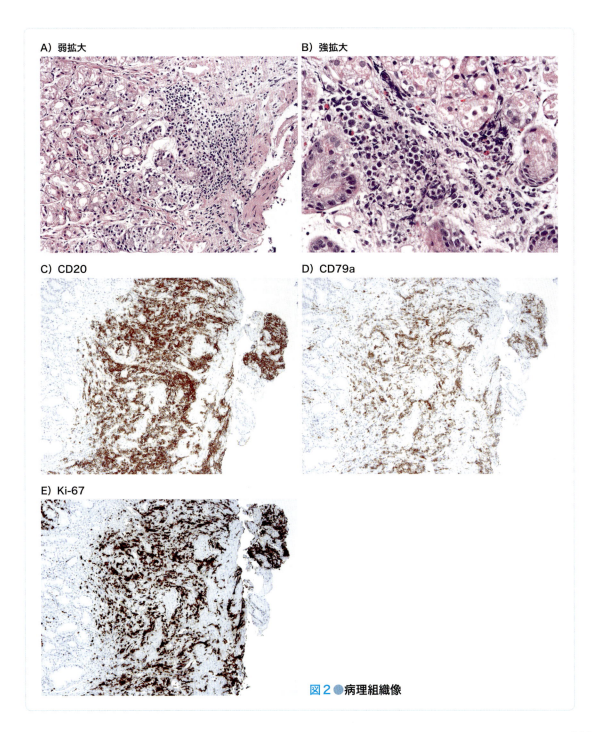

図2●病理組織像

3. 病理診断

粘膜固有層中層から粘膜筋板内にかけて，大型の異型リンパ球の集簇を認める（図2A, B）．

免疫染色は，CD20cy L26（＋），CD79a（＋），CD5（−），CD3 PS1（−），CD10（−），AE-1/3（−），Ki-67 MIBI index 50％以上であり，B細胞型リンパ球を主体とした悪性リンパ腫である（図2C〜E）．

最終診断 胃悪性リンパ腫（DLBCL）

文献

1) Nakamura S, et al：Lymphoma of the stomach.「WHO Classification of Tumors of the Digestive System, 4th ed」(Bosman FT, et al. eds)，pp69-73，IARC, 2010
2) 滝沢耕平，他：Ⅴ．鑑別診断と典型症例　4-7．胃悪性リンパ腫（MALTリンパ腫も含む），「胃の臨床」（田尻久雄，他/編），日本メディカルセンター，2007

第2章 胃のIEE観察

2 腫瘍・非腫瘍の鑑別と範囲診断
②症例 –Case 13

村井克行, 滝沢耕平

Case 13

【患者】60歳代, 女性

【現病歴】心窩部痛の精査目的に前医で施行した上部消化管内視鏡検査において, 胃体上部から胃角部にかけてヒダの腫大を認めたが, 生検組織診断ではGroup 1であった. 精査加療目的に当院に紹介受診となった.

1. 観察時の注意点

ヒダの腫大や蛇行, 胃壁の硬化, 管腔の狭窄などの所見を認めた場合（図1）, 4型進行胃癌を念頭に, 類似した所見を示すその他の疾患を鑑別する.

①ヒダの腫大の有無, ②胃壁の硬化（送気による胃内腔の伸展性不良）の有無 の2つの側面から鑑別していくのがポイントである（表1）.

4型進行胃癌の場合, 原発巣と考えられる陥凹性変化（primary lesion）を伴い, 同部からの生検で癌が検出され, 確定診断に至ることが多い. しかしprimary lesionがはっきりしない場合など

表1 ● 鑑別疾患

		ヒダの腫大	
		あり	なし
胃壁の伸展性	不良	スキルス胃癌 膵癌や急性膵炎の波及 腐食性胃炎（急性期） 転移性胃癌 胃蜂窩織炎　など	腐食性胃炎（治癒期） 広範な帯状潰瘍 特殊胃炎（胃梅毒・胃Crohn病 ・自己免疫性胃炎）　など
	良好	悪性リンパ腫 急性胃炎 肥厚性胃炎（Menetrier病） Zollinger-Ellison症候群 Cronkhite-Canada症候群 胃アニサキス症　など	潜在性スキルス MALTリンパ腫 好酸球性胃腸炎　など

文献1から改変して転載

には，生検で癌を検出できない例もある．そういった場合にはボーリング生検やEMRによる組織採取なども考慮する．

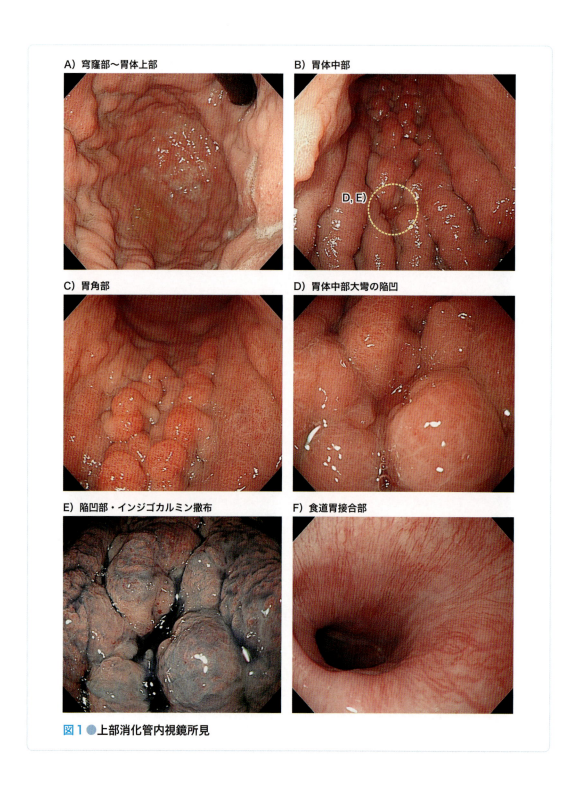

図1 ● 上部消化管内視鏡所見

> **memo**　《Primary lesion》
> 4型進行胃癌の初期に発生する，ⅡbもしくはⅡc型の粘膜内病変を指す．多くは未分化型である．癌細胞は原発巣の潰瘍化に先行し，粘膜下組織の各層をびまん性に増殖し浸潤していく．その後，原発巣に潰瘍化が生じ，癌浸潤部には強い結合織増生をきたす．時間の経過とともに線維性組織が収縮し，胃壁が肥厚・硬化し，管状狭窄を呈する．その間は，1〜3年とされる．

　また，4型進行胃癌と診断された場合，**食道浸潤の有無**は手術施行時の術式や切離線の決定に重要である．粘膜下で進展する場合は内視鏡所見だけでは判断が困難な場合も少なくないため，上部消化管造影所見も併せて診断する．**十二指腸浸潤**に関しても同様である．
　その他，病歴聴取（急性発症か慢性発症か，悪性腫瘍などの既往歴，腐食剤の誤飲の有無やサバなどの食品の摂取歴など）はもちろん，採血検査（炎症反応，梅毒血清反応や好酸球など），X線，CTやEUSなどのほかのモダリティも重要な役割を果たす．

《観察時のポイント》
・①ヒダの腫大，②胃壁の硬化の2つの側面から評価する
・primary lesionを探し，生検はprimary lesionから複数行う
・手術時の切離線の決定に影響する食道浸潤と十二指腸浸潤の有無を評価する

2. 所見のとり方

　本症例では，胃体上部から胃角部にかけて，恒常的なヒダの不整な腫大と胃壁の伸展性不良を認め（図1A〜C），4型進行胃癌を疑った．体中部大彎に引きつれを伴った陥凹部を認め（図1D, E），これをprimary lesionと考え，同部位から生検を施行した．生検結果は低分化腺癌であった．
　食道粘膜面に明らかな上皮性変化は認めなかったが，やや歪に膨隆しており粘膜下での食道浸潤の可能性が疑われた（図1F）．同部位からの生検では癌細胞は検出されなかった．
　上部消化管造影検査では，穹窿部から前庭部にかけて不整な管腔の狭小化と皺壁の肥大を認めた．壁硬化が強く深達度はSS以深と考えた（図2A）．壁硬化は食道まで続いており，食道胃接合部から25 mm程度の食道浸潤と診断した（図2B）．病変肛門側から幽門までは50 mm程度であった．

内視鏡診断　4型進行胃癌

3. 病理診断

　胃体上部から胃角部にかけてヒダの腫大を伴っていた（図3A）．低分化腺癌が粘膜下層以深に広範囲で広がっており，漿膜まで達していた．Primary lesion部（図3B）以外の表層には癌細胞の露出はほとんど認めなかった（図3C）．粘膜下で食道浸潤を伴っていた．

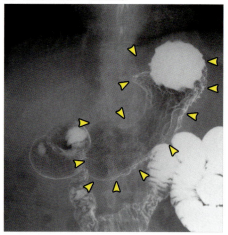
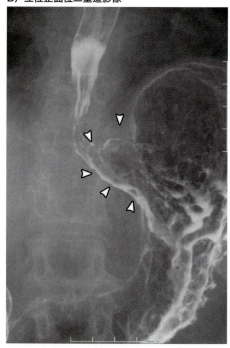

図2 ● 上部消化管造影検査

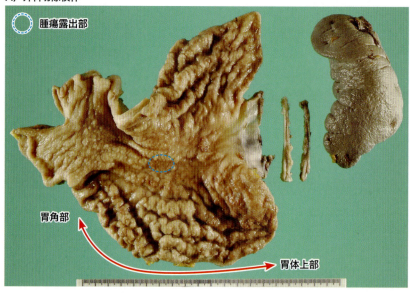

（図3：次ページへ続く）

B）病理組織像（HE染色，腫瘍露出部）

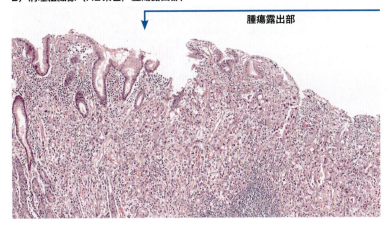

C）病理組織像（HE染色，腫瘍非露出部）

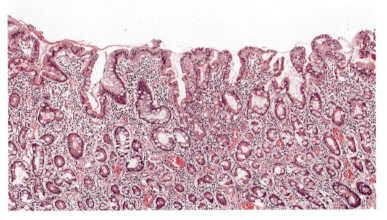

図3 ● 手術切除検体と病理組織像

最終診断 Type 4, 185×150 mm, por 2 ＞ sig, pT4a(SE), sci, INFc, ly3, v1, pN3b(24/63), pPM0(11 mm), pDM0(41 mm), M1CY1, Stage Ⅳ

文献
1) 浜田　勉：スキルス胃癌と鑑別を要する形態所見からみて．胃と腸，45：418-421，2010

第2章 胃のIEE観察

3 治療適応の診断ロジックとプロセス

阿部孝広，加藤正之

> **ポイント**
> ① まずは，内視鏡治療の適応病変を判断する
> ② 胃癌病変に対し深達度診断，範囲診断を行い，内視鏡治療が可能か判断する
> ③ 内視鏡治療を行った病変が治癒切除できたか確認する

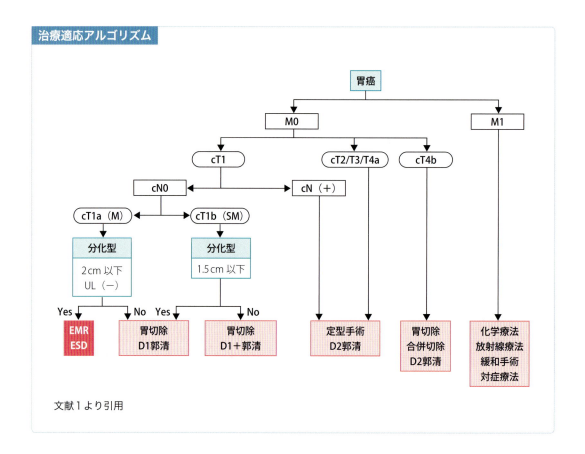

治療適応アルゴリズム

文献1より引用

診断ロジック 1　内視鏡治療の適応となる病変

内視鏡治療の選択は，治療適応アルゴリズムに記載のEMR，ESDと記載されている左端の部位になるが，詳細については以下の適応病変，適応拡大病変に準ずる．

・内視鏡治療の**絶対適応病変**は，2 cm以下の肉眼的粘膜内癌（cT1a）と診断される分化型癌であ

表1 ● 外科切除例からみた早期胃癌のリンパ節転移頻度

深達度	潰瘍	分化型		未分化型		脈管侵襲
		≦2 cm	>2 cm	≦2 cm	>2 cm	
M	UL（−）	0％（0/437）	0％（0/493）	0％（0/310）	2.8％（6/214）	ly0,v0
		0〜0.7％	0〜0.6％	0〜0.96％	1.0〜6.0％	
		≦3 cm	>3 cm	≦2 cm	>2 cm	
	UL（＋）	0％（0/488）	3.0％（7/230）	2.9％（8/271）	5.9％（44/743）	
		0〜0.6％	1.2〜6.2％	1.2〜5.7％	4.3〜7.9％	
		≦3 cm	>3 cm			
SM1		0％（0/145）	2.6％（2/78）	10.6％（9/85）		
		0〜2.6％	0.3〜9.0％	5.0〜19.2％		

上段：リンパ節転移率，下段：95％信頼区間
■：内視鏡治療の絶対適応病変，□：内視鏡治療の適応拡大病変
■：内視鏡治療の適応拡大治癒切除病変（著者により追加）
文献2より引用

る．肉眼型は問わないが，UL（−）に限るとされている
- 内視鏡治療の**適応拡大病変**としては，①2 cmを超えるUL（−）の分化型cT1a，②3 cm以下のUL（＋）の分化型cT1a，③2 cm以下のUL（−）の未分化型cT1a，かつ，脈管侵襲（ly, v）がない場合には，リンパ節転移の危険性がきわめて低く（表1），適応を拡大してよい可能性があるとされている

しかし，適応拡大病変に対するESDにはまだ十分なエビデンスがなく，慎重に試みられるべき治療法であることを再認識する必要がある．

Point
- ESD技術の発達により適応拡大病変の範囲は広がった．しかし局所治療であるESDはリンパ節転移がないことが前提となる
- 表1のようにガイドライン上での絶対適応病変，適応拡大病変に分類される場合はリンパ節転移の可能性は非常に低い．適応拡大治癒病変においてもリンパ節転移の可能性は低い
- しかし，どの病変においてもリンパ節転移の可能性が0ではないため，治療後は定期的な経過観察が必要である

診断ロジック 2　切除可能な状態かを判断する

内視鏡治療を行うにあたっては，適応拡大病変も含めて切除可能かを判断することがポイントである．

内視鏡治療を行うまでの術前検査フローチャートを図1に示した．

前提として，内視鏡治療を行える全身状態かどうかを確認する．さらに**抗血栓薬の中止が可能である**か（抗血栓薬中止に関しては「消化器内視鏡診療ガイドライン」[3]を参考にする），他疾患の有無，**年齢**なども考慮する必要がある．以下に治療までの流れを概説する．

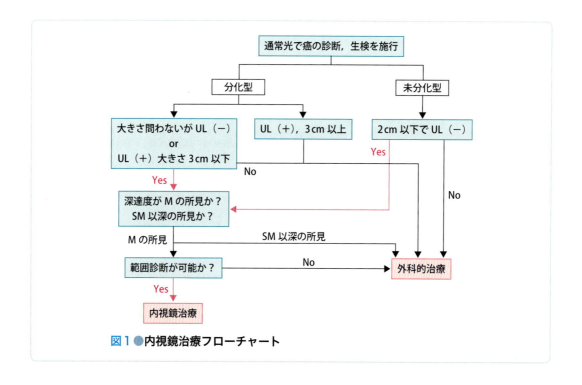

図1 ● 内視鏡治療フローチャート

① まず腫瘍性病変を疑った場合，分化型であるか，未分化型であるかを内視鏡的に予想し，組織採取を行う（抗血小板薬，抗凝固薬の内服の確認を行う）．
② 深達度予測を行う：早期胃癌はM癌・SM癌を鑑別することにより，内視鏡的な切除が行えるか，外科的切除になるか変わるため，術前の評価において深達度診断は重要である（深達度診断では肉眼所見に加え，補助的にEUSを行うこともある）．
③ 範囲診断を行う：分化型のM癌であっても，**範囲診断が不可能であれば内視鏡治療を行うことは困難**である．外科的切除においても範囲診断は切除ラインを決定するにあたり，必要不可欠である．範囲診断を誤ると切除断端が陽性となり再発や追加切除が必要となってしまうこともある．逆に範囲を大きくとれば過大手術となり患者，術者への負担が増大する．早期胃癌の範囲診断においては萎縮性胃炎，胃潰瘍瘢痕や腸上皮化生などがベースに存在し診断が困難となる例があり，**色素内視鏡（インジゴカルミン撒布）やNBI観察を行う**．

> **Pitfall** 適応拡大病変の影響で早期胃癌に対するESD治療は増えている現状がある．しかし，部位，病変の大きさ，線維化の影響など手技に難渋する可能性もある．術者の技量を考え治療が可能かどうかという点も，治療を行ううえで重要な点である．

診断ロジック3　通常光→色素撒布→NBI拡大観察→EUSの順で診断

図2は早期胃癌0-Ⅱc SM2浸潤症例における内視鏡像である．通常光で腫瘍はヒダの集中を認め，病変の色調は発赤が強い（図2A，B）．ここである程度の深達度を予想する．次にNBI拡大観察を行い，病変の範囲，異常血管を確認し組織像も予想する．今回の症例ではcorkscrew patternの異

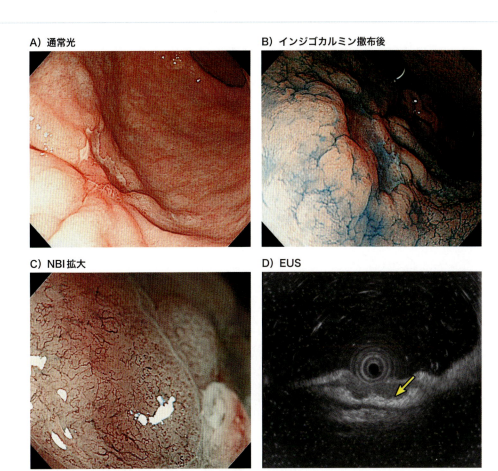

図2● 早期胃癌（0–Ⅱc病変）の深達度診断
A) 胃体下部大彎に20×20 mmの発赤調のヒダの集中を伴う陥凹性病変があり，周囲との境界は明瞭である．
B) 病変部と非病変部との境界が明瞭になり陥凹型の早期胃癌（0–Ⅱc）が疑われる．
C) 粘膜微細模様が消失し，微小血管は拡張・蛇行・口径不同・形状不均一で，血管同士の結合が疎な不規則な縮緬状の毛細血管模様（corkscrew pattern）が観察される．
D) 高周波細径プローブ（20 MHz）による超音波内視鏡所見である．胃壁は5層構造を呈しており腫瘍（⇒）の一部は第3層への突出および第3層の途絶を認めた．
胃壁全層は5層に描出されている．腫瘍は全体に不均一な低エコー像を呈しており，第3層は下に凸に圧排されており，腫瘍自体の厚みも目立つ．粘膜下層深層への浸潤を疑う所見である．

常血管を認めたため，未分化型胃癌であることが予想された（図2C）．EUS像では腫瘍は第3層への圧排像を呈し，粘膜下層浸潤をきたしている可能性を考えた（図2D）．

　外科手術が施行され，病理組織学的結果はpoorly differentiated adenocarcinoma，腫瘍の大きさ13×12 mm，深達度SM2（1,500 μm），ly0，v0であった．また，所属リンパ節に転移の所見は認めなかった．

症例 ① 通常光，色素撒布では範囲診断が困難で，NBI弱拡大で範囲診断可能であった症例

背景粘膜に萎縮，腸上皮化成が存在し通常光，インジゴカルミン撒布では範囲診断が困難だった（図3A，B）．NBI弱拡大で微小粘膜模様の色調，形態の違いでdemarcation lineを追うことができ，範囲診断を行うことができた（図3C）．

ESDを施行し，組織結果はtub1，M，ly(−)，v(−)，HM0，VM0だった．

A) 通常光

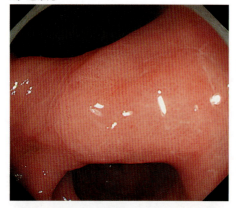

B) インジゴカルミン撒布後

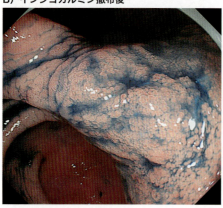
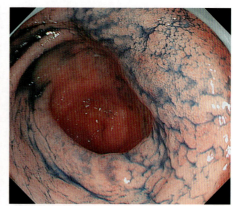

C) NBI弱拡大

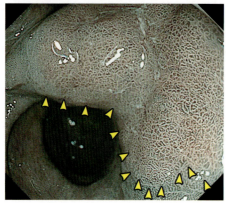
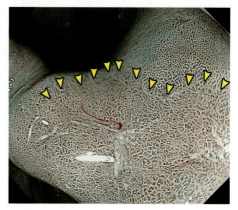

図3 ● 早期胃癌（0-Ⅱa＋Ⅱc病変）の範囲診断
A) 胃角部小彎後壁側に発赤を伴う同色調の隆起性病変を認め，中心部に陥凹を伴っている．病変の境界はやや不明瞭である．
B) 色素により凹凸のコントラストはついたが病変と非病変部の境界は不明瞭だった．
C) 微小粘膜模様の形態変化，色調の変化（やや褐色調）が認められ，demarcation line（▷）を追うことができる．

4 治癒切除ができたかどうかの確認を行う

内視鏡治療を行った後に治癒切除ができていたかの確認は，治療後の方針において非常に重要である．図4にESD後の治療方針アルゴリズムを示した．

◆ **治癒切除**

腫瘍が一括切除され，腫瘍径が2 cm以下，分化型癌で，深達度がpT1a, HM0, VM0, ly（−），v（−）であること．これらがすべて満たされた場合を治癒切除とし，追加の治療は行わない．

◆ **適応拡大治癒切除**

一括切除が施行され，切除標本が，①2 cmを超えるUL（−）の分化型pT1a, ②3 cm以下のUL（+）の分化型pT1a, ③2 cm以下のUL（−）未分化型pT1a, ④3 cm以下の分化型かつ深達度がpT1b（SM1）（粘膜筋板から500μm未満），のいずれかであり，かつHM0, VM0, ly（−），v（−）であった場合を**適応拡大治癒切除**とする．

ただし，前述のうち未分化型成分が混在する分化型癌症例に関してのエビデンスはいまだ十分とはいえず，当面，以下の症例は非治癒切除として扱い，**追加外科切除**とする．
・①で，未分化型成分が長径で2 cmを超えるもの
・④でSM浸潤部に未分化型成分があるもの

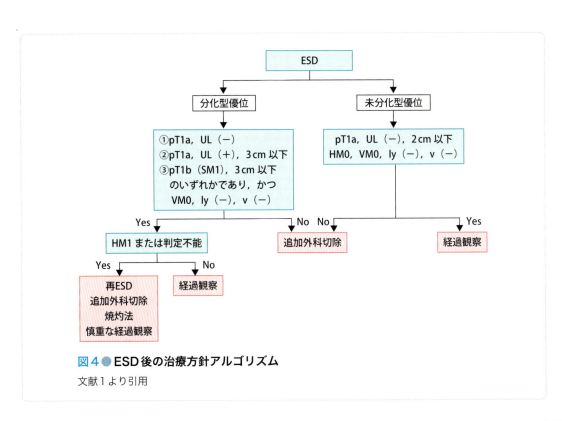

図4 ● ESD後の治療方針アルゴリズム
文献1より引用

なお「胃癌治療ガイドライン 第4版」(2014年) より，②で未分化型成分を有するものについては，**分化型優位**であれば転移リスクは低いと考え，**適応拡大治癒切除**となっている．

いずれにしても，内視鏡治療後は再発や他病変の出現がないか定期的な内視鏡観察を行う必要がある．また慢性胃炎（萎縮性胃炎）が併発していることが多く，ピロリ感染の有無の検査，陽性であれば除菌を行っていくことも必要である．

おわりに

早期胃癌の治療適応・治療後方針について述べた．内視鏡治療適応病変が多くなり，ESD件数も年々上昇傾向である．適応病変の見極めと術後の定期観察が重要である．

文献
1) 「胃癌治療ガイドライン 医師用第4版」(日本胃癌学会/編)，金原出版，2014
2) 「胃癌治療ガイドライン 医師用第3版」(日本胃癌学会/編)，金原出版，2010
3) 藤本一眞，他：抗血栓薬服用者に対する消化器内視鏡診療ガイドライン．日本消化器内視鏡学会雑誌，2075-2102，2012

第2章 胃のIEE観察

検査レポートの書き方

野中 哲

> **ポイント**
> ①検査レポートでは「検査目的に対する答えを記載する」ことが最も大切なことである
> ②IEEの所見は検査レポートの一部であり，それらを述べる前に基本的な事項を言及する必要がある
> ③生検についての記載でエラーが起こりやすいので，個数，順序を正確に記すよう注意する
> ④担当科によって検査目的（求める情報）が異なってくることに留意すべきである

1. 一般的事項

◆ 検査レポートの目的

　検査レポートは医療者間における情報共有のために作成されており，自分だけしかわからない・解読できないなどというレポートは全く意味がない．紹介状に添付する頻度も高く，また，正式な公文書でもあるということをはっきりと認識する必要がある．病変の部位・大きさなどの記載もなく，「単に胃癌があるのでよろしくお願いします」という紹介状も稀に存在するが，適切な情報伝達が行われないと患者側に不利益（検査回数や生検回数の増加，部位や病変の誤認など）が生じる可能性がある．

◆ 記載すべきIEEの所見

　IEEの所見は検査レポートの一部であり，それらを述べる前に基本的な事項を言及する必要がある．すなわち，**背景胃粘膜の状態（萎縮の有無・程度，粘液性状）**，異常所見があるのならそれは**良性疾患なのか悪性疾患を疑わせるものなのか**，**部位，大きさ**，悪性疾患であれば**深達度と範囲，単発／多発**，さらには**治療適応や今後の方針・フォローのタイミング**なども記載することがある．また，**鎮静薬**を使用した場合は，その際の状況（咽頭反射・むせ込み・ゲップ・体動の有無および程度）を簡潔に記載すると，次回の検査時に非常に参考になる．鎮静薬の投与量も，単にtotalの量ではなく，**導入時のボーラスの投与量や維持量**を記載し，検査中に何回追加したなどの記載も，次回以降の鎮静において非常に有用な情報になる．

> 【記載例】
> ・ドルミカム® 3 mgを導入で使用，追加で2 mgを1回投与した場合→ドルミカム® 3 + 2 mg
> ・プロポフォールを導入時に20 mgを3回ボーラス投与し，シリンジポンプでの維持量を18 mL/時とした場合→ボーラス20 + 20 + 20 mg，維持量18 mL/時

2. 生検について

◆ 胃の生検は重要！

　IEEや内視鏡治療の進歩に伴い，食道・大腸・十二指腸においては生検の必要性と重要性が低下しているが，胃だけは現在においても別である．なぜなら，胃以外の消化管では，早期癌（表在癌）の範囲診断が困難なことはほとんどないためである．食道であればIEEおよびヨード染色にて明瞭に病変の範囲を描出することが可能であり，大腸や十二指腸は隆起性病変が多く，また陥凹性病変でも境界明瞭である．しかし，胃では範囲不明瞭な病変の頻度が高いこと，内視鏡観察では診断することが困難な病変（手つなぎ・横這い型，未腺の腺頸部伸展）が存在すること，治療方針（ESD適応）を決定するために組織型がきわめて重要であること，などから**病変および病変周囲からの生検が必須**である．小さな病変であれば，癌陰性を確認するための**周囲4点生検**が基本であるが，大きな病変になると，それ以上の生検が必要になることも多い．大腸とは異なり，胃では生検による瘢痕形成はほとんどなく，初回検査や治療前精査では既知の病変以外の気になる部位に対しても生検をためらう必要はない．

　そして，レポート作成において，最も間違えやすくかつ重大なのは，**生検した部位および順序**である．

◆ スケッチを作成する

　数個程度ならば，記憶にとどめておけるが，治療前精査などで5個以上となると検査終了後直ちに生検部位と順序を入れたスケッチを作成したほうがよい（後ろに外回りの人がいて，スケッチしながら順番も記載してくれるというような恵まれた施設は少ない）．正式な検査レポートとなると，添付する写真を選び，生検部位を詳細に図示し，診断を決定し，その所見を詳しく述べるという作業が待っている（図1〜3）．複雑な症例であるほど，その作成には時間を要するが，多忙な臨床現

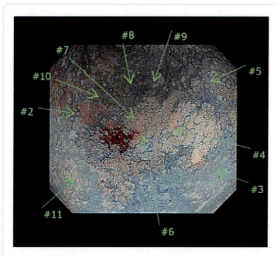

図1 ●検査レポートに添付した酢酸インジゴカルミン撒布像による生検の図示

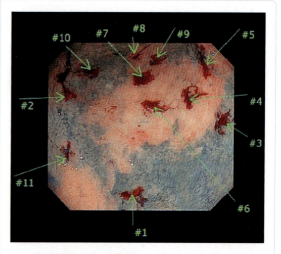

図2 ●生検後の内視鏡像
実際の生検ポイントの出血点を示すことでより正確な位置を示すことができる．生検終了後に十分水洗し，余分なコアグラを除去すると，生検部位が点状のコアグラ付着部として認識できる

場においてはレポートを完成させた後に次の検査に移行できることは必ずしも多くはない．どこからどのような順序で生検したかを手書きのスケッチで残さずに次の検査に移行すると，記憶が上書きされてしまい，部位や順序が曖昧になってしまうことがある．もし，生検の部位や順序が間違って記載されて，さらにその記載上では癌陰性と考えられている部位から癌陽性との結果である場合，再検査が必要となってしまうことがある．

つまり，内視鏡医の間違った記載のために，本来は不要であったはずの再検査を患者に強いることになり，そのような事態は当然であるが避けなければならない．全例を動画で記録しているような施設であれば，後で見直して訂正できるかもしれないが，やはりそのような恵まれた施設は少ない．筆者は，**生検個数が多くなる場合は，生検した直後の写真を各生検ごとに必ず残す**ようにしている（図4〜6）．この場合は，単なる生検の部位・順序を記録することのみを目的としているため，画像のクオリティは問わない．そうすれば，もし記載ミスをしたとしても，後から見直して，その部位と順序をおおまかには確認することができる．内視鏡検査におけるインシデントやエラーは生検に関連することが多いため，内視鏡医は細心の注意を払う必要がある．

```
【部位】胃-M
【診断】腫瘍-癌-胃癌
【所見】〈占居部位1〉M 〈〜〈占居部位2〉〉〜L 〈壁在性1〉大彎 〈サイズ（mm大）〉50 〈色
     調〉発赤調 〈肉眼型〉0-Ⅱc 〈〈肉眼型〉＋〉＋Ⅱa 〈UL〉UL（−）〈深達度〉M
★【検体】〈検体採取法〉   〈検体番号〉    〈検体コメント〉
     Biopsy          （1）         口側 nega
     Biopsy          （2）         前壁側 nega
     Biopsy          （3）         口側後壁側 nega
     Biopsy          （4）         後壁側の平坦隆起
     Biopsy          （5）         後壁側 nega
     Biopsy          （6）         発赤陥凹と平坦隆起の間
     Biopsy          （7）         病変内肛門側
     Biopsy          （8）         肛門側 nega
     Biopsy          （9）         肛門側（±）より
     Biopsy          （10）        肛門側前壁側 nega
     Biopsy          （11）        口側前壁側 nega
【コメント】注射なし
     萎縮境界の胃角部大彎に発赤調の陥凹があり，前回生検にて tub1 が検出され，ESD
     前範囲生検を施行．
     当初，インジゴ撒布までは発赤陥凹のみと考えていたが，NBI 観察では後壁側にやや
     周囲と性状の異なる領域を認めた．
     発赤陥凹は DL&IMSP が陽性であるが，DL は全周には認識できない．後壁側の領域
     も IMSP は陽性と思われる．
     酢酸インジゴでは後壁側の領域も色素をはじく領域として明瞭に描出される．
     同部位も病変範囲内と考え，周囲生検を施行した．
     深達度 M，UL−，tub1 であり，ESD 適応と考える．
```

図3● 実際のレポート

生検の個数と順序，それぞれの生検の意味を記載する．
DL：demarcation line, IMSP：irregular micro surface pattern

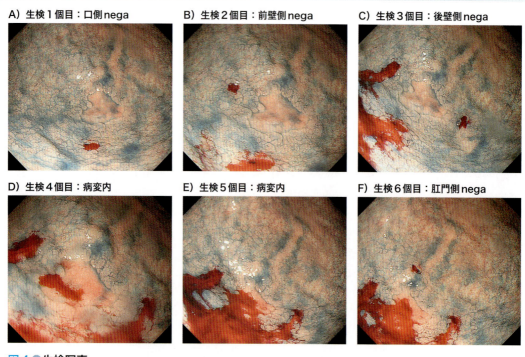

図4 ●生検写真

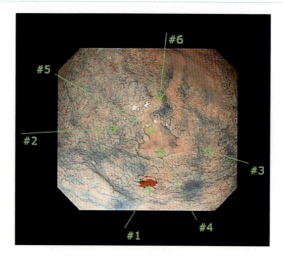

図5 ●検査レポートに添付したインジゴカルミン撒布像による生検の図示

3. 診療科によって求める情報は異なる

　当該患者を担当する医師が内視鏡医なのか，外科医なのか，腫瘍内科医なのか，などの担当科によって検査目的（求める情報）が異なってくることに留意すべきである．なぜなら，外科医や腫瘍内科医は主に進行癌や内視鏡切除適応外のSM癌を相手にしており，NBIをはじめとするIEEの拡大内視鏡所見には関心がない．また，そのような進行した癌に対しての拡大内視鏡観察は有用でないことが多いため，自動的にIEEについてのコメントはないか，少なくなる．

```
【部位】胃-M
【診断】腫瘍-癌-胃癌
【所見】〈占拠部位1〉M 〈壁在性1〉大彎 〈サイズ（mm大）〉15 〈色調〉発赤調 〈肉眼型〉
       0-Ⅱc 〈UL〉UL（-）〈深達度〉M
★【検体】〈検体採取法〉    〈検体番号〉    〈検体コメント〉
         Biopsy          （1）           口側 nega
         Biopsy          （2）           前壁側 nega
         Biopsy          （3）           後壁側 nega
         Biopsy          （4）           病変内より
         Biopsy          （5）           病変内より
         Biopsy          （6）           肛門側 nega
【コメント】オピスタン®1A，ブスコパン®1A
           体下部大彎に境界明瞭な発赤調の陥凹性病変を認める．
           周囲粘膜と比較してやや深い陥凹として認識され，陥凹内隆起があるようにみえる
           （前医生検の影響の可能性もあり）．
           深達度は非常に悩ましいが，M＜SMと考える．EUSを追加する．
           メジャー測定では15mmと判断する．診断的ESDの可能性もある．
```

図6●実際のレポート
生検の個数と順序，それぞれの生検の意味を記載する

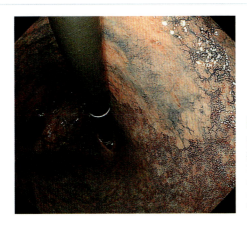

図7●病変から噴門までの距離を測定する

胃体中下部後壁小彎 0-Ⅱc M 60 mm sig.
病変口側辺縁から噴門まで約5 cmであり，スコープの5 cmごとの白線マーカーが確認できる．このとき，見下ろし観察で病変口側辺縁から噴門までスコープを抜去し，手元のスコープで長さを計測することも有用である．

　外科医が求める情報は，胃癌がどの部位にあって，深達度はどの程度か，どこまで伸展しているのかという基本的な情報に加え，病変口側辺縁から噴門までの距離（図7），病変肛門側辺縁から幽門輪までの距離，以前の潰瘍瘢痕やESD瘢痕などとの位置関係・距離，食道浸潤および十二指腸浸潤の有無・距離などが重要であり，これらの情報に基づき，術式が決定される．また，粘膜下で浸潤が目立つような病変では，粘膜面より筋層や漿膜における伸展範囲の方が広いこともしばしば経験する．切除断端陽性（いわゆる断ポジ）を防ぐためにも，胃壁深部での伸展の可能性を示唆することは重要であり，術中迅速病理診断が必要かどうかを外科医が判断する一助になる．

　また，腫瘍内科医が求める情報は，部位・深達度・範囲はもちろんであるが，前回検査との比較が最も重要である．内視鏡による評価は効果判定には使えないが，病勢または治療効果を判断する情報の1つにはなるため，不変・縮小・増大などのコメントはするべきである．

　さらに稀少疾患で生検による組織診断が難しい場合などでは，必要と思われる臨床情報も付記するとなおよい（MALTリンパ腫や他臓器からの転移性腫瘍など）．病理医と連携するようなイメージをもつことも大切である．

4. まとめ

　検査レポートでは「検査目的に対する答えを記載する」ことが最も大切なことである．内視鏡検査にはさまざまな目的・状況が考えられ，スクリーニング（検診），サーベイランス（治療後のフォロー），治療前精査，術前クリッピング（＋点墨），緊急検査（吐下血やほかの緊急を要する症状），緊急は要さないが何らかの症状に対する原因精査の検査，などに分けることができる．そのいずれにおいても目的があり，それに対する解答を提示することができれば，臨床現場におけるきわめて有用なレポートになる．早期胃癌の質的診断や範囲診断においてIEEは有用であるが，検査全体からみるとその有用性が適応される領域は広くはない．それを認識したうえで，適材適所で使用していくことがIEEを効果的に運用するコツである．

第3章

大腸のIEE観察

第3章 大腸のIEE観察

1 ここがポイント！観察の仕方
①病変発見まで

玉井尚人

> **ポイント**
> ①病変の色調や腸管内容液の影響など，IEEの基本特性を理解することが必須である
> ②挿入時よりも抜去時の観察が基本となるが，検査前に局在が判明している場合は必ず挿入時に観察を行う
> ③可能な限りメルクマールをとらえた画像を撮影する
> ④粘膜を洗浄する際は，微温湯を使う，ガスコン®を混ぜるなどの工夫を行う

1. IEEの基本特性を理解する

大腸病変のIEEを用いた的確な病変のdetectionのために，IEEの基本特性の理解は必須である．現在，大腸内視鏡観察は通常観察が基本であるが，NBIやAFI，BLI，LCIの特性を理解することにより病変検出能の向上が期待できる．

◆ 粘膜の色調変化に注意

NBI観察では腫瘍性病変は濃褐色～淡褐色調（図1C）に，鋸歯状病変は淡褐色～白色調（図2C）に観察されることが多く，AFI観察では腫瘍性病変はマゼンタ調（図1D）に，鋸歯状病変は緑色（周囲の粘膜と同色，図2D）に観察されることが多い．NBI・AFIを用いた病変の検出には，粘膜の色調変化に十分に注意しながら観察することが必要である（図1，2）．

◆ 腸管内容液は丁寧に吸引する

腸管内容液の貯留は通常観察のみならず，NBI・AFI観察時にも大きな妨げとなる．特に胆汁が多く混じる腸管内容液はNBI観察では赤褐色に視認され，AFI観察では腸管内容液がマゼンタ調に描出されるため，腫瘍性病変の検出に大きな影響を与える（図3）．NBI・AFIなどのIEEモダリティを用いて観察を行う際は挿入時に可能な限り腸管内容液を吸引し，抜去時にも残存した腸管内容液を丁寧に吸引しながらの観察が必要である．

2. 病変発見までの観察法

◆ 観察のタイミング

挿入は最小限の送気下で行われることが多く，視認できる粘膜の面積は自ずと少なくなる．そのため**大腸の観察は挿入時よりも抜去時が基本**となる．しかし，大腸病変が挿入時に検出された場合にはスコープと接触がない状態で観察できる唯一のチャンスである．早期大腸癌を疑う病変はもちろん，進行癌も挿入時に観察・撮影するよう心がけるのが肝要である．

特に早期大腸癌の場合，スコープとのcontactにより出血をきたした場合には正確な深達度診断が困難となる場合があるため，**適切な内視鏡的治療適応の判断には可能な限り挿入時での観察が望**

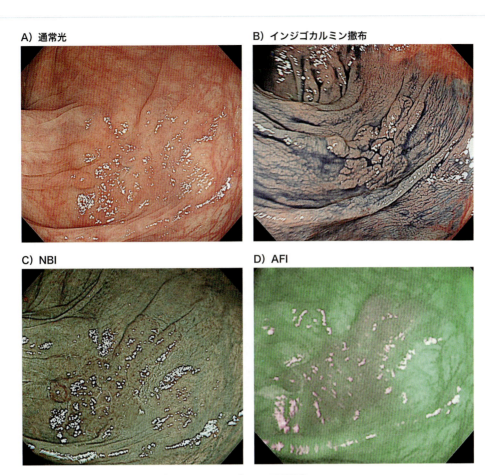

図1 ● 早期大腸癌 0-Ⅱa (LST-NG, Tis) のIEE観察
A) 通常観察では病変は周囲粘膜と同色調で，病変の検出および病変境界の同定は困難である．
B) インジゴカルミン撒布により，病変境界は明瞭に視認される．
C) NBI観察では病変は濃褐色に観察され，通常観察に比し，病変の検出，病変境界の同定が容易となる．
D) AFI観察では病変はマゼンタ調に観察され，病変は明瞭に視認される．

まれる．検査前に局在が判明している病変の質的・量的診断を行う際には，必ず挿入時に観察を行うことで，拡大観察による十分な診断が可能となる．NBI・AFI光はともにヘモグロビンに吸収されやすい波長であり，病変の診断・検出に大きな影響を与える．NBI・AFIともに出血には弱いモダリティであることを十分に理解したうえで，注意深く病変にアプローチすることが重要である．

◆ 観察の手順

NBI観察は鋸歯状病変の検出が，AFI観察は平坦病変の検出が，通常観察に対して優れる可能性が示唆されている．よって，通常観察を中心に，セグメントごとに適宜往復をくり返しながらNBI・AFI観察を行い，病変が検出された場合は色素観察に移行する観察法が病変の検出を目的としたIEEの現実的な活用法と考える．

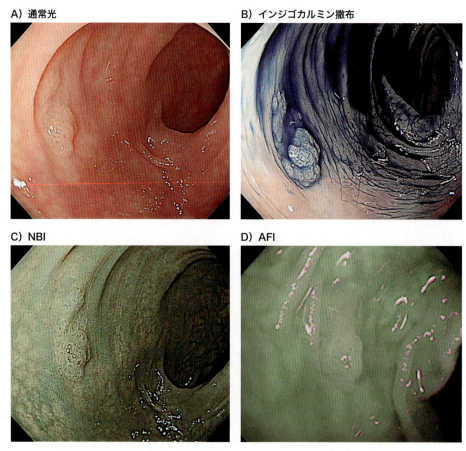

図2● 大腸鋸歯状病変（SSA/P）のIEE観察
A）通常観察では病変は褪色調に観察される．
B）インジゴカルミン撒布により病変境界は明瞭に視認される．
C）NBI観察では病変は淡褐色〜白色調に観察され，通常観察に比し，病変の検出，病変境界の同定が容易となる．
D）AFI観察では病変は緑色（周囲の粘膜と同色）に観察されるが，血管透見の消失に着目することで病変の同定が可能となる．

3. 撮影枚数

　下部消化器内視鏡検査の観察時に必須となる撮影部位は上部消化器内視鏡検査時より限られる．到達部位を示すメルクマールとしては**回腸末端，虫垂開口部，回盲弁**があり，これらの部位の撮影は到達部位を記録するうえで必須となる．その他，**上行結腸や直腸での反転観察**を行った際の撮影も必要である．メルクマールの少ない大腸において，漫然と病変を含まない像の撮影をすることに臨床的意義は少ないと考えられるが，炎症像を有する患者においてはその限りではなく，可能な限りメルクマールをとらえた画像を撮影するよう心がける．

A)通常光
B) NBI

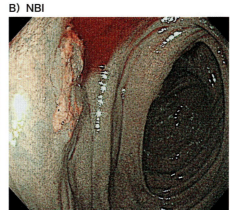

C) AFI

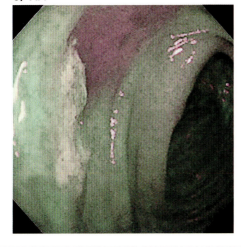

図3● 病変近傍の腸管内溶液
A) 通常観察では粘液の付着した病変近傍に腸管内溶液の貯留を認めるが，病変の視認に対する影響は少ない．
B，C) NBI観察では腸管内溶液は赤褐色に，AFI観察ではマゼンタ調に観察される．

4. 粘膜の洗浄の仕方

　大腸粘膜に付着する粘液や気泡などは当然，病変検出の妨げとなるため丁寧に洗浄し観察する必要がある．洗浄に冷水を用いると，刺激により腸管蠕動を惹起することが多いため，**微温湯**を用いることが望ましい．また，微温湯に少量の**ガスコン®を混ぜる**ことは効率的な気泡の除去や洗浄に伴う気泡の発生防止に有用である（微温湯500 mLにガスコン®2 mL程度）．また，洗浄時には重力を意識し，**重力と対側の腸管壁に送水する**ことで効率的な洗浄が可能となる．

第3章 大腸のIEE観察

1 ここがポイント！観察の仕方
②病変発見後

玉井尚人

> **ポイント**
> ①病変の出血を避けるために，まずは病変周囲に送水し，徐々に病変上へと近づいていく
> ②撮影の順番や反転観察のタイミングなどを考えて撮影を進める
> ③NT-tubeはスコープ先端と病変のcontactを防ぐことができる
> ④呼吸性変動が強い場合にも，NT-tubeが有効である

1. 病変の洗浄法

　病変の質的診断・量的診断には拡大内視鏡を用いた詳細な病変の観察が必要となる．また，NBIを用いたvessel pattern，surface patternの観察には出血をさせずに病変の拡大観察に移行する必要がある．観察にはまず，同定された病変の十分な洗浄が必要となるが，洗浄には出血の危険性を伴う．強固な粘液付着を伴う病変であっても，病変上に直接強送水を行うことは控え，**まずは病変周囲に送水**し，病変上の粘液除去を試みる．それでも粘液の除去が困難な場合は徐々に送水を病変上に移行し，送水圧は最低限にとどめる．その際には**プロナーゼ**や**微温湯**の使用が効果的なことがある．Non-traumatic tube（NT-tube）を用いた送水は，水圧の調整が通常のシリンジによる送水に比して容易であるため，洗浄時の予期せぬ出血防止に有効である．

2. 病変の観察法

　通常光で送気像・脱気像を含めて十分に観察を行った後，NBI観察を行う．NBI観察では，できるだけ病変とスコープのcontactがない状態（出血のない状態）で拡大観察に移行する必要がある．**遠景・中景・近景の順に撮影**し，拡大観察が最も必要と考えられる領域から順にNBI拡大観察を行い，質的・量的診断に最も重要な領域のNBI拡大観察が出血により不十分となることは絶対に避けなければならない．**出血が起こってしまった場合には，浸水下での拡大観察を行うことにより，出血の影響をより少なく抑えることが可能となる**（図1）．

　NBI拡大観察終了後，インジゴカルミン通常・拡大観察，クリスタルバイオレット拡大観察に移行するが，その際，病変とcontactすることなく反転観察を行える場合を除き，**病変の反転観察は通常，順視での十分な拡大観察を行った後に行う**．拡大観察では，拡大レバー操作後に焦点を合わせるためにスコープを病変に近づけると予期せず病変と接触し，出血をきたす可能性がある．病変との至適距離を確保した後に，拡大レバー操作により焦点を合わせることで無用な出血を防ぐことができる．

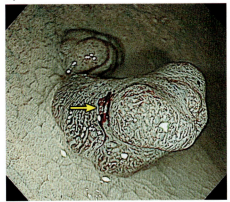 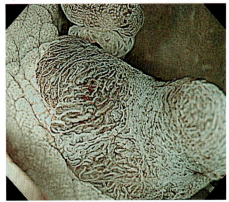

図1 ● 出血を伴う病変のNBI拡大観察

A) 送水により出血（→）をきたした病変のNBI像．血液を洗い流すために送水を行うと，さらに出血を助長させることがある．
B) 浸水下での観察により血液が水中に拡散するため，出血の影響を最小限にした拡大観察が可能となる．また，浸水下では焦点深度が深くなり，拡大観察が容易となるメリットを併せもつ．

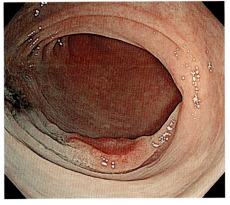 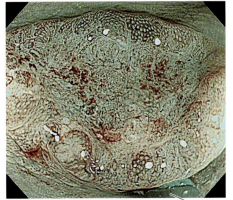

図2 ● 接線方向に位置する病変のNBI拡大観察

A) 接線方向に位置する病変の通常観察像．安易に病変上にスコープで近づき拡大観察に移行すると，スコープ先端と病変とのcontactにより出血をきたすことが多い．
B) NT-tubeを用いて病変肛門側の通常粘膜に押し当てることで，病変が正面視され，病変全体のNBI拡大観察が可能となる．

　NT-tubeは病変のIEE観察に非常に有用である．接線方向の病変や彎曲部の病変は全体像の観察が困難であり，スコープとの接触により出血をきたすことも多い．NT-tubeの先端の球状部分を病変周囲粘膜に押し当てることで，病変全体の拡大観察が可能となり，スコープ先端と病変のcontactを防ぐことができる（図2）．加えて，**呼吸性変動が強い場合には病変とスコープ先端の距離を固定することが可能となり**，IEEによる拡大観察に非常に有用である（図3）．

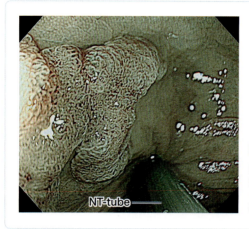

図3● 呼吸性変動が強い場合のNBI拡大観察
NT-tubeを病変周囲粘膜に押し当てることで,スコープと病変の距離が固定される.呼吸性変動が強い場合でも,押し出したNT-tubeの長さを微調整することによりNBI拡大観察時の焦点を合わせることが可能となる.

第3章 大腸のIEE観察

2 腫瘍・非腫瘍の鑑別診断
①診断ロジックとプロセス

山田真善

> **ポイント**
> ①観察は，通常観察→NBI観察→NBI拡大観察の順で行う
> ②腫瘍性病変におけるNBI拡大観察ではvessel patternとして拡張した毛細血管が観察される
> ③血管を通して観察される粘膜模様をsurface patternとして評価する
> ④非腫瘍性病変ではvessel patternは基本的に認識されず，surface patternとしてwhite spotあるいはdark spotが観察される
> ⑤SSA/PのNBI拡大観察では病変表面の拡張蛇行血管と大小不同のdark spotが特徴的である

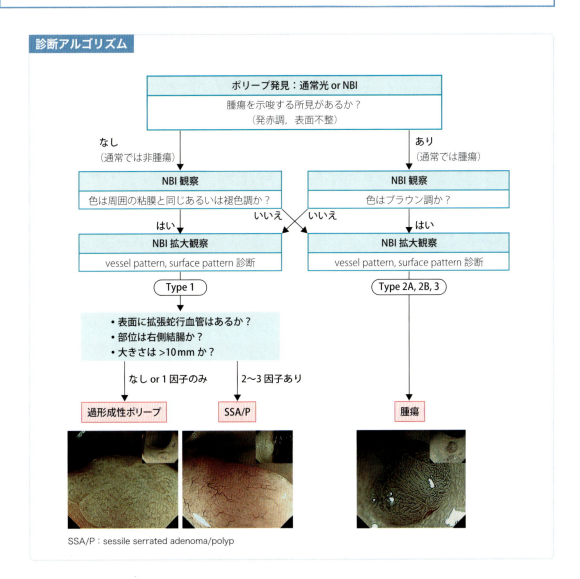

SSA/P：sessile serrated adenoma/polyp

診断ロジック 1　通常光→NBI→NBI拡大の順に診断する

◆ 通常観察

図1は下部直腸に認められた6 mm大の腺腫性ポリープの内視鏡像である．**通常観察で腫瘍性病変は基本的に発赤調の病変として認識される**（図1A）．管腔側に突出したポリープ状の形態であれば発見するのは容易であるが，特に**右側結腸**では非顆粒型側方発育型腫瘍に代表される**平坦・陥凹型腫瘍にも注意が必要**である．

> **memo**　近年，オリンパス社からEVIS LUCERA ELITEという新システムが導入され，NBIの明るさが改善し，自家蛍光内視鏡（auto fluorescence imaging：AFI）の快適性が向上した．また富士フイルム社からはLASEREOという短波長レーザー光を使用した新システムが導入され，Blue LASER Imaging（BLI）により血管や表面構造においてコントラストの高い画像が得られるようになった．これらの画像強調内視鏡により平坦・陥凹性腫瘍の発見が向上することを期待したい．

◆ NBI観察

NBI観察において腫瘍性病変は**周囲の粘膜よりブラウン調に観察される**（図1B）．NBI拡大観察においてvessel patternをみると，**拡張した微小血管が規則正しく網目状**に観察される．**血管密度**の分布は病変内で**均一**であり，血管に口径不同は認められない（図1C）．したがってJNET分類Type 2Aの所見である．

次にsurface patternをみると，画面の中央では血管の間に**薄暗い構造物**が認識され，管状に延長している（図1C ➡）．また，接線方向に観察される部位では管状に延長した**白色調の構造物**が規則正しく認められる（図1C ○）．Surface patternもJNET分類Type 2Aの所見であり，したがって**管状腺腫**であることが容易に診断できる．

> **Point**　インジゴカルミンはJNET分類 Type 2と診断したとき，あるいはTypeに関係なく診断に確信がもてないときに撒布する．

診断ロジック 2　NBI拡大観察時のvessel/surface patternから組織像を予想する

図1D，EにEMRにて摘除された検体の病理像を示す．

比較的大きな異型腺管が比較的規則正しい配列で認められる（図1D）．異型腺管を構成する細胞は高円柱状の細胞からなり，管状腺腫（低異型度）と診断された（図1E）．これらの**異型腺管が大型で比較的規則正しい配列**であることは，内視鏡所見におけるvessel patternの**網目状模様**，surface patternの**管状模様**と一致する．網目状の血管模様は腫瘍腺管をとり囲む間質の拡張した毛細血管を反映するとされ，異型腺管の構造異型が増し，その結果，腺管の大小不同や不規則な配列，密度の上昇に伴って網目状の血管模様は崩れ，surface patternは不整となる．

このように，NBI拡大観察によって組織像をある程度予想することが可能であり，特に，典型的な所見が観察される場合には自信をもって即座に内視鏡的に診断を下し，最適な治療につなげられることがNBI拡大観察の魅力である．

A) 通常光

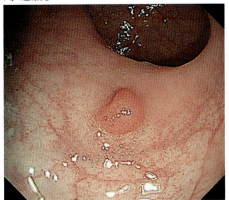

B) NBI 非拡大

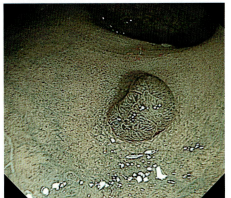

C) NBI 拡大

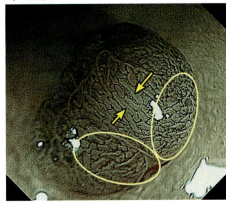

D) HE 染色

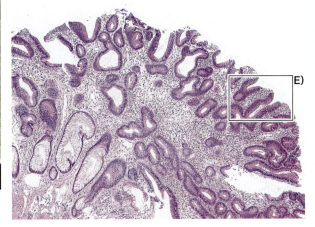

E) HE 染色（拡大）

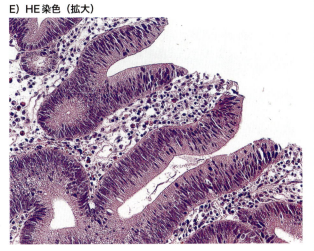

図1 ● 腫瘍（腺腫）の観察所見

A) 6 mm大の発赤調のポリープが下部直腸に認められる．
B) ポリープはブラウン調に観察される．
C) 網目状を呈する拡張血管と，管状に伸展したスリット状のsurface pattern（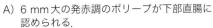）が認められる．接線方向では白色調のsurface patternが規則正しく観察される（〇）．JNET分類 Type 2Aと診断した．
D) 比較的大型の異型腺管の増生を認める．
E) 管状腺腫（低異型）の像であり，内視鏡所見と一致する．

症例 1　腫瘍（腺腫内癌）症例の診断例

◆ 通常観察

通常観察にて発赤調の平坦隆起性病変がS状結腸に認められる（図2A）．表面に分葉模様は認められず，中心が一段高く隆起している．

◆ NBI観察

NBI観察で病変はブラウン調に観察され，一段高くなった部位では基部と比べて褪色調に観察される（図2B）．NBI拡大観察では，一段高くなった部位で認められる血管は口径不同や途絶，配列の乱れが認められ，いわゆる網目状の血管模様は破壊されている（図2C）．また，不整なsurface patternが観察される．一方，基部では若干の乱れはあるが，網目模の血管模様は保たれており，比較的規則正しいsurface patternも認識される（図2C〇）．したがって病変の中心部はJNET分類Type 2B，基部はJNET分類Type 2Aと診断した．

◆ インジゴカルミン撒布観察

インジゴカルミン撒布による拡大観察では，JNET分類Type 2Aと診断した部位にはⅢ_L型pit patternが認められ（図2D→），Type 2Bと診断した部位にはⅢ_L型pit patternに加えⅢ_S型pit patternの混在が認められる（図2D▶）．

◆ 病理組織像

図2E，Fに切除した検体のHE染色標本を示す．病変の基部では比較的大きな異型腺癌が認められるが（図2E〇），中心では小型の異型腺管が密に認められる（図2E）．この小型腺管を形成する細胞はNC比が高く，腺腫内癌と診断された（図2F）．このように腺管密度の違い，大きさの違いがあったため，図2C，Dのような内視鏡像の違いとして観察されたと考えられる．

症例 2　非腫瘍（過形成性ポリープ）症例の診断例

◆ 通常観察

S状結腸に6 mm大の隆起性病変が認められる．通常観察にて病変は周囲の粘膜と同色調あるいはやや褪色調に観察され，表面はおおむね平滑である（図3A）．

◆ NBI観察・インジゴカルミン撒布観察

NBI観察では血管はほとんど観察されず，わずかに認識可能な血管は背景粘膜に観察される血管と同等であり，血管所見としては捉えられない（図3B）．Surface patternでは明らかなwhite spotやdark spotは認識されない（図3C）．以上よりJNET分類Type 1と診断した．
インジゴカルミン撒布による拡大観察では星芒状pit patternが観察され，過形成性ポリープと診断した（図3D）．

> **memo**
> ・white spot：NBI拡大観察時に病変表面に観察される，スリット状の小さく均一な小白点
> ・dark spot　：NBI拡大観察時に病変表面に観察される，小円状の黒点

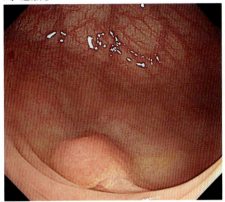
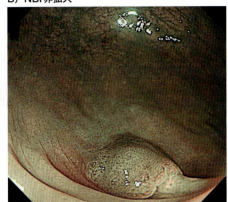
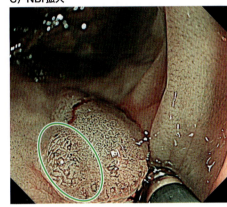
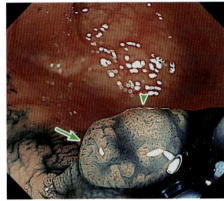
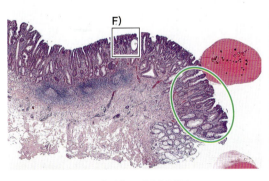
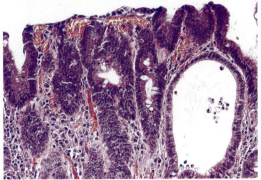

図2● 腫瘍（腺腫内癌）の観察所見

A) 中心がやや一段高い平坦隆起性病変がS状結腸に認められる．
B) 病変はブラウン調に観察される．
C) 病変の頂部と基部（◯）で異なったvessel patternとsurface patternが観察される．頂部でJNET分類 Type 2Bと診断した．
D) 頂部では基部より小さなpit patternが観察される．
E) 病変の基部（◯）では比較的大きな腫瘍腺管が観察される．
F) 病変の中心では比較的小さな腫瘍腺管が密に増生しており，内視鏡所見を裏付けていると考えられる．

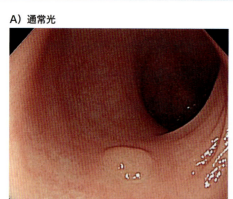

図3 ● 非腫瘍（過形成性ポリープ）の観察所見

A）背景粘膜と同色調の平坦隆起性病変がS状結腸に認められる．
B）病変は背景粘膜より褪色調に観察される．
C）有意な血管は認識できない．JNET分類Type 1と診断した．
D）2型pit patternが観察される．
E）鋸歯像構造を呈するストレートな腺管が認められる．
F）陰窩底部での分枝や水平方向への変形は認められない．

◆ 病理組織像

　図3Eに生検検体のHE染色像を示す．鋸歯状を呈するストレートな腺管が認められる．ポリープ表面で腺管の内腔はやや拡張している．陰窩底部における分枝や水平方向への変形は伴わない（図3F）．

症例 3　SSA/P症例の診断例

◆ 通常観察

　通常観察にて盲腸に20 mm大の隆起性病変が認められる（図4A）．病変は周囲粘膜と同色調あるいは淡い発赤調を呈し，雲のような不整な形状を呈する．表面には洗浄にても除去しがたい**強固な粘液の付着**が認められる．SSA/Pでは粘液産生が増加しており，60％以上の病変に黄色い粘液の付着が観察されることが報告されている[1]．したがって，SSA/Pの発見率向上のためには，**黄色い付着物をみつけたときは洗浄してそのもとに平坦病変が隠れていないか確認する**ことがコツである．

◆ NBI観察

　おおよそ1/3の病変ではNBI観察にても境界が不明瞭であり，半月ヒダに類似することが知られているが，本症例の境界は明瞭に観察される（図4B）．NBI拡大観察では表面に**拡張蛇行した血管**が認められる（図4C→）．その周囲には開大したdark spotが認められる（図4C▶）．病変肛門側の観察でも大小不同に開大したdark spotが散見される（図4D）．

◆ 病理組織像

　図4EにEMRにて摘除された検体のHE染色像を提示する．**陰窩底部において分枝，水平方向の変形を伴う鋸歯状腺管**が認められ，内腔に豊富な粘液を有し陰窩の拡張を伴っていることからSSA/Pと診断された．軽度の細胞異型を伴う鋸歯状腺管が密に増生する部位では，その粘膜表層で間質の血管が豊富に認められる（図4F）．これは，NBI拡大観察にて認められた拡張蛇行血管を反映した所見と推測される．しかし，前述のごとくSSA/Pは組織学的に**陰窩底部において主な変化が認められる**病変であり，内視鏡的に表面から熱心に観察してもその変化を捉えるのは困難である．

　筆者らは自験例をもとに過形成性ポリープとSSA/Pを鑑別するNBI拡大観察所見を探索したところ，**表面に観察される拡張蛇行血管**が特徴的な所見であることが明らかになった[2]．また，統計学的に**病変部位（右側結腸）**と**病変サイズ10 mm以上**もSSA/Pに有意な所見として算出され，これらの3所見中，2つ以上の所見を有する場合に感度79％，特異度87％にてSSA/Pを診断できることを明らかにした．これらの結果は別のサンプルを用いた国内外の内視鏡医によるvalidation studyにて信頼性が確認された[2]．

　NBI拡大観察における開大したdark spotは開大Ⅱ型pit patternを反映していると考えられ，SSA/Pの病理組織学的診断基準の1つである**豊富な粘液により拡張した鋸歯状腺管の腺管開口部**を反映していると考えられる．したがって**開大したdark spotはSSA/Pに特徴的なもう1つの所見**と考えられる．実際にこの所見と拡張蛇行血管の両方を用いた場合，SSA/Pに対する特異度は88％と高く，これら2つの所見がSSA/Pの絞り込み診断に有用であることは疑う余地のないところである．ただし，開大したdark spotのSSA/Pに対する感度は45％と低かったことから，**開大Ⅱ型pit patternの有無を色素併用拡大内視鏡にて確認するべき**である．

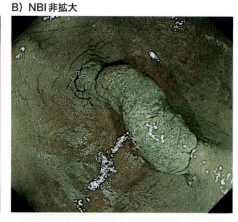
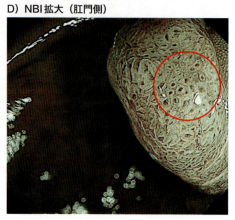
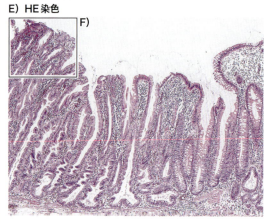
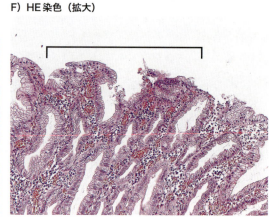

図4● SSA/Pの観察所見

A) 背景粘膜と同色調の隆起性病変が盲腸に認められる．
B) 病変は同色調に観察される．
C) 表面に拡張蛇行血管（→）と開大したdark spots（▶）が観察される．
D) 大小不同に開大したdark spotsが観察される．網目状の血管は観察されないのでJNET分類Type 1と診断した．
E) 陰窩底部で不規則に分枝，拡張する鋸歯状腺管が認められる．
F) 表層には血管密度の高い部位（▬）が観察される．

症例 4　腫瘍（TSA）症例の診断例

◆ 通常観察

通常観察にて下部直腸に発赤調で3mm大の隆起性病変が認められる（図5A）．典型的なポリープ形態を呈している．

◆ NBI観察・インジゴカルミン撒布観察

NBI観察で病変はブラウン調に観察される（図5B）．NBI拡大観察ではsurface patternの間の間質に相当する部位に小さな血管の著明な増生が認識される（図5C）．Surface patternでは環状ないしは脳回転状の白色調構造物が規則正しく配列し，その辺縁には小さく細かいギザギザとした不整が観察される．以上より，JNET分類Type 2Aと診断した（図5C）．インジゴカルミン撒布による拡大観察では，管状ないしは脳回転状のpit patternに細かいギザギザとした溝が観察され（**鋸歯状構造**），Ⅲ$_H$型pit patternと診断した（図5D）．

◆ 病理染色像

EMRによって摘除された検体のHE染色標本を図5Eに提示する．大型の鋸歯状構造を有する腫瘍腺管が認められ，間質は浮腫状である．腫瘍腺管内に小型の陰窩様構造が形成される（図5F →）．以上よりTSAと診断された．

NBI拡大観察で認められた**surface pattern辺縁のギザギザは鋸歯状構造を反映**していると考えられる．藤井らはこのⅣ型pit patternに鋸歯状構造を伴うものを**松毬状pit pattern（pinecone like，Ⅳ$_H$）**と命名し，TSA（traditional serrated adenoma：古典的鋸歯状腺腫）に特徴的であると報告している[3]．実際に，筆者らが当院で摘除された18例のTSAの内視鏡所見を遡及的に確認したところ，8例（44％）はⅢ$_H$型（羊歯状，シダ状），10例（56％）はⅣ$_H$型（松毬様）pit patternと診断されていた．TSAは発赤調のポリープ状病変でⅣ$_H$型あるいはⅢ$_H$型pit patternを呈す特徴を有しており，その内視鏡診断は比較的容易であると考えられる．

> **memo**《古典的鋸歯状腺腫》
> 鋸歯状構造を有しポリープ状の形態を呈する異形腺管で，好酸性細胞質と異所性陰窩を特徴とする．全ポリープの1％未満と頻度が低く，臨床的には直腸に好発し，発赤調を呈することが特徴である．

症例 5　非腫瘍（若年性ポリープ）症例の診断例

非腫瘍性病変のなかで時折に遭遇し，腫瘍性ポリープと一見だけでは間違えやすいのが若年性ポリープである．図6Aに通常観察像を示す．発赤調の8mm大の亜有茎性病変が横行結腸に認められる．表面には自然出血を伴っている．

◆ FICE観察

FICE拡大観察で病変は背景粘膜より褪色調に観察され，表面に背景粘膜と同色調の小斑が多数認められる（図6B）．病変の立ち上がり部は背景粘膜で覆われている．したがってJNET分類Type 1と診断した．

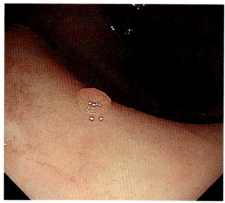
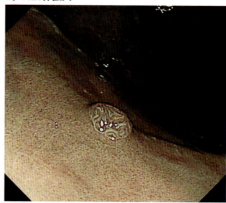
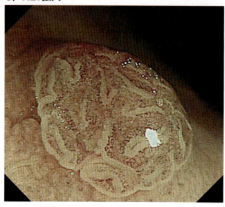
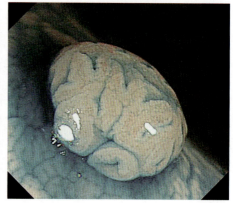
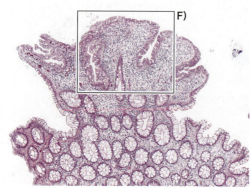
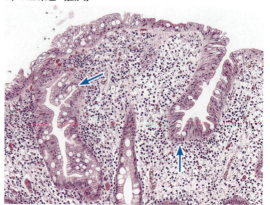

図5 ● 腫瘍（TSA）の観察所見

A）発赤調のポリープが下部直腸に認められる．
B）ポリープはブラウン調である．
C）surface pattern 間に細かい血管の増生が観察される．管状あるいは脳回転状の surface pattern が規則正しい配列で観察される．JNET 分類 Type 2A と診断した．
D）シダ状の pit pattern が認められる（Ⅲ$_H$型）．
E）大型の鋸歯状構造を有する腫瘍腺管が認められる．
F）腫瘍細胞は好酸性の細胞質を有し，一部に小型の陰窩様構造の形成が認められる（→）．

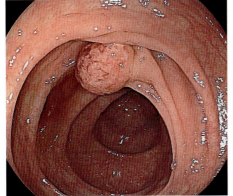
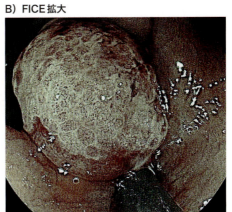
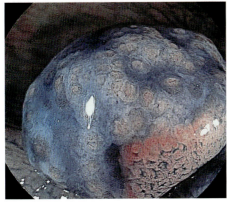
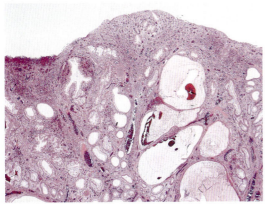

図6 ● 非腫瘍（若年性ポリープ）の観察所見

A) 発赤調のポリープが横行結腸に認められる．
B) 病変表面に背景粘膜と同色調の斑点が多数認められる．
C) 表面にはⅠ型 pit pattern が認められ，それらの間の粘膜模様は観察されない．
D, E) 囊胞状に拡張した異型のない腺管の増生が認められる．

◆ 色素内視鏡観察

　インジゴカルミン撒布併用拡大観察で多数のⅠ型 pit pattern が病変表面に認められ，それらの間に粘膜模様は観察されない．立ち上がり部の粘膜まで非腫瘍粘膜に覆われているが，明瞭な境界をもって**粘膜模様は消失する**（図6C）．クリスタルバイオレット染色による拡大観察にて同様の所見が確認される（図6D）．

◆ **病理組織像**

図6EにEMRにて切除した病変の病理組織像を示す．異型を伴わない囊胞状に拡張した腺管の増生が認められる．上皮は剥離し，間質は浮腫状である．したがって，内視鏡像にてⅠ型pit patternに観察された部位は拡張した異型のない腺管であり，その間に粘膜模様が認められなかった原因として上皮が剥がれ間質が露呈していたことがわかる．

このように**間質が露呈する場合の鑑別疾患として粘膜下層浸潤癌**があげられるが，**若年性ポリープの場合**はそのなかにⅠ型pit patternが観察されるため，この所見さえ知っておけば画像強調内視鏡のみでも鑑別は可能である．

文献

1) Tadepalli US, et al：A morphologic analysis of sessile serrated polyps observed during routine colonoscopy (with video)．Gastrointest Endosc, 74：1360-1368, 2011
2) Yamada M, et al：Investigating endoscopic features of sessile serrated adenomas/polyps by using narrow-band imaging with optical magnification. Gastrointest Endosc, 82：108-117, 2015
3) 藤井隆広，藤盛孝博：10mm以上鋸歯状病変の内視鏡診断-LHPとSSA/Pは同一病変か？ 胃と腸, 46：449-457, 2011

第3章 大腸のIEE観察

2 腫瘍・非腫瘍の鑑別診断
②症例 -Case 1

猪又寛子，玉井尚人

Case 1

【患　者】60歳代，男性
【現病歴】検診での直腸診で肛門ポリープが疑われたため，大腸内視鏡検査を施行した．その結果，S状結腸に腫瘍性病変を指摘され，加療目的で当院に紹介となった．

1. 観察時の注意点

　大腸内視鏡検査で発見される病変で最も多いのが腺腫である．通常観察でも病変の形態・色調・進展性の確認を行い，画像強調内視鏡での観察を組合わせて，腺腫内癌との鑑別ができるよう注意深く観察する必要がある．

2. 所見のとり方

　通常観察ではやや発赤調の隆起性病変として確認される（図1A）．インジゴカルミン撒布では病変内に一部隆起を伴い（図1B 〇），NBI拡大観察で軽度拡張した血管を認めるが，vessel patternは均一であり，surface patternも整であることからJNET分類のType 2A相当である（図1C）．クリスタルバイオレット染色では，Ⅲ$_S$型（図1D 〇），Ⅲ$_L$型pit pattern（図1B, D 〇）が観察されるのみでⅤ型pit patternは認めない（図1D）．以上より腺腫と診断した．

《この症例のポイント》
① vessel patternは均一，surface patternは整であることから腺腫の診断が可能
② pit patternはⅢ$_S$型主体で，隆起部にⅢ$_L$型pit patternを認める

内視鏡診断 腺腫（低異型度管状腺腫）

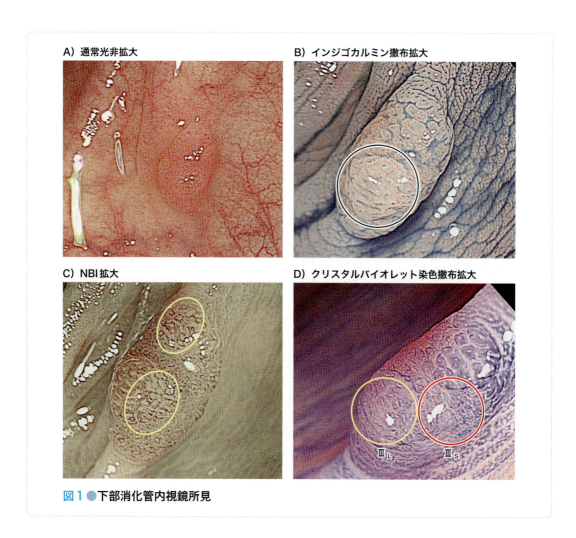

A） 通常光非拡大
B） インジゴカルミン撒布拡大
C） NBI拡大
D） クリスタルバイオレット染色撒布拡大

図1 ● 下部消化管内視鏡所見

3. 病理診断

　図2A，B上の➡方向へ切り出しを行った．ルーペ像（図2C）では◆▶の範囲が腺腫である．腫瘍辺縁部よりも隆起部で腫瘍腺管が密在しているが，腫瘍細胞の核は楕円形で腺管基底側に位置し，細胞異型も軽度である（図2D）．

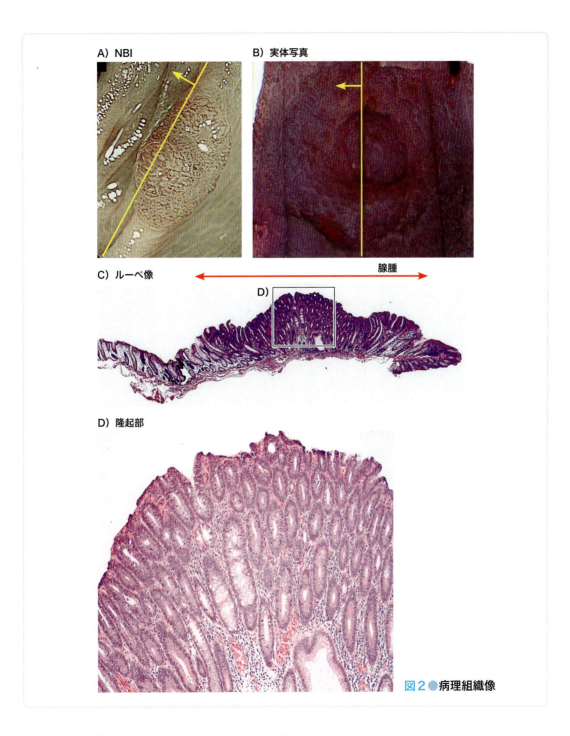

図2 病理組織像

最終診断 Tubular adenoma, Low grade

第3章 大腸のIEE観察

2 腫瘍・非腫瘍の鑑別診断
②症例-Case 2

関口雅則，山田真善

Case 2

【患　者】60歳代，男性
【現病歴】便潜血検査陽性のため施行した大腸内視鏡検査で，S状結腸に20 mm大の隆起性病変を指摘された．治療の目的で当院に紹介となった．

1. 観察時の注意点

　隆起型病変を発見した際は，**ヒダの引きつれ**や**粗大結節**，**明瞭な陥凹**などSM浸潤を示唆する所見がないか，また辺縁にいわゆるスカート所見と言い表されるⅡb様伸展など平坦病変が連続して広がっていないかを確認することが重要である．
　また，NBI拡大観察・クリスタルバイオレット染色（CV）拡大観察は，腫瘍・非腫瘍の鑑別のみでなく深達度診断にも有用である．しかし，拡大観察時にスコープが接触し，いったん**出血**させてしまうとその後の観察が困難となってしまうので注意が必要である．スコープの不用意な接触を防ぐため，撮影後は**すぐに病変から離れる**などの工夫を要する．

《観察時のポイント》
①隆起性病変ではヒダの引きつれ，粗大結節，明瞭な陥凹や連続する平坦病変の有無に注意する
②体位変換やnon-traumatic tubeの使用が病変の詳細な観察に有用である
③拡大観察時にはスコープ接触による出血を予防するため，ゆっくりと病変に近づく．まず低い拡大倍率で全体をすばやく観察し，所見のある部位を順次，高倍率で拡大観察していく．また，撮影後にいったん病変から離れることで不用意な出血を防ぐことができる

2. 所見のとり方

◆ 通常観察（図1）
　S状結腸に20 mm大の管腔側に突出した隆起性病変を認める．病変の頂部には10 mm大の発赤した**結節**（⇨）を伴っている．結節の**表面は平滑**で，拡張した微小血管が多数観察される．また，結節と**連続して平坦な病変**が広がっており，周囲の粘膜との境界は不明瞭である．この平坦部には

広範囲に白斑が認められ，背景の血管透見は消失している．

◆ NBI非拡大観察（図2A）

結節部はbrownish areaとして観察される．一方，平坦部は周囲の粘膜と同色調に観察され，通常光で観察された白斑の部位に一致して褪色調の部分（⇨）が観察される．

◆ NBI拡大観察（図2B）

結節部では**拡張・蛇行した血管**を認め，**一部は途絶を伴っている**（⇨）．さらにその中心部では**疎血管野領域**を認める（◎）．同部のsurface patternは不明瞭～無構造である．以上を総合してJNET分類Type 3と診断した．

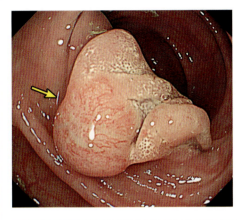

図1● 通常観察
20 mm大の隆起性病変を認める．病変の頂部には10 mm大の結節（⇨）を伴っている．

A）NBI非拡大
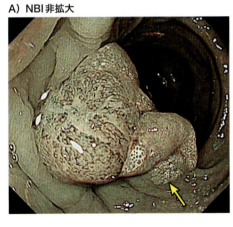

B）NBI拡大
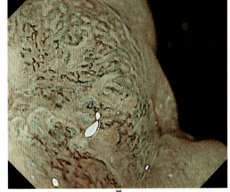

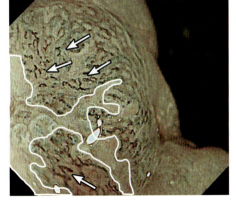

図2● NBI観察
A) 結節部はbrownish areaとしてに観察され，平坦部は周囲粘膜と同色調に観察される．
B) 結節部では拡張・蛇行した血管を認め，一部には途絶を伴っている（⇨）．その中心部では疎血管野領域（⇌）も認める．

A）インジゴカルミン撒布　　　　　B）インジゴカルミン撒布拡大

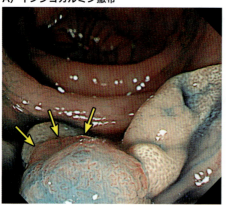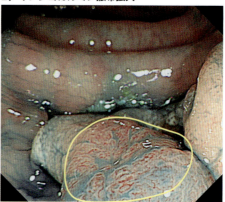

図3 ● インジゴカルミン撒布観察
A）病変の境界が明瞭となる．結節部に浅い陥凹が認められる（→）．
B）結節内の陥凹部はV$_I$型pit patternと診断した．

◆ **インジゴカルミン撒布観察**（図3A）

　病変の境界が明瞭となる．また，結節部に浅い陥凹が認められる（→）．

◆ **インジゴカルミン撒布拡大観察**（図3B）

　結節内の浅い陥凹部に**分枝**や**辺縁不整**を伴う不整なpit patternが観察され，V$_I$型pit patternと診断した．

◆ **CV染色拡大観察**

　結節内の陥凹部では分枝や辺縁不整を伴うpit patternが認められ，**不明瞭化を伴っている**（V$_I$高度不整型pit pattern，○）．しかし，領域性には乏しく，V$_I$（non-invasive）型pit patternと診断した（図4A）．一方，平坦部ではⅡ型pit pattern（○）と**シダの葉様**のpit pattern（Ⅲ$_H$型pit pattern，○）が認められる（図4B）．

　以上より平坦部はSSA/P（sessile serrated adenoma/polyp），結節部はSSA/Pから発生した癌と診断した．深達度はNBI拡大観察ではSM高度浸潤が疑われたが，CV染色拡大観察ではV$_I$（non-invasive）型pit patternと診断したことから，SM軽度浸潤癌の可能性もあると考えEMRを施行した．

内視鏡診断 SSA/P関連SM軽度浸潤癌

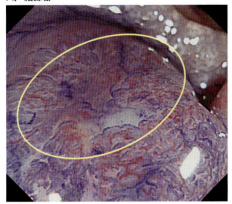
A）結節部

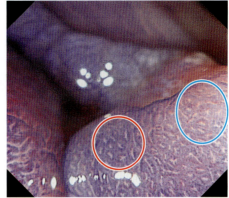
B）平坦部

図4 ● CV染色拡大観察
A）結節内の陥凹部はV_I（non-invasive）pit patternと診断した．
B）平坦部はⅡ型pit pattern（○）とⅢ$_H$型pit pattern（○）と診断した．

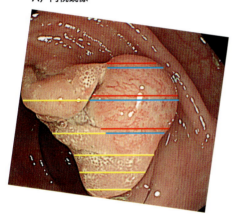
A）内視鏡像

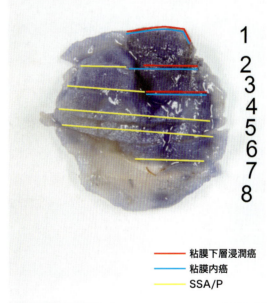
B）EMR切除検体

― 粘膜下層浸潤癌
― 粘膜内癌
― SSA/P

図5 ● EMR切除検体のマッピング像および内視鏡像との対比
結節部はSM高度浸潤癌，平坦部はSSA/Pであった．

3. 病理診断

EMR切除検体のマッピング像および内視鏡像との対比を図5に示す．

病理組織像では，内視鏡で認められた結節に一致して中分化腺癌と高分化腺癌を認めた（図6A，B）．平坦部分には鋸歯状構造を呈する腺管が認められ，一部は陰窩底部で腺管の分枝あるいは逆T字状の水平方向への変形が認められ，SSA/Pと診断した（図6A，C）．腫瘍は粘膜下層深層まで浸潤を認めた（表面より3,500μm，図6D ↔）．また，明らかな露出は認められないが，垂直切除断端の近傍まで腫瘍が認められた（VMX）．さらに，リンパ管侵襲が陽性であった（図6E）．

非治癒切除と判断し，追加腸切除を施行した．結果，EMR後瘢痕部位に腫瘍の遺残は認められなかったが，リンパ節転移が陽性であった（pT1b，N1，M0，Stage ⅢA）．

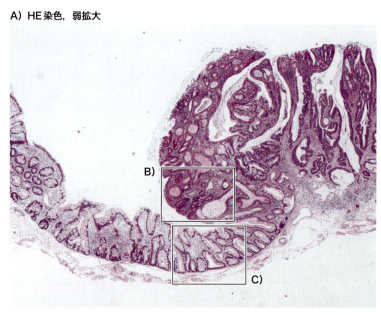

A）HE染色，弱拡大

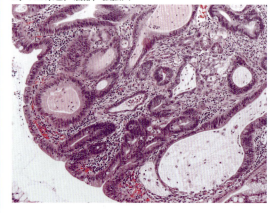

B）HE染色，癌部，強拡大

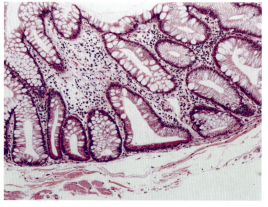

C）HE染色，SSA/P部，強拡大

（図6：次ページへ続く）

D）HE染色，最深部，弱拡大

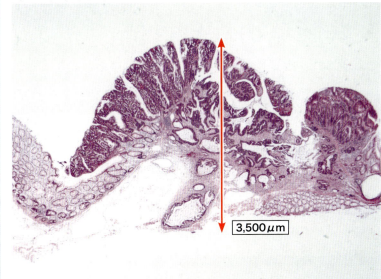

E）D2-40染色，強拡大

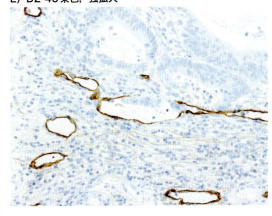

図6 ● 病理組織像
A）結節部と平坦部の境界の病理像．
B）結節部は中分化腺癌と高分化腺癌が認められる．
C）平坦部はSSA/Pである．
D）腫瘍は表層から3,500μmまで浸潤している．
E）リンパ管侵襲が認められる．

最終診断 Type 0-Is＋IIa, 7×7 mm, Tubular adenocarcinoma, moderately to well-differentiated type in SSA/P, pSM2（3,500μm）, ly1, v0, Budding Grade 1, pHM0, pVMX

第3章 大腸のIEE観察

2 腫瘍・非腫瘍の鑑別診断
②症例 – Case 3

紺田健一，坂本　琢

Case 3

【患　者】50歳代，女性

【現病歴】便潜血検査陽性にて前医より紹介．内視鏡検査では直腸S状結腸部（Rs）に0-Ⅱa＋Ⅰs病変を認めた（図1）．

1. 観察時の注意点

　Traditional serrated adenoma（古典的鋸歯状腺腫：TSA）は異なる性状の部位が二段状を呈していることがある．また，白色光通常観察のみでは平坦隆起部分の境界は認識しづらく，NBI観察やインジゴカルミン撒布観察で病変の全体像を確認することが必要である．

2. 所見のとり方

◆ 通常観察
　Rsに軽度発赤調の隆起成分（Ⅰs）と褪色調の平坦隆起性病変（Ⅱa）よりなる30 mm大の腫瘍性病変を認める（図1A）．

◆ インジゴカルミン撒布（非拡大）
　病変の境界が明瞭となる（図1C）．

◆ NBI拡大観察
　隆起部では明瞭でregularなmeshed capillary vesselを認め，JNET分類のType 2Aである（図2B）．また一部では血管が太くかつ密集したdense pattern（図2B ○）を認め，同様にType 2Aである．平坦隆起部では拡張した血管は認められず，Type 1である．（図2G）．

◆ 色素撒布拡大観察
　隆起部ではⅢ_L型pit patternや脳回転状のⅣ型pit patternの辺縁に，ギザギザとした不整な（羊歯状の）所見を認めるⅢ_H型（図2E ○），また松毬状のⅣ_H型pit pattern（図2C ○）が認められる（図2C～F）．平坦隆起部ではⅡ型pit patternが認められる（図2H）．

《観察時のポイント》
NBI拡大観察の微小血管のみの所見ではTSAの診断をすることは困難である．その診断には詳細なpit pattern観察が必要である．絨毛状のⅣ型に似ているが先端が太く，血管や発赤が目立ち，松毬様形態しているものを松毬状，管状のⅢ_L型や分枝状・脳回転状のⅣ型に鋸歯状所見を伴うものを羊歯状と表現し，これらの所見がみられれば約95％はTSAであると報告[1]がある．TSAを疑ったらインジゴカルミン，クリスタルバイオレット染色まで観察を行うことが重要である．

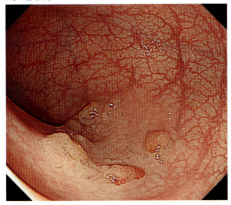
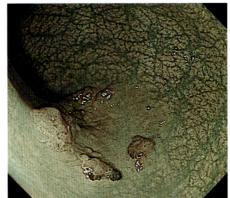
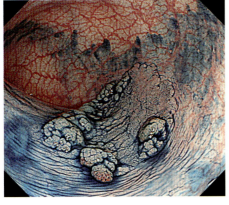

図1 ●下部消化管内視鏡所見

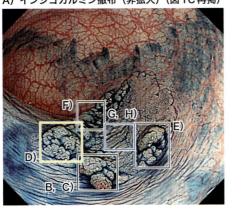
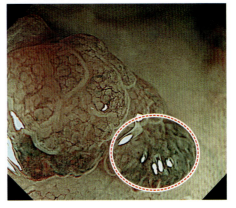

（図2：次ページへ続く）

C）インジゴカルミン撒布拡大（隆起部）
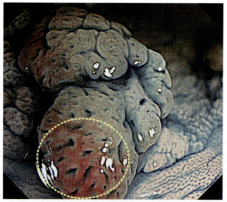

D）クリスタルバイオレット撒布拡大（隆起部）
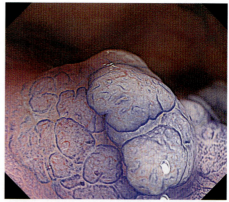

E）インジゴカルミン撒布拡大（隆起部）
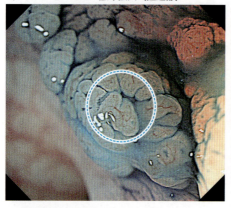

F）クリスタルバイオレット撒布拡大（隆起部）
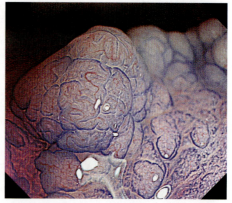

G）NBI拡大（平坦部）
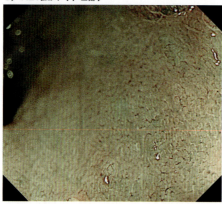

H）クリスタルバイオレット撒布拡大（平坦部）
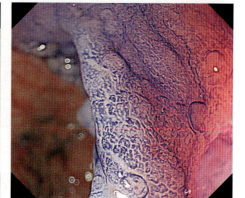

図2 ● 所見のとり方

内視鏡診断 TSAを含む腫瘍性病変

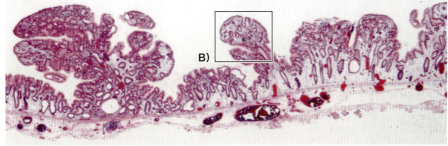
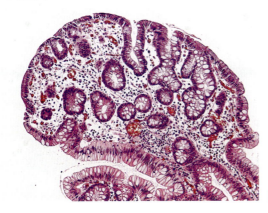

図3●病理組織像

3. 病理診断

　隆起部では，好酸球性の細胞質を有する異型細胞が鋸歯状の管腔構造を呈しながら増殖していた．さらに陰窩のbuddingや炎症細胞浸潤を伴う浮腫状間質が認められたため，TSAと診断した（図3）．

> **最終診断** traditional serrated adenoma

文献
1) Kashida H, et al：Endoscopic characteristics of colorectal serrated lesions. Hepatogastroenterology, 58：1163-1167, 2011

第3章 大腸のIEE観察

2 腫瘍・非腫瘍の鑑別診断
②症例 -Case 4

中尾 裕，玉井尚人

Case 4

【患　者】70歳代，男性

【現病歴】便潜血検査陽性にて近医より紹介．下部消化管内視鏡検査では右側横行結腸に10 mm大のⅡa病変を認めた．

1. 観察時の注意点

　大腸鋸歯状病変は表面に粘液の付着を伴うことが多い．粘液の下に病変があり見逃されることも多いので，特にSSA/P（sessile serrated adenoma/polyp）の多い右側結腸では粘液はよく洗い流し，しつこく観察することが重要である．

　褪色調の扁平な病変を見つけたら，5 mm以上のサイズであれば拡大内視鏡により卵円形に開大したⅡ型pit patternがあるかを観察しSSA/Pを鑑別する．SSA/Pであれば内視鏡的切除の適応病変である．

2. 所見のとりかた

①通常観察（図1A）では周囲粘膜と同様の褪色調の10 mm大のⅡa病変を認める（➡）．
②インジゴカルミン撒布像（図1B）では病変はより明瞭となり，Ⅱ型と思われる腺管構造（〇）を認める．
③AFI（図1C）では病変に色調変化を認めず，周囲正常粘膜と同様のダークグリーンであった．
④NBI観察（図1D，E）では血管拡張を認めない．またNBIではsurface patternを介して間接的に腺管開口部の形態観察が可能であるが，拡大観察（図1E）においても卵円形に拡張した腺管（Ⅱ-d pit pattern）を認めない．以上の診断からJNET分類Type 1と診断した．
⑤クリスタルバイオレット撒布拡大像（図1F）では典型的な"カラスの足跡様"，"星芒状"のⅡ型pit pattern（〇）を認める．以上の所見から，右側結腸のいわゆるlarge hyperplastic polypと診断し，EMRにて一括切除した．

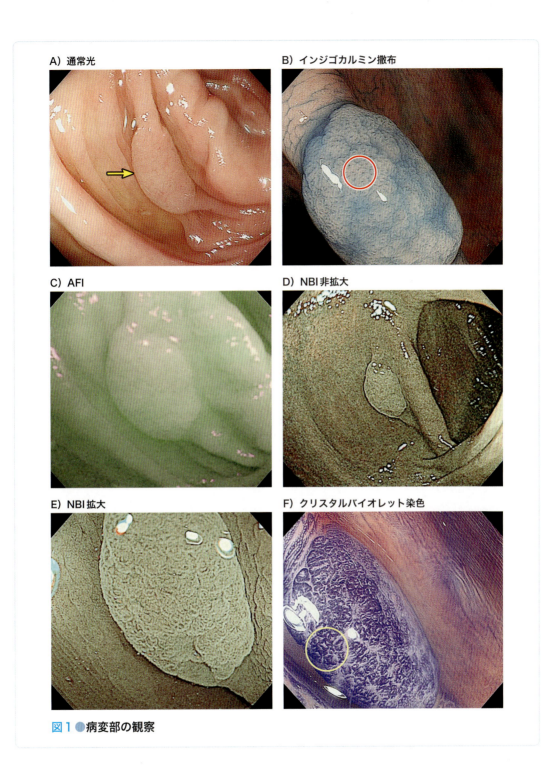

図1 ● 病変部の観察

内視鏡診断 Hyperplastic polyp（過形成性ポリープ）

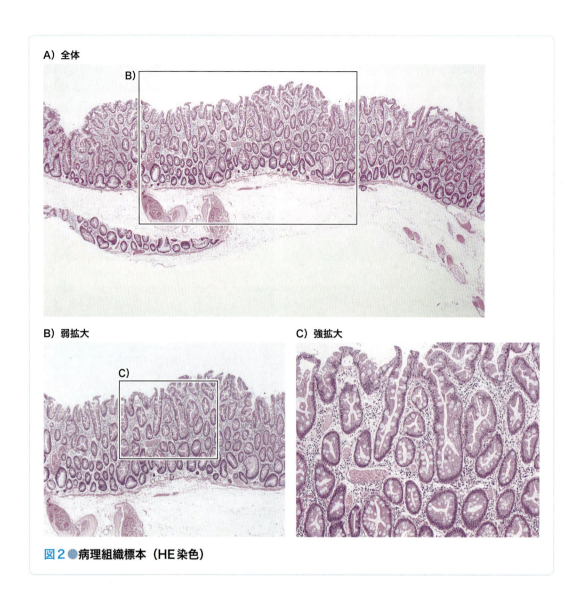

図2●病理組織標本（HE染色）

3. 病理診断

◆ EMR後病理組織標本（全体，弱拡大像）（図2A, B）

鋸歯状（のこぎりの歯）の腺管構造をもつ陰窩を認める．腺底部の陰窩の拡張，不規則分岐，逆T字/L字型陰窩といった腺管の構造異型は認めない．

◆ 強拡大像（図2C）

細胞異型も認めず，hyperplastic polypに矛盾しない．

《この症例のポイント》

10 mm大の病変でいわゆるlarge hyperplastic polypの症例である．当然SSA/Pとの鑑別が問題となるが，NBI拡大でのII-d pit pattern[1]，クリスタルバイオレット撒布下での開II型pit pattern[2] を認めないことにより，hyperplastic polypと診断した．病理診断も矛盾しないものであったが，検体の深切り切片でさらなる検討をすればSSA/P腺管が出現する可能性もある．その意味でもEMRの適応病変と考えられる．

最終診断 Hyperplastic polyp

文献
1) Nakao Y, et al：Endoscopic features of colorectal serrated lesions using image-enhanced endoscopy with pathological analysis. Eur J Gastroenterol Hepatol, 25：981-988, 2013
2) Kimura T, et al：A novel pit pattern identifies the precursor of colorectal cancer derived from sessile serrated adenoma. Am J Gastroenterol, 107：460-469, 2012

第3章 大腸のIEE観察

3 深達度診断
①診断ロジックとプロセス

高丸博之，斎藤 豊

> **ポイント**
> ①まず通常観察の所見を丁寧にとる．送気量の調節も重要である
> ②診断は，通常観察→NBI拡大観察→クリスタルバイオレット拡大観察の順で行う
> ③大腸癌NBIでの深達度診断は基本的にvessel patternとsurface patternに注目する
> ④さらに詳細な質的診断のために，内視鏡所見から組織像を予想する
> ⑤特にNBI拡大観察でJNET分類Type 2Bと判断したものではクリスタルバイオレット染色拡大観察も行う

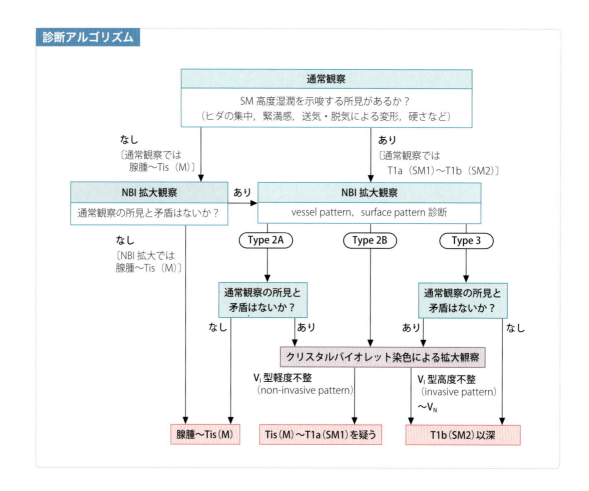

診断アルゴリズム

診断ロジック 1 通常光→NBI→クリスタルバイオレットの順に診断

図1は早期大腸癌T1b症例における内視鏡像である．通常観察ではNPG（non-polypoid growth）type様であり，緊満感を認める（図1A）．NBI拡大観察においてT1b症例では，vessel patternでは太い血管の途絶や疎血管野領域を，surface patternでは無構造領域を認める（図1B，C）．

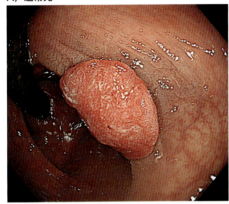

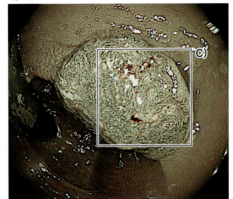

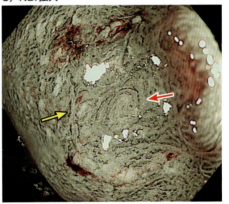

図1● 早期大腸癌（T1b）のNBI拡大所見
A）直腸RSに0-Ⅱa+Ⅱc病変を認めた．
B）NBI非拡大，□を拡大観察した．
C）NBI拡大観察では血管の途絶（⇨），疎血管野領域および無構造なsurface pattern（→）を認めた．

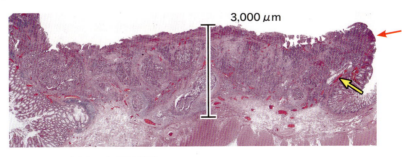

図2● 図1症例の病理組織像
粘膜筋板は断裂しており（⇨），粘膜下層への腫瘍浸潤を認める．浸潤に対してdesmoplastic reactionが生じており，粘膜表層における腺管構造は消失している（→）．このような組織構造を反映して図1のような内視鏡所見が認められると考えられる．

診断の順序としては通常観察でまず診断し，深達度診断のために注目すべき点を明らかにしておく．次にIEE拡大観察で質的診断を深める．

JNET分類Type 2BやIEE拡大観察での確信度が低い場合にはクリスタルバイオレット染色による拡大観察も併せて行う．

診断ロジック 2 組織像を予想する

図2は図1症例の病理像である．粘膜筋板が断裂しており，腫瘍が粘膜下層に浸潤，間質反応（desmoplastic reaction）を認める．このような**病理組織像を内視鏡所見から予想する**ことも深達度診断に重要である．

内視鏡所見におけるvessel pattern, surface patternは，いずれも組織像・腺管構造を反映していると考えられる．これらの所見を的確に分類，診断をすることはもちろんであるが，組織像を予想し，**どのような組織構造によって内視鏡所見が生じているのか？ を考えることで，より詳細な質的診断も可能となってくる（図3）**．

ここで再び病理像をみてみると，腫瘍のコンポーネントは○で囲まれる部分である（図4）．図4A ➡ の部位では非癌粘膜から癌粘膜へ変化している．この癌組織は粘膜下層浸潤部と一塊となっているため，非癌→粘膜内癌→SM癌と変化するのではなく，非癌→SM癌と突然深部浸潤の

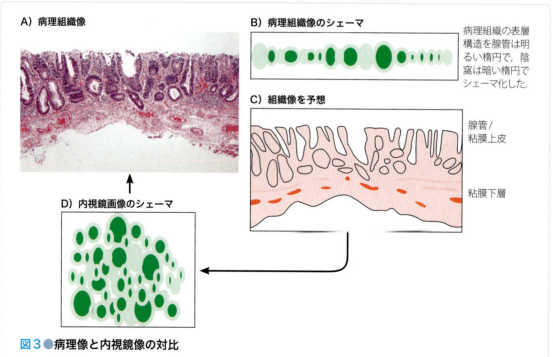

図3 ● 病理像と内視鏡像の対比
A）の病理像をシェーマにするとB）のようになる．病理像は垂直の断面であるが，内視鏡像は表面からの水平断を観察しているため，病理像では粘膜表面の構造のみを観察していることになる（C）．
実際には粘膜は平面として広がっているため，内視鏡像はD）のように形作られると考えられる．このような病理組織像と内視鏡像を常に頭のなかで対比させることにより，詳細な質的診断が可能となる．

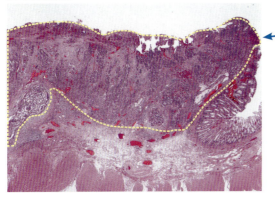
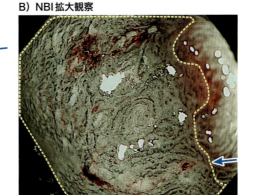

図4 demarcation lineによる深達度の予測
A) 腫瘍のコンポーネントを◯で囲んでいる．
B) vessel pattern・surface patternの違いにより，◯がdemarcation lineとして認識される．

コンポーネントが現れることになる．これが明確なdemarcation lineとして内視鏡所見上認められる（図4B ◯）．このことから，本症例では疎血管野領域などがみられる部位のみならず，ある程度のボリュームをもってSM浸潤があることが予測される．このように，vessel patternやsurface patternの所見を読影するとともに，内視鏡像から予想される病理組織像を考えることでより詳細な質的診断が可能となる．

症例 ① T1b（SM高度浸潤）症例の診断例（手順）

まず通常観察に注目すると腫瘍全体に緊満感と厚みがあり，ヒダ集中（図5A ➡，3本以上）を伴っている．陥凹内には軽度の凹凸があり（図5A），これらの所見からSM高度浸潤を疑う．NBI非拡大観察では全体像を確認する（図5B）．立ち上がりが非腫瘍粘膜でNPG typeが予想される．この所見からも腫瘍全体のSM浸潤が疑われる．通常およびNBI非拡大所見より，拡大で注目すべき点は陥凹局面全体と考えられる．

NBI拡大観察では，血管の太さ，途絶，配列の乱れ，疎血管野領域，表面無構造の有無に注目する（図5C）．粘液付着により評価は困難になるため，よく洗浄することも重要である．本症例は太い血管の途断と疎血管野領域を認めたためJNET分類Type 3と考えられ，クリスタルバイオレット染色は必須ではない．クリスタルバイオレット染色による拡大観察ではpit pattern，demarcation line，領域性に着目する．本症例はV_I型高度不整（invasive pattern）〜V_N型pit patternと考えられる（図5D）．NPG typeが予想され，全体に緊満感，凹凸があり血管構造・表面構造ともに不整であることから，本症例は陥凹部全体でSM浸潤が予想される．早期盲腸癌，0-Ⅱa+Ⅱc，15 mm，深達度 cT1bと診断した．

病理組織像をみると，血管・表面構造不整な部位にほぼ対応してSM浸潤を認め，粘膜筋板の断裂もみられた（図5E ➡）．また，本症例では施行していないが，局注によるnon-lifting signはSM深部浸潤に対する感度が低いことがわかっている．

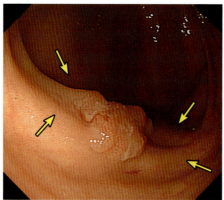
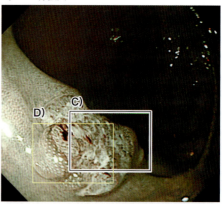
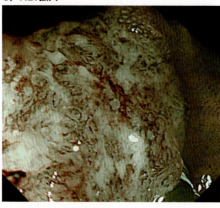
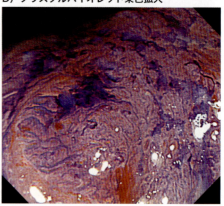
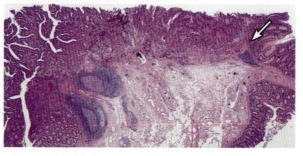

図5 ● T1b早期大腸癌のNBI拡大所見

A) 盲腸にヒダ集中（⇨）と周辺粘膜隆起を伴う陥凹性病変を認めた．
C) 血管は不整な配列で一部に途絶を認めた．表面構造は無構造か粘液の影響か判断がつきにくい部分もあるが，疎血管野領域を認めた部位ではsurface patternも無構造ととれる．
D) 図5B □のクリスタルバイオレット拡大観察．demarcation lineを伴いしっかりとした領域性にV₁型高度不整pit patternを認めた．
E) 筋板は断裂し粘膜下層浸潤を認めた．

最終病理診断：C, 0-Ⅱa＋Ⅱc, 11×9 mm, tub1, tub2, T1b, ly0, v0, pN0 (0/28), pPM0 (180 mm), pDM0 (110 mm), pRM0

症例 ② T1a（SM軽度浸潤）症例の診断例（手順）

通常観察ではヒダの引きつれや硬さに注目する（図6A）．ヒダの引きつれ（図6A ⇨，2本未満）は症例1ほど顕著ではなく，脱気で変形し柔らかい．しかし中央で一部硬さを残すようにみえる（図6B）．拡大観察では中央部に特に注目する必要がある．

NBI拡大観察では，全体に口径不同で不均一な血管分布を認める（図6C）．注目すべき中央部でも太い血管の途絶は認めない．やや血管密度低下を認めるも領域性をもった（SM浸潤癌のコンポーネントを示唆するような）不整とは取りにくい．以上よりvessel pattern Type 2B/surface pattern Type 2Bであり，総合的にJNET分類 Type 2Bであるため，**クリスタルバイオレット染色拡大観察**を要する（図6D）．ここでも中央部に注目しつつ，pit pattern，demarcation line，**領域性に着目**する．明らかな領域性を認めず，V_I型軽度不整（non-invasive pattern）と考えられる．

病理組織像は全体にはTis（M）癌であり（図6E），中央部でSM浸潤を否定できないが，大きなコンポーネントをもって浸潤しているとは考えにくい．早期大腸癌，0-IIa（SLT-NG）25 mm，深達度cT1aと診断した．中央部で粘膜筋板を保ったまま一部SM浸潤を認め，これが引きつれや硬さの所見であったと考えられる．表面構造はM癌であり（SM癌の露出はない）構造異形を示しつつも，ある程度腺管構造が保たれているため，図6C, Dのような内視鏡像が得られたと考えられる．

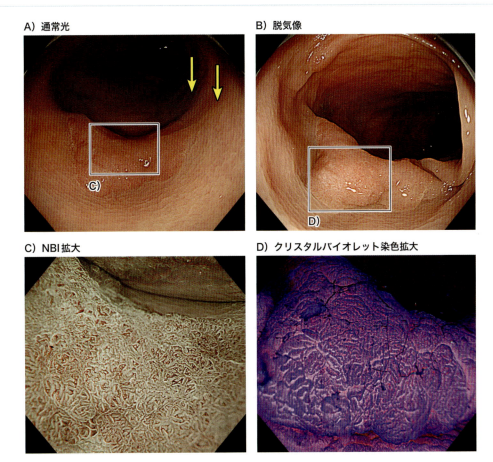

（図6：次ページへ続く）

E）病理組織像（HE染色）

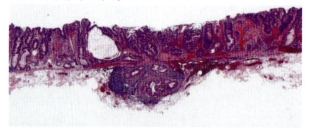

図6 ● T1a早期大腸癌のNBI拡大所見

A）下行結腸にヒダの引きつれを伴う平坦隆起性病変を認めた．病変は早期にて比較的伸展されている．
B）通常観察の脱気像では全体に変形がみられるものの，病変中央部ではやや硬さが残る印象であった．
C）血管は口径不同で不均一な分布を示し，表面構造も不整と考えられた．
D）demarcation lineは明らかではなくV$_I$型軽度不整pit patternを認めた．
E）筋板の断裂は認めず少量のコンポーネントのみ粘膜下層浸潤を認めた．同部位の表層では粘膜内病変が周囲と同等に保たれているような像であった．

最終病理診断：D, 0–IIa, 22×17 mm, tub1, T1a, ly0, v0, pHM0, pVM0

第3章 大腸のIEE観察

3 深達度診断 ②症例 - Case 1

田中優作，斎藤　豊，関根茂樹

Case 1

【患　者】70歳代，女性
【現病歴】便潜血検査陽性にて前医より紹介．内視鏡検査にて横行結腸に0-Ⅱc病変を認めた（図1）．

1. 観察時の注意点

大腸の陥凹性病変は，白色光による観察では発見が難しいことが多い．白色光では，**血管透見の消失，淡い発赤**などのわずかな所見（図1A），NBIでは**辺縁部が茶色調のリング状（O-ring）**などの所見を探すことで発見のきっかけとなる（図1B）．

観察時は，出血しないように丁寧に病変外側から洗浄し，空気量の変化で厚みや陥凹内隆起の有無などを通常観察で評価する．また，インジゴカルミンを貯留させることで陥凹局面がよりはっきりする（図1C）．クリスタルバイオレット（CV）染色によるpit pattern診断は，出血しないよう注意しながら観察することが大事である（図1D）．

2. 所見のとり方

◆ 通常観察

発赤調の15 mm大の表面陥凹型病変をヒダ上に認める（図1A）．陥凹局面は明瞭であり白色光通常観察における肉眼型は0-Ⅱcである．

◆ NBI観察

NBI観察では，辺縁健常粘膜部は，茶色調として認識され，O-ring sign陽性である（図2A）．NBI拡大観察では，vessel patternは，networkがところどころ途切れた部位（図2B ○）を認めるが著明な拡張，口径不同認めず，surface patternは存在するものの不明瞭であった（図2B）．以上より，佐野分類 CP Type Ⅱ，JNET分類 Type 2Bとした．

◆ 色素内視鏡観察

インジゴカルミン撒布像では，比較的均一な腺管を認めⅢ$_L$，Ⅲ$_S$型と診断した（図2C）．クリス

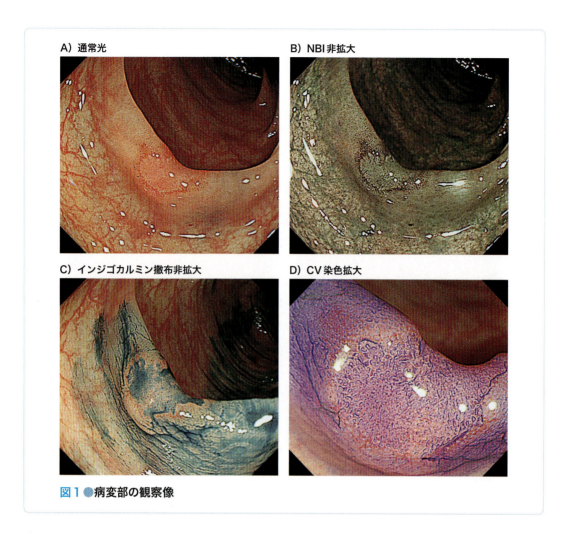

図1 ● 病変部の観察像

A) 通常光
B) NBI 非拡大
C) インジゴカルミン撒布非拡大
D) CV染色拡大

タルバイオレット染色下拡大観察では，腺管構造に不整は認められないが，腺管の配列の方向性が不揃いで，一部で配列の乱れを認めV₁型軽度不整（non-invasive pattern）と診断した（図2D）。

《この症例のポイント》
①陥凹局面は明瞭であり，肉眼型は0-Ⅱcである
②NBI通常観察でO-ring sign陽性である
③NBI拡大観察における血管・表面構造より粘膜内病変であることがわかる
④JNET分類Type 2B病変の深達度診断は，CV染色にてしっかり評価する

内視鏡診断　早期大腸癌/粘膜内癌

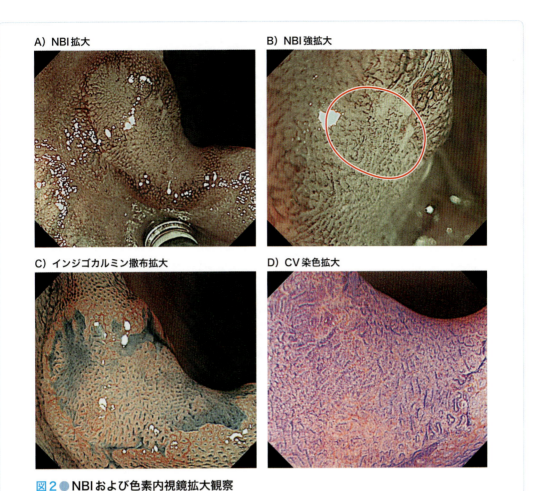

図2 ● NBIおよび色素内視鏡拡大観察

3. 病理診断（図3）

　一括切除した検体を7分割して検討した（図3A，内視鏡との対比：図3B）．周囲粘膜よりわずかに陥凹する病変を認める（図3C）．弱拡大では，垂直方向に配列するが，やや不整な腫瘍腺管の増殖を粘膜内に限局して認める（図3D）．強拡大では，腫瘍腺管部分の円錐状で，紡錘型の核は偽重層を示すが，おおむね基底側に配置し腺腫であった（図3E）．

A) マッピング

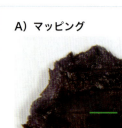

B) 内視鏡像との対比

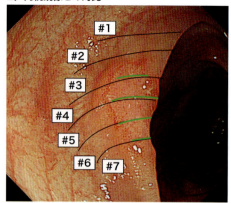

C) パノラマ像（#4）

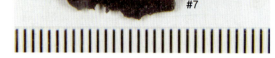

D) 弱拡大像（#4）

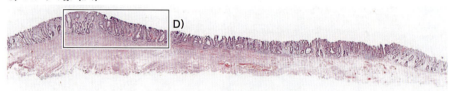

E) 強拡大像（#4）

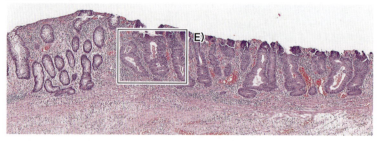

図3 ● マッピングと病理像

最終診断 Tubular adenoma

第3章 大腸のIEE観察

3 深達度診断
②症例-Case 2

猪又寛子，玉井尚人

Case 2

【患　者】40歳代，男性
【現病歴】検診で便潜血検査陽性のため他院で大腸内視鏡検査を施行し，直腸に病変を指摘され当院への紹介となった．

1. 観察時の注意点

　隆起性腫瘍と比較して表面隆起型腫瘍（側方進展型，LST）は大腸粘膜に這うように進展するため，色調変化が乏しい病変などは通常観察では見落としやすい病変であり，特に**屈曲部やヒダ裏は慎重に観察**すべきである（図1A，B）．送気や脱気，NBI観察や色素内視鏡観察などを組合わせて見落としのない観察を心がける（図1C～E）．**発赤や陥凹，隆起などの深部浸潤を示唆する所見**がないか病変全体をしっかりと観察する．

2. 所見のとり方

　通常観察では病変の手前は発赤調の陥凹を伴い，一部に**陥凹内小結節**（図1A，B〇）を認める．
　NBI拡大観察では，━で示した浅い陥凹面内部は**surface pattern不整**（図2A，B）である．vessel patternは一部で口径不同を認め分布も不均一だが，明らかな**疎血管領域は認めず**，JNET分類Type 2B相当である（図2B～D）．
　━の外側には**拡張・蛇行した血管**を認め（図2C〇），クリスタルバイオレット染色では，陥凹部で密集した腺管が不規則に観察されるV_I型軽度不整のpit patternである．陥凹内小結節部分で深部浸潤を疑うが，内腔狭小化・辺縁不整・輪郭不明瞭などのV_I型高度不整を示唆する所見は認めない（図2E）．
　以上より，粘膜内癌～粘膜下層軽度浸潤癌と診断した．

《この症例のポイント》
①vessel pattern, surface patternから癌の診断が可能（V型 pit pattern→癌）
②陥凹面内部のpit patternはV_I型軽度不整
③陥凹内小結節での深部浸潤の可能性がある

A) 通常光非拡大
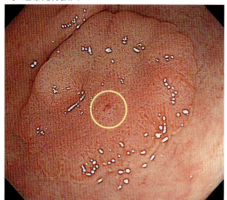

B) 通常光拡大
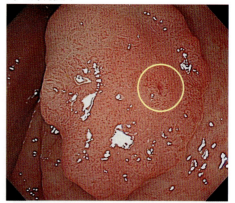

C) インジゴカルミン撒布非拡大
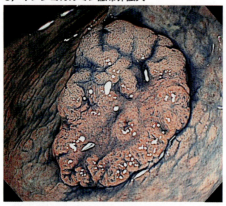

D) NBI非拡大
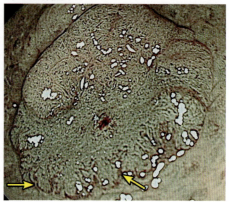

E) クリスタルバイオレット染色非拡大
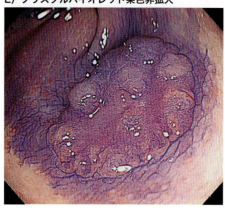

図1 ● 下部消化管内視鏡所見

C) インジゴカルミンでは浅い陥凹を伴っている
D) 陥凹辺縁部は拡張した血管をみとめる
E) 陥凹部でも染色性の低下などはみとめない

内視鏡診断 早期大腸癌（粘膜内癌〜粘膜下層軽度浸潤癌）

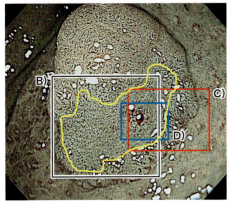
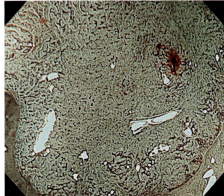
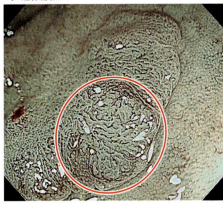
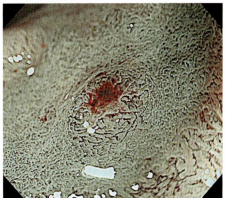
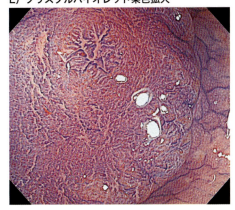

図2● NBI拡大およびクリスタルバイオレット染色拡大観察

B) 陥凹部は surface pattern 不整
C) 拡張・蛇行した血管
D) JNET分類 Type 2B相当
E) V_1軽度 pit pattern

3. 病理診断

　図3A, B上の⇨方向へ切り出しを行った．陥凹部では腺管密度が高く，構造異型がみられるが，全体として中分化管状腺癌である（一部に高分化管状腺癌の成分が混在している，図3C, D）．陥凹内小結節部で粘膜筋板は保たれており，深達度はpTis (M) であった（図3E）．

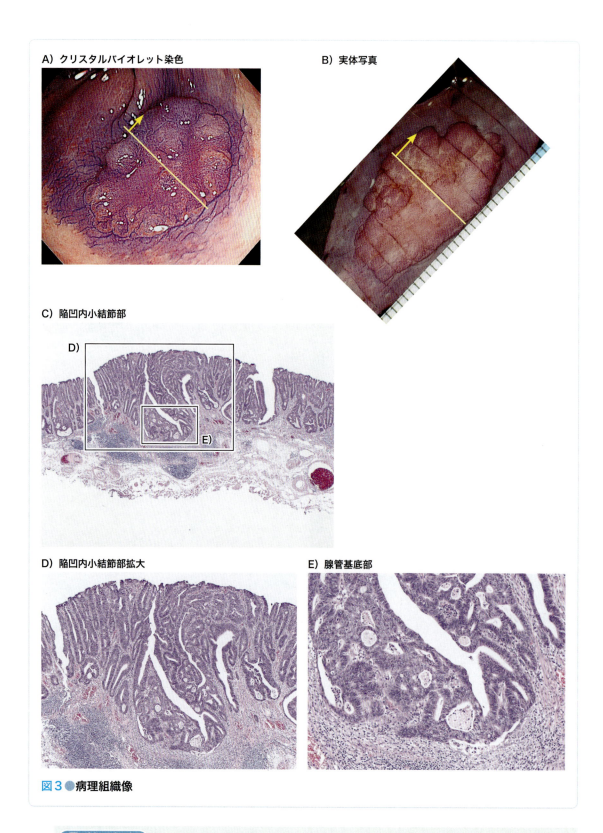

図3 ● 病理組織像

最終診断 Type 0-Ⅱa, 20×19 mm, Moderately differentiated tubular adenocarcinoma, pTis(M), ly0, v0, pHM0, pVM0

第3章 大腸のIEE観察

3 深達度診断
②症例 - Case 3

高丸博之，斎藤　豊

Case 3

【患　者】50歳代，男性
【現病歴】便潜血検査陽性にて前医より紹介．下部消化管内視鏡検査では下部直腸（Rb）に0-Ⅱa+Ⅱc病変を認めた（図1）．

1. 観察時の注意点

Rbの病変では肛門挿入時に内視鏡が接触して出血してしまうことも多い（図1A，B）．肛門管をみながらゆっくり挿入し，最初から少し送気をして視野を確保することが重要である（図1C〜E）．フードを使用すると観察が容易になることもある．反転観察が困難なときには拡大機能をもつ上部消化管用スコープの使用も考慮する．

2. 所見のとり方（図2）

図2C ▬ 部がわずかな陥凹として認識できるが，NBIでは境界がはっきりしない部分もある．▬ の外側では比較的太い血管が一部網目状，拡張蛇行も認める．▬ の内側ではドット状の血管が主であり，この2つの部分では組織構造が若干異なることが予想される．

それぞれの部分での血管1つひとつをみると，大きさや間隔はほぼ等しく，わずかな不整はあるが「高度の不整」とまではとれない．

クリスタルバイオレット染色では，通常に比べて，小さい円形のpit patternを陥凹部に認め（図2D），Ⅲs型pit patternである．

《この症例のポイント》
①陥凹があるが局面性に乏しい
②血管の拡張・蛇行より，癌の診断が可能である
③血管所見・pit patternより，比較的均一な分布から粘膜内の腺管構造が保たれている病理像が推測できる
④異なる血管・pit patternにより腺管構造の違いが推測できる

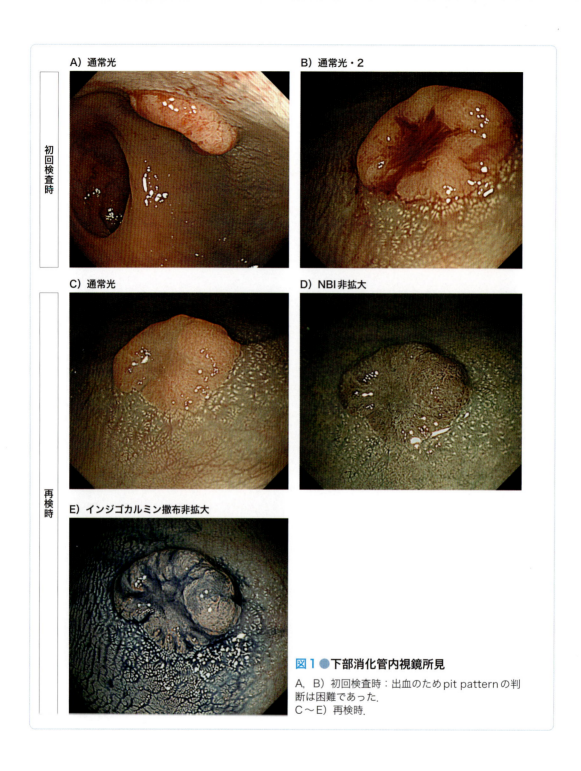

図1 ● 下部消化管内視鏡所見

A, B) 初回検査時：出血のためpit patternの判断は困難であった.
C〜E) 再検時.

> **内視鏡診断** 早期大腸癌（粘膜内癌）

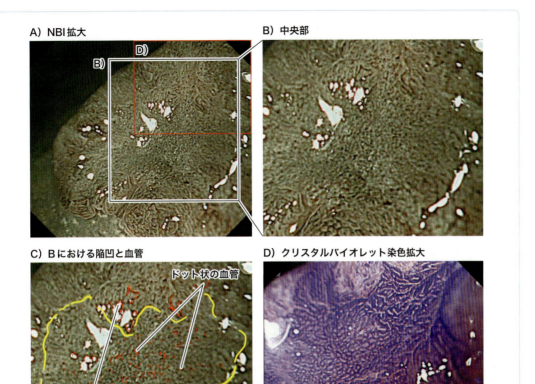

図2 ● 所見のとり方
図2Aは図1Dを拡大観察したもの.

3. 病理診断（図3）

　周辺の隆起部に比べ（図3D →），陥凹部では腺管/陰窩の間隔が狭く（図3E →），密度が高くなっている．構造異型がみられ診断は癌であるが，粘膜筋板は保たれており深達度はpTis（M）であった．

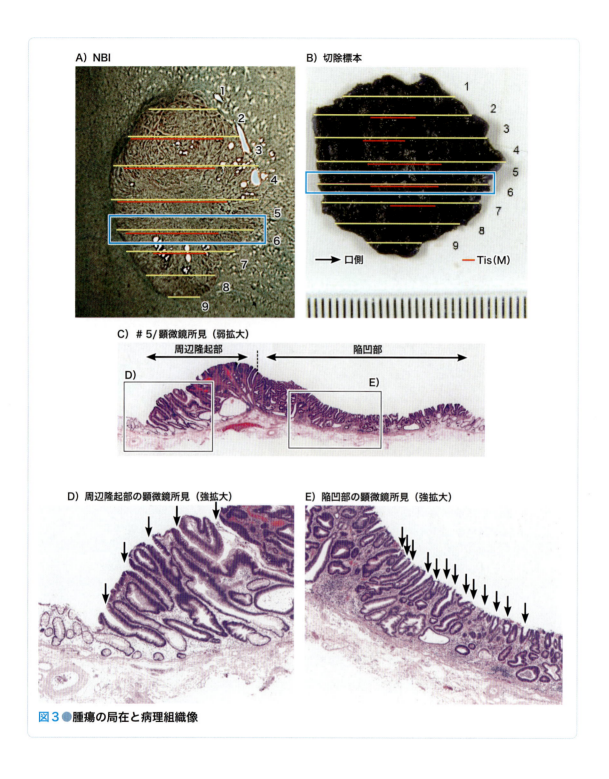

図3 ● 腫瘍の局在と病理組織像

最終診断　Rb, 0-Ⅱa+Ⅱc, 13×8 mm, Tubular adenocarcinoma well differenciated, pTis, ly0, v0, HM0, VM0

第3章 大腸のIEE観察

3 深達度診断
②症例 – Case 4

居軒和也，斎藤　豊

Case 4

【患　者】60歳代，男性

【現病歴】便潜血陽性で前医にて下部消化管内視鏡検査を施行．下部直腸（Ra/b）に平坦隆起性病変を認め，内視鏡治療目的で当院へ紹介された．当院での内視鏡検査ではRa/bに0-Ⅱa＋Ⅱc病変を認めた．（図1）

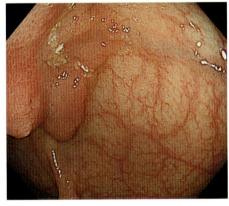

A）通常光

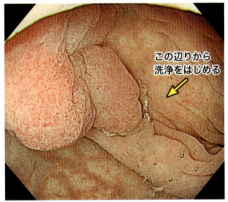

B）病変周囲から洗浄する

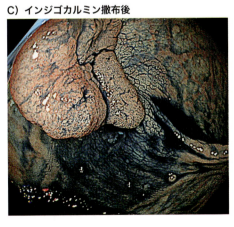

C）インジゴカルミン撒布後

図1 ● 通常観察

1. 観察時の注意点

◆ 挿入，洗浄時の出血に注意

前医の情報から病変はRa/bに存在していることがわかっているため，肛門挿入時に内視鏡が病変に接触し出血してしまわないよう注意する．肛門管通過時より，少し送気しながらゆっくりと挿入する．必要に応じて，拡大機能をもつ上部消化管用スコープの使用も考慮する．

さらに本症例では病変中央部に粘液が付着している（図1A）．病変を詳細に観察するには粘液を除去する必要があるが，その際，水で直接洗浄すると癌部は容易に出血してしまう．**病変の周囲から少しずつ洗い流す**ようにして丁寧に除去する（図1B）．Non-Traumatic tubeは先端が球状であり，粘膜を傷つけずに非腫瘍部を圧排しながら病変の位置を微調整し，通常および拡大観察するのに有用なデバイスであるが，Non-Traumatic tubeを用いてプロナーゼ液を少量ずつ撒布する方法も洗浄に有効である．**腺腫成分は出血しにくいが，癌部は易出血性**である．詳細な拡大観察が必要な部分は癌部であり，出血には十分注意する．

◆ 観察手順を事前にイメージする

早期大腸癌の精査内視鏡では，通常観察，NBI拡大観察，インジゴカルミン撒布観察，クリスタルバイオレット（CV）染色拡大観察と手順が多い．手際よく観察するために，検査前から検査の流れをイメージしておく．全領域を拡大観察するのではなく，関心領域を決定し，同部位を中心に拡大観察を行う．**関心領域の認識には肉眼型の把握，通常光の所見（陥凹，発赤，陥凹内隆起など）が重要**である．熟練すると一連の流れは10分程度で可能である．

本症例では肉眼型は0-Ⅰs＋Ⅱc，肉眼形態はLST-NG（pseudo-depressed type）と診断し，病変の頂部陥凹面に関心領域を同定した．そこでインジゴカルミンを撒布したところ，陥凹面の認識が容易となった（図1C）．

LST-NGの浸潤部位は陥凹面，非顆粒内隆起および多中心性の浸潤が多いと報告されている[1]．つまり，LST-NG病変では拡大観察でpit patternを観察しても，内視鏡的に術前に診断しきれない粘膜下層浸潤がある可能性がある．したがって，内視鏡的にLST-NGと診断し，内視鏡治療適応と判断した場合は，一括切除が必要である．

◆ CV染色後もNBI観察は可能

浸水下での拡大観察では，病変のハレーションがとり除かれ，鮮明な像を得ることができる（図2）．CV染色後のNBI観察では病変は緑色調となるが，血管像は通常NBI像と同様に鮮明に得ることができ，さらに表面構造（surface pattern）の認識がしやすい（図3）．またCV染色拡大観察で不整を認めた領域と血管像の直接対比が可能である．

> 《観察時のポイント》
> ①出血には十分注意する．出血するとNBI拡大観察，CV染色拡大観察による診断が困難となる
> ②検査の流れをイメージし，手際よく検査を行う．通常観察から関心領域を認識し，その領域を中心に拡大観察を行う
> ③病変の肉眼型，肉眼形態に応じた浸潤部位の特徴を把握しておく
> ④浸水下での拡大観察，CV染色後のNBI拡大観察も有用である

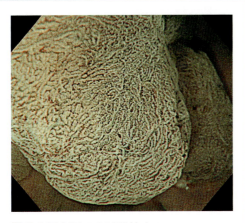

図2 ● 浸水下でのNBI拡大

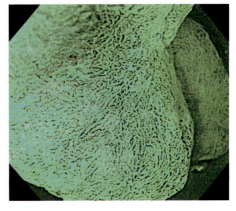

図3 ● CV染色後のNBI拡大

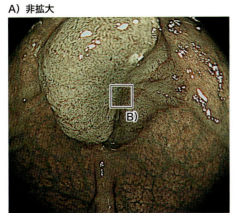

A) 非拡大

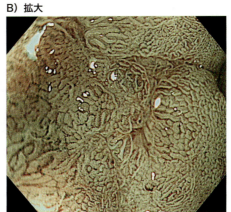

B) 拡大

図4 ● NBI拡大像

2. 所見のとり方

　NBI拡大観察では，口径不同，不整配列の微小血管を認め，不整な表面構造を呈していた（図4）．vessel pattern，surface patternともにJNET分類Type 2Bと診断し[2]，CV染色を行った．

　CV染色では陥凹面に一致してV$_I$高度不整pit patternを認め，領域性を認めたことから，V$_I$ invasive pattern[3] の可能性が考えられた（図5）．しかし領域は狭く，境界が一部不明瞭であったため，深達度はT1aの可能性も否定できず，まずは，内視鏡治療を行う方針とした．

（内視鏡診断）早期大腸癌/cT1b

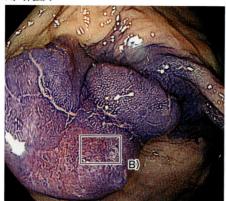
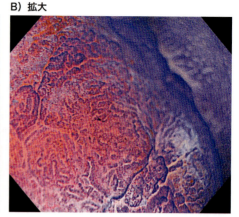

図5 ● CV染色拡大像

A）非拡大
B）拡大

《所見のとり方のポイント》
① 複数のNBI分類を統合したJNET分類が考案され，有効性について検討されている
② JNET分類Type 2BでありCV染色を行った
③ V_I高度不整pit patternに領域性を加味した臨床分類（invasive pattern）が内視鏡治療および手術の選択に有用である
④ 本症例はV_I高度不整pit patternの領域が狭く，画然とした境界も認めなかったことから内視鏡治療を選択した

3. 病理診断（図6）

V_I高度不整pit patternを認めた部位に一致して腫瘍は粘膜下層に浸潤していた．浸潤部ではわずかに中分化腺癌の成分も認め，リンパ管侵襲を認めた（図6E ➡）．

最終診断 0-Is+IIc, 病変全体 22×15 mm, 粘膜下層以深 5×2 mm, Tubular adenocarcinoma, Well differentiated type, pT1a(SM 875μm), ly1, v0, pHM0, pVM0

文献

1) Yamada M, et al：Endoscopic predictors of deep submucosal invasion in colorectal laterally spreading tumors. Endoscopy, 48：456-464, 2016
2) Sano Y, et al：Narrow-bands imaging (NBI) magnifying endoscopic classification of colorectal tumors proposed by the Japan NBI Expert Team. Dig Endosc, 28, 526-533, 2016
3) Matsuda T, et al：Efficacy of the invasive/non-invasive pattern by magnifying chromoendoscopy to estimate the depth of invasion of early colorectal neoplasms. Am J Gastroenterol, 103：2700-2706, 2008

A) 実体顕微鏡像

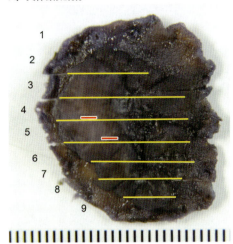

B) NBI像との比較

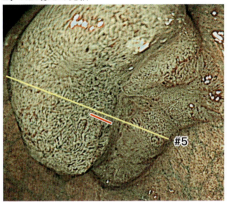

C) #5の病理組織像

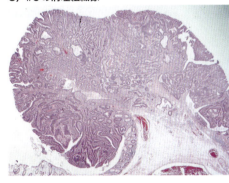

D) デスミン染色

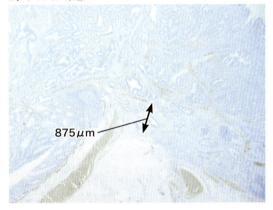

875μm

E) D2-40染色（リンパ管侵襲を認める）

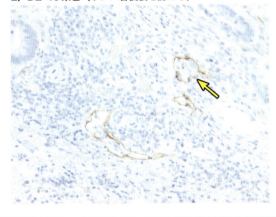

図6 ● 切除標本と病理組織像

第3章 大腸のIEE観察

3 深達度診断
②症例 -Case 5

井出大資, 玉井尚人

Case 5

【患　者】70歳代, 男性

【現病歴】慢性腎不全で血液透析を導入されている患者. 便潜血検査陽性の精査で前医にて下部消化管内視鏡検査を施行し, S状結腸に7mm大のIs＋IIc病変を認め, 精査加療目的で当院紹介となった.

1. 観察時の注意点

S状結腸は後腹膜に固定されていない自由腸管のため, 短縮されている状態とループを形成している状態とで**病変の見え方が異なる**症例がある. **体位変換**などを駆使し, 関心領域が最も観察しやすい視野を確保することが重要である.

また, 蠕動が強く, 病変を正面視するのが困難であれば, 適宜, **鎮痙薬の併用**なども検討する.

2. 所見のとり方

◆ 通常観察

通常観察では, 発赤調粘膜にふちどられた**白色調の溝状陥凹**を有する病変で（図1A）, 陥凹内隆起部では厚く粘液付着を伴っている. 送気により**伸展不良所見**を認め, SM浸潤が疑われる（図1B）.

◆ NBI観察

NBI拡大所見では, 陥凹内隆起部は肉芽組織に覆われており, **微小血管構築（vessel pattern）や表面微細構造（surface pattern）の評価は困難**である（図2A, B）. 隆起部辺縁の溝で, 血管の口径不同や蛇行所見を認め（図2C○）, 同部位でsurface patternは不整であり, JNET分類でType 2Bと考えられる（図2C）.

◆ クリスタルバイオレット染色観察

クリスタルバイオレット染色拡大観察では辺縁隆起部はⅠ型pit patternを呈している（図3A, B）. 陥凹内隆起部は評価困難であるが, わずかに隆起部辺縁の溝で輪郭不明瞭なpit patternを認め, V_I型高度不整と考えられる（図3C）.

A) 遠景　　　　　　　　　B) 近景

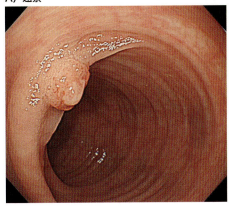

図1 ● 通常観察

A) 非拡大　　　　　　　　B) 弱拡大

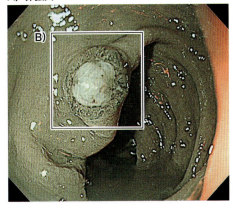 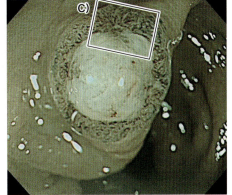

C) 強拡大

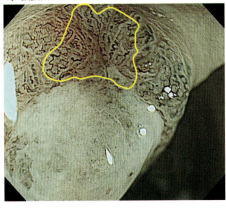

図2 ● NBI観察

C) ◯で微小血管の口径不同, 蛇行所見を認め, surface patternも不整と考えられる（JNET分類 Type 2B）.

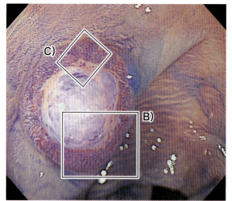
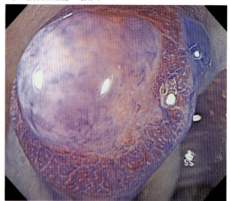
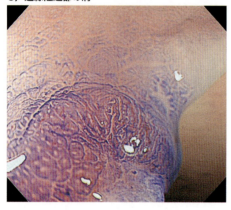

図3 ● クリスタルバイオレット染色観察
B) 辺縁隆起部位はⅠ型pit patternを呈している．
C) 隆起部辺縁の溝でVᵢ型高度不整pit patternを呈している．

《この症例のポイント》
①通常観察から病変周囲の正常粘膜に現れる伸展不良所見，すなわち，ヒダ集中像から粘膜下層浸潤を疑う
②陥凹内隆起部位は肉芽組織に覆われているため，NBI，クリスタルバイオレット拡大観察では評価困難である
③全体を隈なく観察し，わずかに腫瘍性pit patternが残存する隆起部辺縁の溝に注目して拡大観察を行い，vessel patternやpit patternを評価する

内視鏡診断 早期大腸癌〔cT1b(SM)癌〕

3. 病理診断

主に高分化管状腺癌が増殖し（図4A），浸潤部では中分化成分もみられる（図4B）．デスミン染色にて，腫瘍中心部で粘膜筋板が消失し，SM層への浸潤と診断される（図4C）．浸潤距離は表面から測定し，3,200μmであった．実体顕微鏡像と内視鏡像の対比を図5に示す．

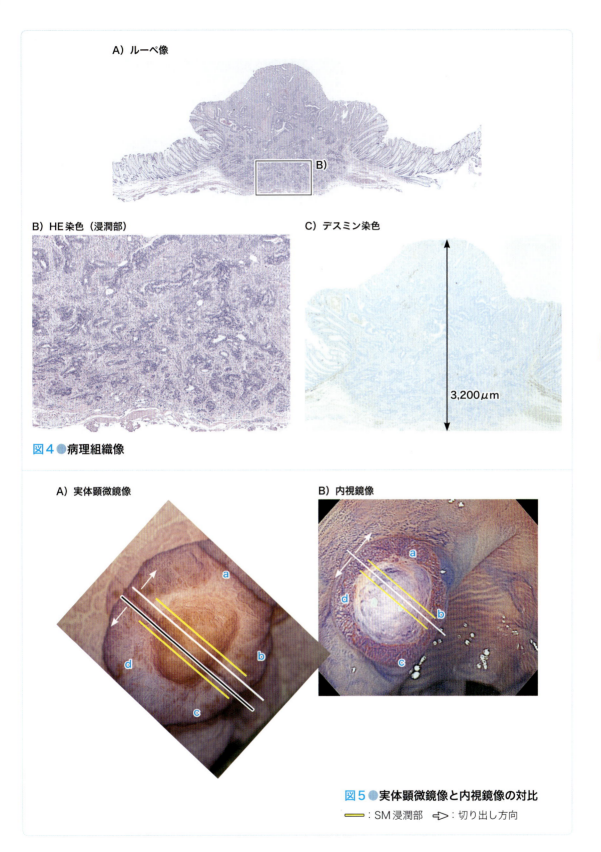

図4 ● 病理組織像
A) ルーペ像
B) HE染色（浸潤部）
C) デスミン染色
3,200μm

図5 ● 実体顕微鏡像と内視鏡像の対比
A) 実体顕微鏡像
B) 内視鏡像
──：SM浸潤部　⇨：切り出し方向

Early colon cancer, 5×5 mm 0-Ⅰs＋Ⅱc lesion, Well to Moderately differentiated tubular adenocarcinoma, pT1b(SM, 3,200 μm), ly1, v0, budding; grade 2

第3章 大腸のIEE観察

3 深達度診断
②症例 -Case 6

蓑田洋介，松田尚久，斎藤　豊

Case 6

【患　者】50歳代，男性

【現病歴】検診で便潜血検査陽性を指摘され，前医にて下部消化管内視鏡検査が施行された．同検査にて下行結腸に病変を指摘され，精査加療目的に当院紹介となった．

1. 観察時の注意点

　LST非顆粒型（LST-NG）病変には，偽陥凹を呈するいわゆるpseudo-depressed typeや非顆粒内隆起を伴うものなど，深達度診断を行う際に慎重な対応が求められる症例が存在する．本症例のように，通常観察にて病変中央部に**丈の高い発赤調の隆起**を認めた場合には，SM浸潤癌の可能性を強く疑う必要がある．

　深達度診断の確信度を高めるためには，**色素観察後にNBI拡大観察**を行い，さらに**クリスタルバイオレット染色下の拡大観察**まで行うことが肝要である．

《観察時のポイント》
①通常観察では病変の大きさ，肉眼型，病変周囲の粘膜ヒダの引きつれの有無，送気脱気時の病変進展性を評価する．LST-NG病変の場合，特に陥凹所見や非顆粒内隆起の有無を確認することも重要である
②インジゴカルミン撒布像，NBI観察では病変の辺縁性状および表面構造が明瞭化する．陥凹所見や隆起成分を認める場合には，同部の表面構造を拡大観察により注視する
③NBI拡大観察にて確信度の高い深達度診断が得られない場合には，クリスタルバイオレット染色拡大観察を加え，領域性のあるV_I型高度不整pit patternあるいはV_N型pit patternの有無を確認し評価することが重要である

2. 所見のとり方

◆ 通常観察

　下行結腸に40 mm大の平坦隆起性病変を認め，病変中央部に15 mm大の丈の高い発赤調隆起を伴っている．病変の辺縁性状を加味し，肉眼型0-Is＋Ⅱa（LST-NG）とした（図1）．

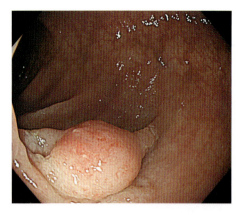

図1 ●下部消化管内視鏡検査(通常光)

A) 全体像

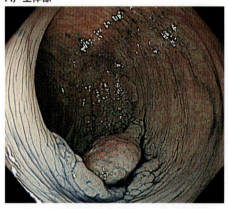

B) 平坦隆起部と発赤隆起部

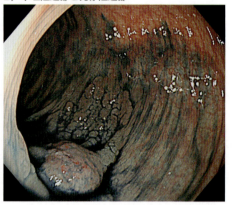

C) 口側と発赤隆起部

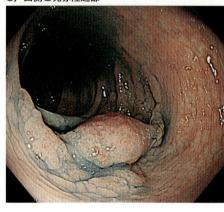

図2 ●下部消化管内視鏡検査(インジゴカルミン撒布像)

◆ インジゴカルミン撒布観察

インジゴカルミン撒布により病変の境界は明瞭となった(図2).

◆ NBI拡大観察

隆起部全体に拡張,蛇行した不整性の強い血管所見を認めた(図3).佐野分類Type 3A,JNET分類Type 2Bと判断した.

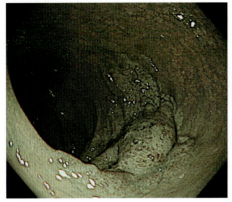

図3 ● 下部消化管内視鏡検査（NBI観察）

A）非拡大　　B）拡大

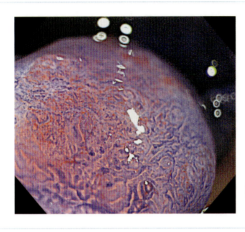

図4 ● 下部消化管内視鏡検査
（クリスタルバイオレット拡大観察）

◆ クリスタルバイオレット拡大観察

　隆起部に一致して辺縁不整で内腔狭小化を伴う不整性の強いpit patternを認めた（図4）．VI型高度不整pit pattern（VI invasive pattern）と判断し，SM高度浸潤癌と診断した．

内視鏡診断　早期大腸癌(SM高度浸潤癌)，肉眼型O-Is+IIa(LST-NG)

3. 病理診断（手術標本）

　病変辺縁部に低異型度の高分化腺癌を認め，病変中央の隆起部において高異型度高分化腺癌の粘膜下層への浸潤を認めた（図5）．

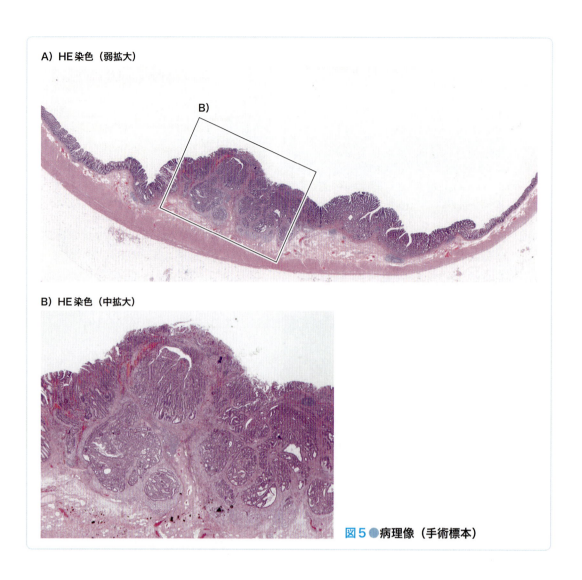

図5 ● 病理像（手術標本）

最終診断 Tubular adenocarcinoma, 0-Ⅰs+Ⅱa(LST-NG), 24×20 mm, tub1, T1b(SM：6,000μm), ly0, v0, pN0

第3章 大腸のIEE観察

3 深達度診断 ②症例 -Case 7

井出大資，玉井尚人

Case 7

【患　者】40歳代，女性

【現病歴】便潜血検査陽性の精査で前医にて下部消化管内視鏡検査を施行し，下部直腸に30 mm大のLST-Gを認め，精査加療目的で当院紹介となった．

1. 観察時の注意点

　下部直腸の病変ではスコープとの接触で出血する危険性がある．病変によっては反転操作により，関心領域の詳細な観察が可能となることもあるが，**安易な反転操作は病変からの出血を引き起こす**．出血させてしまうと十分な観察ができなくなり，注意が必要である．

　このような場合は直腸診にて肛門周囲を含めた観察を行った後，スコープを肛門から直腸内へゆっくりと挿入することが重要である．そして，**見下ろしで詳細な観察を行った後に，慎重に反転操作を試みる必要がある**．

2. 所見のとり方

◆ 通常観察

　通常観察では，伸展不良所見は認めないが，結節隆起の集簇した側方発育型腫瘍（LST）を認める（図1A）．病変内には**分葉構造の消失した発赤調の陥凹面**を認め，同部位でのSM浸潤が疑われる（図1B ➡）．

◆ NBI観察

　NBI拡大所見では，陥凹部は辺縁と比較すると，**surface patternは不整**である（図2A，B）．vessel patternは陥凹部で口径不同・不均一な分布を呈しており，JNET分類でType 2Bと考えられる（図2C）．

◆ 色素撒布観察

　インジゴカルミン撒布像では病変の境界，および陥凹面が明瞭となる（図3A）．クリスタルバイオレット染色拡大観察では**大部分の結節隆起はⅢ_L，Ⅳ型pit pattern**を呈している（図3B）．陥凹部

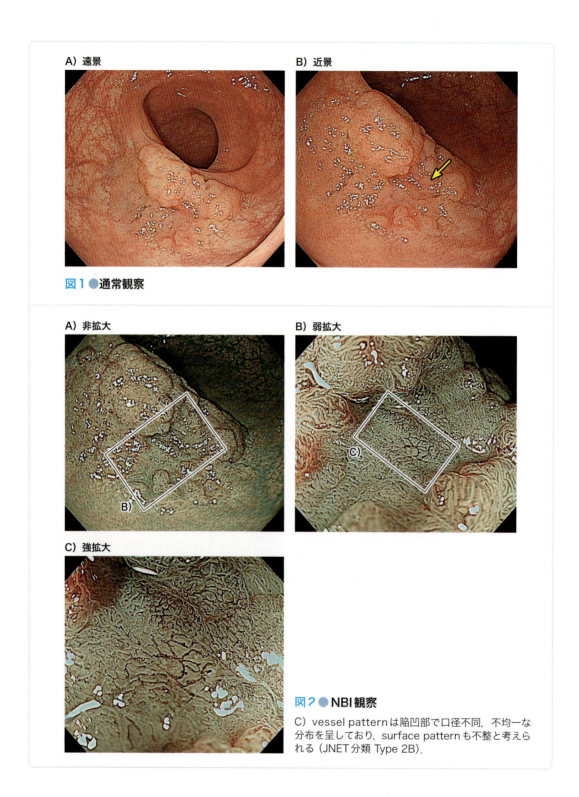

図1 ● 通常観察
A) 遠景
B) 近景

図2 ● NBI観察
A) 非拡大
B) 弱拡大
C) 強拡大
C) vessel patternは陥凹部で口径不同, 不均一な分布を呈しており, surface patternも不整と考えられる (JNET分類 Type 2B).

ではpit patternは不規則・不揃いであるが, 大部分はpit patternの破壊・荒廃所見はなく, V_I型軽度不整と考えられる. 陥凹面の一部で輪郭不明瞭なpit patternを認めるが, 領域性に乏しい (図3B, 図3C).

A）インジゴカルミン撒布　　B）クリスタルバイオレット染色

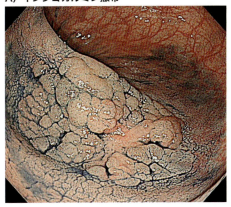
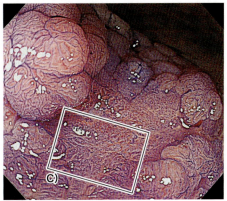

C）クリスタルバイオレット染色・拡大

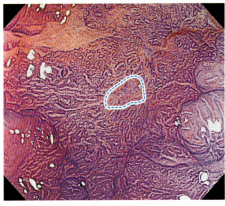

図3●色素撒布観察

C）陥凹部でpit patternは不規則，不揃いであるものの，破壊・荒廃所見はなく，V₁型軽度不整と考えられる．⚪内で輪郭不明瞭なpit patternを認めるが，領域性に乏しい．

《この症例のポイント》

①通常観察から，病変の一部に明瞭な深い陥凹面を認めており，同部位でのSM浸潤を疑って拡大観察を行う
②陥凹面の拡大観察を行う際に，NBIによるvessel pattern，surface pattern，とクリスタルバイオレットによるpit patternから総合的に深達度診断を行う
③また，陥凹面以外の領域では粘膜内の腺管構造が保たれている．病理組織像を推測しながら観察を行い，治療方針を決定する

（内視鏡診断）早期大腸癌〔cT1a(SM)癌〕

3. 病理診断

　病変の辺縁は腺腫に近い高分化型腺癌を認め，陥凹部では構造異型の強い中分化型腺癌が増生している（図4A）．陥凹部中央では粘膜筋板は保たれており，先進部はリンパ濾胞におおわれている．筋板から先進部までの距離は1,250 μmであった（図4B）．実体顕微鏡像と内視鏡像の対比を図5に示す．

A) ルーペ像

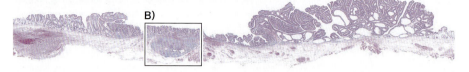

B) HE染色

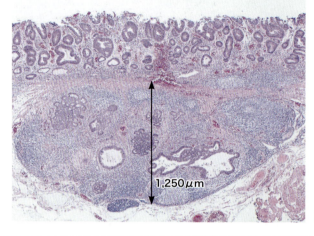

図4 ● 病理組織像

A) 実体顕微鏡像　　B) 内視鏡像

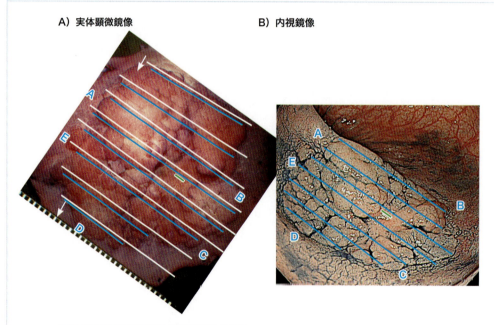

図5 ● 実体顕微鏡像と内視鏡像の対比
　　── ：粘膜内癌，── ：粘膜下癌
　　⇨ ：切り出し方向

《この症例のポイント》
粘膜内病変は保たれており，拡大観察から積極的にT1b（SM）癌を疑うことは難しい症例である．通常観察による肉眼型も加味して，総合的に深達度診断を行うことが重要である．

最終診断 Well differentiated adenocarcicoma with tubular adenoma, pT1b (SM, 1,250 μm), ly0, v0, budding; grade 1

第3章 大腸のIEE観察

3 深達度診断
②症例 – Case 8

小林俊介，坂本 琢，中島 健

Case 8

【患　者】30歳代，男性

【現病歴】便潜血検査陽性にて当院へ紹介受診された．特記すべき既往歴は認めない．下部消化管内視鏡検査を実施したところ，盲腸に腫瘍径約40 mm大の隆起性病変を認めた（図1）．

A) 全体像
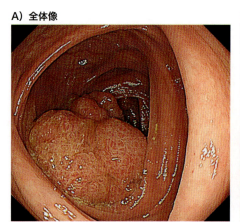

B) 腫瘍部
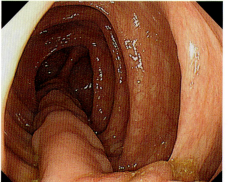

C) 茎の基部
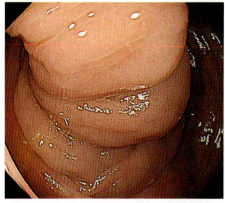

図1 ● 通常観察

1. 観察時の注意点

本症例のような巨大病変の場合，全体像の観察が困難な場合があるが，客観的に病変の情報が伝わるように複数の写真を残しておくことが望ましい．また便の付着や粘液により表面粘膜の観察が困難となることが多いが，**十分に洗浄を行い，必要に応じてプロテアーゼ溶液を使用し**粘液などの付着物を洗浄後に観察に行うことが望まれる．

2. 所見のとり方

◆ 通常観察

肝彎曲部に管腔の半分を占める隆起性病変を認める．表面構造は**分葉構造と上皮性変化を伴う**ことから，腫瘍性病変と診断できる（図1A）．腫瘍は非常に**長い茎部**を伴っており0-Ⅰp病変と診断できる（図1B）．茎部は比較的長くやや棍棒状を呈しているが，明らかな**stalk invasion**の所見は認めない．茎の基部は盲腸から発生し，虫垂孔の確認は困難であった（図1C）．

> **memo** 本邦の遡及的解析によると，有茎性病変にて腫瘍が茎部に浸潤した場合（stalk invasion）には，リンパ節転移のリスクが高い．頭部に限局し脈管浸潤なしの場合には，そのリスクは比較的低いとされている[1, 2]．

◆ NBI拡大観察

本病変は，隆起病変でvascular patternよりもsurface patternの方が認識しやすい．Surface patternからは，絨毛状あるいは乳頭状の増殖形態を示す組織構築が推測される．Vascular patternは，その被覆上皮辺縁を走行する，口径の整った微小血管が部分的に認識される（図2〇）．以上より，佐野分類Type Ⅱ，JNET分類Type 2Aと判断した（図2）．

◆ 色素拡大観察

豊富な粘液のため一部の観察のみ可能であった（図3）．インジゴカルミン撒布にてⅢ_L型pit patternが観察され（図3B〇），腺腫と診断した．

クリスタルバイオレット染色ではpit patternの辺縁に**羊歯状**（fern-like）といわれる細かな"ギザギザ"とした腺管開口部所見を認め，Ⅲ_H型pit patternと判断した（図4）．

◆ 腹部造影CT像

肝彎曲部に40 mm大の腫瘤を認める（図5A）．腫瘍は長い茎を伴い，**茎の根部は盲腸に付着**している（図5B）．MPR（multiplanar reconstruction）画像では，虫垂と思われる構造物が茎内に巻き込まれている可能性が高いと考えられた（図5C）．

以上の内視鏡的所見から明らかな深部浸潤所見はなく，内視鏡治療の適応と判断した．まず留置スネアを使用し腫瘍の基部を結紮し，その後EMRを施行した．視野の確保が不十分なため，2分割での切除となった（図6）．

内視鏡診断 Traditional serrated adenoma(TSA)

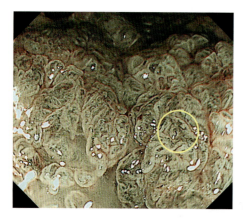

図2 ● NBI拡大観察

A）インジゴカルミン撒布

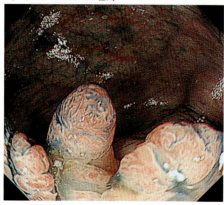

B）インジゴカルミン撒布・拡大

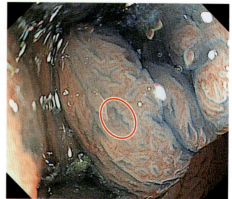

図3 ● インジゴカルミン撒布観察

A）染色像

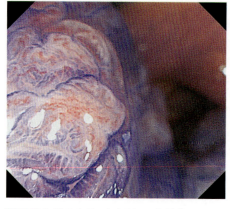

B）染色像・拡大

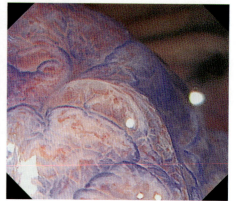

図4 ● クリスタルバイオレット染色

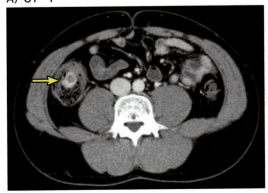
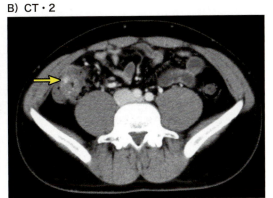
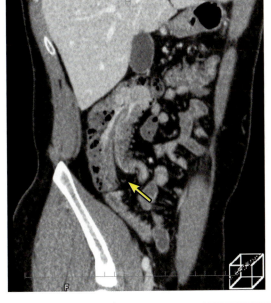

図5● 腹部造影CT
A) ➡：腫瘍の茎部
B) ➡：腫瘍の頭部
C) ➡：腫瘍全体像のCT矢状断

《観察時のポイント》
①巨大病変のため全体像の撮影は困難なため，複数枚の写真を残しておく
②クリスタルバイオレット染色拡大観察ではⅢ$_H$型のpit patternを認め，鋸歯状病変を疑った
③根本は盲腸から発生しており，CT検査にて虫垂の巻き込みの可能性も疑われた

3. 病理診断

　著明な鋸歯状の増殖を示す腫瘍を認める（図7A）．拡大するとスリット様の鋸歯状変化を認める．腫瘍細胞の核は軽度異型を示し，基底側に配列する（図7B）．

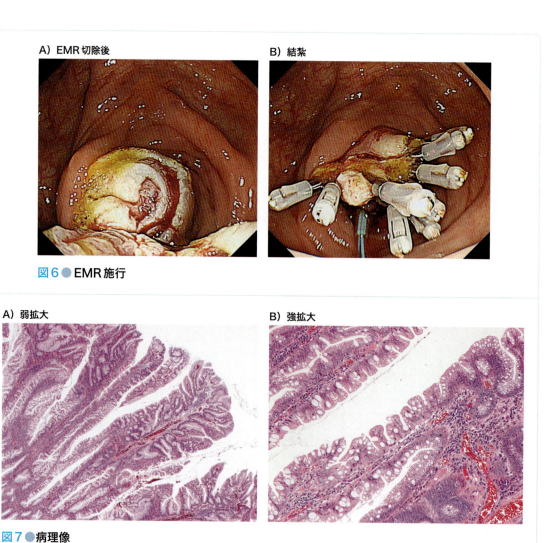

図6 ● EMR施行
A）EMR切除後
B）結紮

図7 ● 病理像
A）弱拡大
B）強拡大

最終診断　Traditional serrated adenoma（TSA）

文献
1）Matsuda T, et al：Risk of lymph node metastasis in patients with pedunculated type early invasive colorectal cancer: a retrospective multicenter study. Cancer Sci, 102：1693-1697, 2011
2）「大腸癌取扱い規約　第8版」（大腸癌研究会／編），金原出版，2013

第3章 大腸のIEE観察

4 これだけははずさない！外科手術前の精査法

関口正宇

ポイント

① 大腸癌病変が本当に外科治療適応の病変か，画像強調拡大内視鏡を用いて再度確認する
② 外科医との密な連携のもと，外科医が手術をするうえで役立つ情報を，内視鏡で評価する
③ 大腸癌病変の点墨は，同心円上・腹側に行うが，病変から離れたり広がりすぎたりしないように注意する
④ 下部直腸癌の精査においては，ヘルマン線との距離を評価し，術式選択に役立てる

はじめに

　大腸癌診療において，内視鏡医が大腸内視鏡を用いて果たすべき役割は多い．
　適切な治療方針決定のための精度の高い内視鏡診断，適応となる早期大腸癌病変に対する安全かつ効果的な内視鏡治療はいうまでもないが，それらに加え，外科手術が必要な大腸癌病変に対して，外科医が適切に手術治療を行えるように必要な評価や処置を内視鏡で手術前精査として行うことも大切な役割である．
　そこで本稿では，大腸癌患者の手術前精査として大腸内視鏡検査を行う場合のポイント・注意点を，国立がん研究センター中央病院での術前検査の方法・経験に基づいて説明する．

1. 大腸癌原発巣の評価

　まずは，術前検査として行う大腸内視鏡検査においても，大腸癌病変が**本当に外科治療適応の病変なのかどうか再度疑うこと**の大切さを強調しておきたい．一見，腫瘍径が大きく進行しているようにみえる病変でも，画像強調拡大内視鏡を用いて詳しく観察すると，じつは内視鏡治療適応の病変であることも経験される．大腸内視鏡検査歴があり大腸癌を有するとわかっている患者でも，特に自分（の病院）ではじめて行う大腸内視鏡検査においては，大腸癌病変の診断からしっかりと行う必要がある．
　次に，改めて大腸癌が外科手術の適応だと判断された場合，**腫瘍径，周在性，狭窄の有無と程度，部位，肉眼型を把握**する．進行癌の詳細な深達度診断に関しては，内視鏡による確立した診断学はなく，CTなどほかの検査モダリティーの結果も参照する．当院では，術前検査として行う大腸内視鏡検査の後は，同日にCTコロノグラフィー検査（CTC）も行い，深達度，さらには病変の部位などに関してさらに情報を得るようにしている．

2. 大腸術前マーキング（点墨・クリップ）

　現在，腹腔鏡による手術の普及に伴い，病変の部位を腹腔鏡からの観察で外科医が把握できるよ

うにすることが必要とされる機会が多い．当院では，かなり進行している腫瘍径の大きな全周性病変などで，腫瘍の同定が腹腔鏡による漿膜面からの観察で可能と自信をもっていえる場合，病変が盲腸にある場合，病変が下部直腸にあり直腸診で触知しうる場合を除き，全例**点墨**を施行することにしている．

◆ **点墨**

以下に点墨の方法を注意点とともに示す．

①まずは点墨を行う位置を決める．原則，**病変の同心円上，腹側に1（〜2）点**，点墨を行う．病変の周在性が大きいなどで同心円上に点墨を施行することが困難な場合は，当院では，病変の肛門側・腹側に点墨を行うようにしている．この際に，点墨が病変から離れすぎないように気をつける必要がある．外科医は点墨まで含めて病変を切除するが，特に直腸病変で点墨が病変から離れすぎると必要以上に肛門近くまで切除する必要が生じてしまい，患者のQOL低下を招くことになりかねない

②大腸内視鏡の鉗子チャンネルから，局注針を用いて**生理食塩水**を点墨する位置の**粘膜下層**に注入する

③注入後に膨隆の形成が確認されたら，そのまま同じ局注針に0.1〜0.2 mLの墨汁を入れ，生理食塩水で後押しをすることで，膨隆に墨汁を注入する．生理食塩水で後押しする際に，局注針の針先を膨隆に入れたまま行うと，点墨が必要以上に広がってしまうことがあるので，**いったん局注針の針先を膨隆から抜き**，局注針内の生理食塩水をある程度フラッシュし外に出した後で再度膨隆に針先を入れ，墨汁を注入するとよい

④最後に，大腸癌病変と点墨の位置がわかる写真を撮影し，点墨の手技を終了する（図1）

> **Pitfall** ちなみに，早期大腸癌病変に内視鏡治療を行ったものの，SM深部浸潤の可能性が否定できないような場合は，内視鏡治療を行ったその場で，潰瘍底近傍に点墨しておくことをお勧めする．内視鏡治療後，非治癒切除と判明した後に大腸内視鏡検査を行っていざ治療後瘢痕を探そうとすると困難なことも少なくないからである．

◆ **クリッピング**

最後に，クリッピングに関して説明する．当院では，クリッピングは，内視鏡検査後に行うCTC検査において病変部位を同定しやすくするために行う．ただし，手術適応の大腸癌病変が腸管内にある場合は，原則CTC検査でその原発巣が描出されるため，クリッピングを施行していない．

一方で，**内視鏡非治癒切除後の追加外科切除前の検査**においては，切除後瘢痕のみではCTCでわかりにくい可能性があるため，**瘢痕の両脇にクリップをうつ**ようにしている．

3. 下部直腸癌の精査における注意点

下部直腸癌では病変の位置により術式が変わってくるため，内視鏡医にはその部位情報を内視鏡で正確に判断し外科医に適切に伝える役割が求められる．

では，具体的に，どのような点に注目して，病変部位を評価すればよいだろうか．それを知るためには，はじめに，術式と解剖に関して，最低限以下に記す事項を理解しておく必要がある．

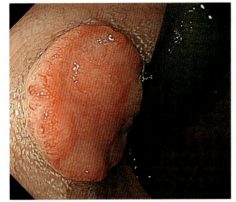
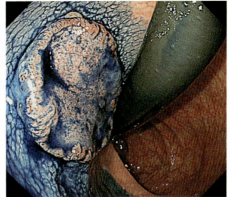
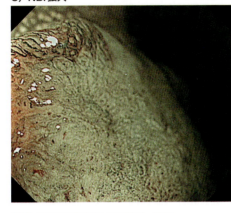
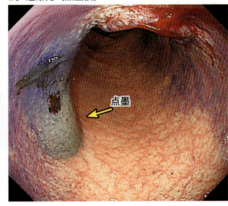

図1 ● 直腸癌病変の観察と点墨
A～C) 直腸Raに病変を認めるが, 順方向での観察が困難なため, スコープを反転させ観察した. 25 mm大, 0-Ⅱa＋Ⅱc型, 深達度T1bの早期大腸癌と診断.
D) 手術適応病変と判断し, 点墨 (⇒) を病変の同心円状・腹側に施行. 特に直腸Raに存在する病変であり, 点墨が必要以上に広がりすぎないように注意が必要である.

◆ 低位前方切除術 (LAR) の意義

　下部直腸癌の手術治療において, 特に重要な評価項目として, 肛門括約筋を温存する**低位前方切除術** (low anterior resection：LAR) が施行可能かどうかという事項があげられる. それは, 肛門括約筋を温存できるかどうかが, 患者の排便機能, QOLに直結するからである.

◆ LARが施行可能な条件とは

　では, 病変位置に関して, LARが施行可能な条件は何であろうか. 下部直腸癌 (cStage 0～Ⅲ) の外科的切除に際しては, 病変から2 cm以上離して肛門側を切除するように推奨されている[1]. それゆえ, **肛門括約筋の上縁から2 cm以上口側に病変があるかどうか**が, LAR施行可能かどうかの必要条件となる.

◆ 肛門括約筋上縁の目印

　では, 内視鏡でみたときに, 肛門括約筋上縁はどこを目印にすればよいだろうか. 肛門括約筋上

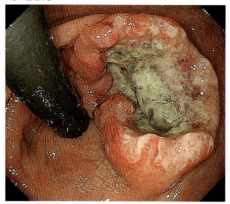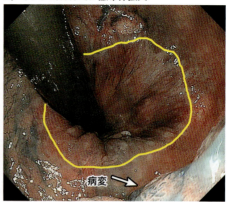

図2 ● 下部直腸癌とヘルマン線（反転観察）
A）直腸Rbに存在する2型進行直腸癌症例．
B）しっかりと送気し，病変肛門側に近接して観察することで，病変とヘルマン線（━━）の位置関係を評価している．

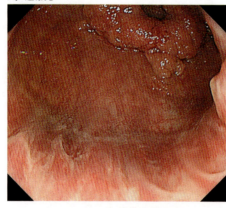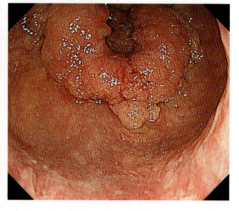

図3 ● 順方向での下部直腸癌の観察
直腸Rbの進行直腸癌症例．2型進行癌を主体とし，肛門側には隆起・平坦隆起性成分が連続している．スコープをしっかりと送気しつつゆっくり挿入することで，順方向で病変と肛門との位置関係を明らかにしている．

縁に一致するラインとして，歯状線より口側にある**ヘルマン線**（図2）があり，そこを目印とするとよい．病変がヘルマン線よりどれくらいの距離にあるのか，ヘルマン線より2cm以上離れているのかどうかを評価することが望まれる．

しかし，内視鏡ではヘルマン線が同定困難なこともあり，その際はしっかりと内視鏡写真を撮影したうえで，歯状線や肛門縁からの距離を報告するとよい．病変の肛門との位置関係を示す内視鏡写真としては，反転写真に加え，しっかりと送気したうえで順方向から撮影した写真も，外科医にとっては有用になりうる（図3）．

4. 大腸癌精査時に同時にみつかった大腸ポリープの扱い

　大腸癌精査時に，病変部位以外に大腸ポリープを認めることがあるが，どのように対処するのがよいだろうか．癌の可能性がある病変や大きな腫瘍性ポリープなどは摘除が望まれるが，手術後にもサーベイランスで内視鏡検査が行われることを考慮すると，**状況によっては小さな良性ポリープは，サーベイランス内視鏡時に対応する**ことも許容される．

　また，大腸癌の**手術切除範囲内**に入ると考えられる位置に存在するポリープについては内視鏡での**摘除は不要**である．その位置の目安としては，大腸癌病変の手術における切除長を考慮すると，結腸癌では病変の口側・肛門側おのおの10 cmの範囲内，直腸RS・Ra癌では3 cmの範囲内，直腸Rb癌では2 cmの範囲内となる[1]．ちなみにその目安で考えて，ちょうど吻合部にかかりそうな部位にポリープがある場合は，手術時にそのポリープを吻合部に巻き込まないように，術前精査時に内視鏡で摘除することが必要となる．その際には，ポリープ摘除後にクリップをかけてはならない．クリップがあると，手術において自動吻合器で吻合する際，クリップを巻き込み，縫合不全が起こる危険が生じるからである．

5. 大腸癌病変が狭窄をきたしている場合の口側腸管の評価方法

　大腸癌病変が狭窄をきたしている場合，まずは狭窄の程度を評価する．狭窄の程度の評価においては，**内視鏡スコープが通過可能かどうか**も有用な情報である．そして，スコープが通過可能な場合は，そのまま口側にスコープをすすめ，全大腸を観察し，主病変以外に治療を要する病変がないか評価を行う．

　一方で，スコープが通過できない場合は，それより口側腸管はCTCなどのほかの検査モダリティーを用いて評価する．ただし，最近では，PCF-PQ260L（径 9.2 mm，オリンパス社）のような細径で柔らかい大腸内視鏡スコープも登場しており，それを活用するのもよい方法である．実際に当院では，CF-H260AZI（径 13.6 mm，オリンパス社）やPCF-Q260AZI（径 11.7 mm，オリンパス社）で狭窄部の通過が困難な場合には，スコープをPCF-PQ260Lに変更し，狭窄部を通過させたうえで病変より口側腸管を評価している．

おわりに

　以上，当院での経験に基づき，術前精査における大腸内視鏡検査について記載した．もちろん，施設，外科医によって術前内視鏡に求めるものが本稿の説明とは異なる可能性もある．ぜひとも，各施設で，外科医との密な連携・協力のもと，ベストの術前内視鏡検査を追及していただきたい．

文献
1) 「大腸癌治療ガイドライン 医師用 2014年版」（大腸癌研究会/編），金原出版，2014

第3章 大腸のIEE観察

5 検査レポートの書き方

坂本 琢

ポイント
① 検査レポートは，記載者以外の医師がみた際によく理解できるように常に配慮する
② 大腸内視鏡検査では，盲腸到達時間や前処置の状況，患者苦痛度などの背景についても記載する
③ 疾患個々の所見を記述する際には，診断基準などに使用されている共通語を使用するように心がける

はじめに

　検査レポートは被験者の腸管内の状況を正確に記載し，かつ誰が閲覧しても同じように理解できるものでなければならない．さらに，画像がなくても，どのような病変であるのか想起できるようなものである必要がある．そのためには所見に対する用語を的確に使わねばならない．細かな用語については，「胃と腸」用語集に詳細に記載されているため，それを参考にしていただくとして[1]，本稿では大腸内視鏡検査レポートに最低限何を記載するべきか述べることにする．

1. 患者情報

　まず「誰の」レポートであるかを明確にする．**氏名，年齢，性別，施設ID**は必須である．これらの項目に記載・入力ミスがあると，重大なインシデントにつながることがあることを忘れてはならない．昨今は多くの医療施設でファイリングシステムが導入され，臨床研究の効率化がなされており，患者情報を間違えるとデータ集積の結果が根底から崩れてしまう恐れがある．

2. 検査情報

　当院では全大腸内視鏡検査時には，「**盲腸到達時間**」「**患者苦痛度（3段階）**」「**使用薬剤**」および「**使用スコープ**」を必ず記載している．
　例えば，挿入困難例の内視鏡治療後サーベイランスを行う際，前回検査時の情報があれば，「事前に挿入性のよいスコープを準備する」，「バルーン内視鏡を使用する」，あるいは「カプセル内視鏡やCTコロノグラフィーを大腸内視鏡に代用させる」などの手段を講じることができる．さらに，鎮静・鎮痛薬の使用状況も確認でき，適切な薬剤選択がしやすくなる．最も重要なのは，このような情報を生かし検査時の患者苦痛を可能な限りなくし，「もう受けたくない」検査にしないことである．
　大腸内視鏡検査のquality indicatorの1つである「**腸管洗浄度**」についても必ず記載する．腸管洗浄度の指標は，Aronchick scale, Ottawa scale, Boston bowel preparation scaleがあるので，原文を参考にしていただきたい[2]．

3. 病変情報

病変が発見された際には，**部位・大きさ・形（腫瘍性病変であれば肉眼型）・色調**などが記載すべき基本情報になる．

◆ 部位

大腸は，結腸（盲腸，上行結腸，横行結腸，下行結腸，S状結腸）と直腸（直腸S状部，上部直腸，下部直腸）に分けられる．また，虫垂および肛門管は大腸と区別して扱われる．

盲腸および**上行結腸**はBauhin弁や虫垂開口部を視認することで確実に理解できる．**横行結腸**は，肝彎曲部から脾彎曲部に至る部位だが，腸間膜を有し可動性がある．脾彎曲部は，腸管内容液の貯留や隣接臓器（脾臓）がわずかに透見あるいは心拍動が強く伝わることから認識でき，それより肛門側の直線的な部分が**下行結腸**である．**S状結腸**に入ると，短縮して挿入していれば，ヒダとヒダが重なるように近接している．また，横行結腸と同様に可動性があるため，送気により観察条件が大きく変わることがある．**直腸S状部**あるいは**直腸**の認識は容易であろう．直腸は，さらに上・下部直腸の区別が必要で，中Houston弁によって分けられる．

◆ 大きさ

病変径を正確に把握するには，比較対象となるデバイス（スネアや鉗子など）を用いるとよい．慣れれば，それらがなくてもおおむね正確な大きさを目算することができる．10 mmを1つの目安として認識できるように訓練するとよい．

◆ 肉眼型

腫瘍性病変の記載については，大腸癌取り扱い規約に記載されている[3]．このなかで特に注意が必要な部分を下記にまとめる．

- 隆起型（I）は，有茎性（Ip），亜有茎性（Isp），無茎生（Is）に分けられる．有茎性病変と偽茎と混同しないように注意書きがあるものの，その線引きは必ずしも明確ではない．一方，早期癌の根治度判定において，有茎性病変はその他の病変と異なる尺度での評価が有用である．その肉眼型判定は内視鏡に依存するため，内視鏡施行医がIpとするか否かは病理診断上も非常に重要な情報となる
- 表面隆起型（IIa）は表面平滑な扁平隆起病変と記載されている．しかし，無茎性病変とすべきか，表面平坦型とすべきか悩むことがある．The paris endoscopic classificationでは，閉じた状態の生検鉗子（2.5 mm）と比較して明らかに丈が高い場合に0-Is（sessile），低い場合を0-IIa（elevated）と図示されており，客観的指標として参考になるかもしれない[4]
- 混合型について記載する際には，面積の広い病変を先に記載し「+」でつなぐ．すなわち，laterally spreading tumor（LST），granular typeのうち結節混在型では，隆起成分の広さによって，0-Is+IIaと0-IIa+Isの表記がある
- 肉眼型分類は病理組織学的検索の結果によって変更しない．すなわち，肉眼型が0型の場合に，pT2以深癌であってもかまわない

炎症性腸疾患においても，どのような形態異常がどのように分布しているのかという情報が，その鑑別に有用である．表1，2に「胃と腸用語集」にあげられている炎症性疾患についての情報を，大まかにまとめた[1]．個々の所見については，ある程度共通のキーワードがあり，それらを用いて表記することで，内視鏡所見にもとづく鑑別疾患があげられる．

表1 ● 非腫瘍性病変の内視鏡所見・1

	好発部位	所見	補足
腸管Behçet病/単純性潰瘍	回盲部	周堤を有する境界明瞭な類円形ないし不整形の大きな下掘れ潰瘍	腸管膜付着対側の小腸・大腸にも小さな打ち抜き様の小潰瘍
虚血性腸炎	下行・S状結腸	急性期：縦走する白苔（縦走潰瘍）と周囲の発赤 慢性期：正常〜縦走潰瘍瘢痕（一過性型），管腔狭小化，縦走潰瘍瘢痕（狭窄型）	区域性病変
潰瘍性大腸炎	-	軽度：血管透見消失，粘膜細顆粒状，発赤，小黄色点など 中等度：粘膜粗糙，びらん，小潰瘍，易出血性（接触出血），粘血膿性分泌物付着など 高度：広範な潰瘍，著明な自然出血など	直腸から連続性/びまん性 〔カンピロバクター・サルモネラが類似（非連続性）〕
Crohn病	-	縦列傾向を呈するアフタ様潰瘍や不整形潰瘍，縦走潰瘍，敷石様外観	縦列傾向（エルシニア腸炎が類似）
NSAID起因性腸病変	潰瘍型：回盲部	潰瘍型：回盲部付近に多発する境界明瞭な潰瘍	基本的には非特異的 服薬歴の確認と臨床経過，ほかの炎症性疾患との鑑別が必要
特発性腸間膜静脈硬化症（図1）	右半結腸に強い所見	暗青〜赤色あるいは褐色などの色調変化 浮腫や狭窄，びらん・潰瘍，血管透見像の消失などを伴うことがある	X線検査による石灰化所見
アメーバ性大腸炎（図2）	直腸，盲腸	たこいぼ様びらん・潰瘍/自然出血/周囲に紅暈を伴う多発びらん・潰瘍 偽膜を伴う潰瘍や巨大潰瘍	生検は白苔を含める
Microscopic colitis（図3）	-	正常〜発赤，浮腫，毛細血管の増生，粘膜の顆粒状変化などの軽微な所見 縦走潰瘍（"mucosal tears"，"linear mucosal defect"，"cat scratch colon"）	細長い粘膜が裂けたような形態 境界明瞭かつ潰瘍辺縁の浮腫や発赤に乏しい開放性潰瘍

◆ 色調

腫瘍性病変の質的・量的診断を表記するうえでは必須である．**発赤調**，**白色調**あるいは**褪色調**といった表記がされることが多い．

前二者は単純に認識した色調をそのまま表現すればよいのだが，褪色調というのが説明しにくい．褪色は色あせることを意味するため，病変周囲の非腫瘍性粘膜（正常粘膜）と比較して「薄い」というイメージが最も近いだろう．なお，大腸腫瘍の組織学的heterogeneityを考慮すれば，1つの病変で複数の色調を呈することがある．

◆ その他

腫瘍性病変の質的・量的診断をするうえで必要な細項目がいくつかあるので，それらを列記する．

- 緊満感，内視鏡的硬さ，凹凸不整などは病変全体像を観察した際に得られる所見である．また，病変周囲の性状にも着目する必要があり，ヒダ集中，引きつれ，粘膜下腫瘍様の立ち上がりなどが該当する．また，粘液の付着状況や易出血性についても気づくことがあれば表記する
- 病変の表面性状についても記載する．具体的には粗大結節の有無，陥凹局面の有無，陥凹内隆起の有無などであるこれらはcT1b癌を疑う重要な所見であり，拡大内視鏡を用いた診断の関心領域となる
- 腫瘍性病変の深達度診断では，空気変形や試験的粘膜下局注によるnon-lifting signの有無も手掛かりになりうる

表2 ●非腫瘍性病変の内視鏡所見・2

	好発部位	所見	補足
クラミジア直腸炎	下部直腸	イクラ状粘膜（均一な白色調半球状小隆起性病変の集簇）	
サイトメガロウイルス感染性腸炎	ー	地図状あるいは打ち抜き様潰瘍 発赤，縦走潰瘍，アフタ様びらんなど	病理学的に核内封入体や巨細胞を確認
C. difficile 腸炎（偽膜性腸炎）	S状結腸，直腸	半球状の多発する黄白調隆起	非偽膜性は特異的な所見はなく，内視鏡所見での診断は困難
GVHD関連腸炎	終末回腸，深部結腸	血管透見低下，発赤，浮腫，びらん，潰瘍，出血，"orange peel"所見	病理組織にてリンパ球浸潤を伴う上皮細胞のアポトーシス
宿便性潰瘍	直腸，S状結腸	単発ないし多発の類円形ないし不整形潰瘍	通常，歯状線近傍には発生しない， 長期臥床中の高齢者に好発
急性出血性直腸潰瘍	歯状線に接するかその近傍，下部直腸	不整形，地図状，輪状あるいは全周性 多発・単発性	長期臥床中の高齢者に好発
放射線性腸炎（図4）	放射線照射部位	新生毛細血管の拡張，易出血性，灰色の粘着性痂皮状白苔を有する潰瘍	ー
食中毒	ー	・カンピロバクター，サルモネラ，赤痢菌など（組織侵入型）：浮腫，粘膜内，出血，びらんなど ・エルシニア，チフス菌（組織侵入型）：Peyer板や孤立リンパ小節に潰瘍やびらん ・腸管出血性大腸菌，腸炎ビブリオなど（毒素産生型）：粘膜傷害は軽く浮腫，発赤が主体	ー
志賀毒素産生性大腸菌感染症	右側結腸	著しい浮腫による管腔の狭小化，発赤，びらん，易出血性粘膜	右側結腸から左側結腸に向かって炎症所見は漸減

4. 拡大内視鏡所見

拡大内視鏡観察は，腫瘍・非腫瘍の鑑別および深達度診断をより高い精度に行い，かつ確信度を高める診断ツールである．実臨床では，pit pattern 観察やNBIなどの画像強調観察（IEE）を用いた vascular/ surface pattern の評価がなされている．

◆ pit pattern観察

現状では最も信頼性の高い診断法である．その所見は工藤らによりⅠ，Ⅱ，Ⅲ$_S$，Ⅲ$_L$，Ⅳ，V$_I$（軽度・高度不整），V$_N$型を基本とした分類が提唱された[5]．個々の所見は，本稿の各論に提示されているため，それを参考にしていただきたい．

臨床的には内視鏡治療適応病変と外科的治療適応病変に分けることが重要であり，藤井らにより拡大内視鏡による臨床分類が提示された[6,7]．これは，領域性を有するV$_I$型（高度不整）pit patternをinvasive pattern，すなわちcT1b以深の浸潤癌と判断し外科的治療適応，それ以外の腫瘍性病変はnon-invasive pattern とし内視鏡治療適応とするものである．

Pit pattern観察を行った際には，基本的に工藤らの分類に沿って表記するが，臨床分類についても付記することは問題なく，"V$_I$型高度不整（invasive pattern）"のように付記する．

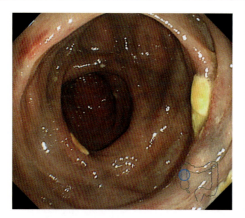

図1●静脈硬化性腸炎

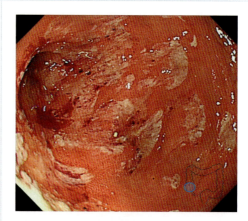

図2●アメーバ性大腸炎

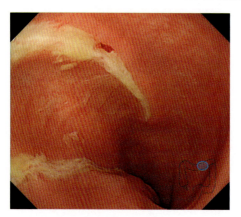

図3●Microscopic colitis (Collagenous colitis)

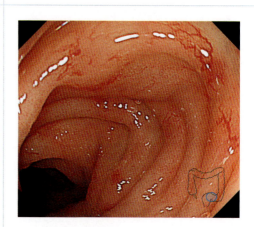

図4●放射線性腸炎

◆ IEE観察

　IEEは簡便性に優れるツールで，質・量的診断能についてもpit pattern観察に近い診断精度を有する．しかし，比較的新しい診断ツールゆえに，確信度はpit pattern診断には劣ると考えられる．個々の症例の読影については，pit patternと同様に各論で詳細な説明があるために割愛する．

　所見表現はNBI拡大分類が使用されてきた．佐野分類，広島分類，昭和分類，慈恵分類などの分類が適用されていたが，近年，大腸拡大NBI統一分類として「JNET分類」が提唱され，世界的にも発信されつつある[8]（**序章-2-③参照**）．同分類については，validation studyが今後予定されているものの，NBI拡大所見を述べる際の統一言語となるもので，検査レポート上は佐野分類などのみでなく，**必ずJNET分類でも記載をしておくべきである**．

　IEEについては国際的にもその有用性が認知されている．欧米では，腫瘍・非腫瘍の鑑別に活用され，Resect and discard strategyに応用されている．しかし，これはPIVI statement内にも述べられているが，一定以上の経験を有する内視鏡医が高確信度で診断されたものに限定されるべきとされる[9]．よって，拡大観察（特にIEE）による所見に対しては，単に個々の所見が分類のどれに該当するかの判断のみならず，**確信度（低あるいは高）についても記載しておくのが望ましい**．

おわりに

以上，検査レポートの書き方について腫瘍性病変を中心に述べた．IEEについては，いまもって活発な議論がなされているところであるため，「なぜそのように考えたのか？」という自らの思考過程もコメントとして付記しておくことが診断学の向上につながるものと考えられる．

文献

1) 「胃と腸増刊 胃と腸用語集」(医学書院/編), 医学書院, 2012
2) Parmar R, et al：Validated Scales for Colon Cleansing: A Systematic Review. Am J Gastroenterol, 111：197-204；quiz 205, 2016
3) 「大腸癌取扱い規約 第8版」(大腸癌研究会/編), 金原出版, 2013
4) Participants in the Paris Workshop：The Paris endoscopic classification of superficial neoplastic lesions: esophagus, stomach, and colon: November 30 to December 1, 2002. Gastrointest Endosc, 58 (6 Suppl)：S3-43, 2003
5) 山野泰穂, 他：拡大内視鏡による早期大腸癌の深達度診断. 胃と腸, 36：759-768, 2001
6) 藤井隆広, 他：早期大腸癌の深達度診断におけるEUSと拡大内視鏡位置づけ—拡大内視鏡を重要視する立場から. 胃と腸, 36：817-27, 2001
7) Matsuda T, et al：Efficacy of the invasive/non-invasive pattern by magnifying chromoendoscopy to estimate the depth of invasion of early colorectal neoplasms. Am J Gastroenterol, 103：2700-2706, 2008
8) 佐野 寧, 他：The Japan NBI Expert Team (JNET) 大腸拡大Narrow Band Imaging (NIB) 分類. INTESTINE, 19：5-13, 2015
9) Abu Dayyeh BK, et al：ASGE Technology Committee systematic review and meta-analysis assessing the ASGE PIVI thresholds for adopting real-time endoscopic assessment of the histology of diminutive colorectal polyps. Gastrointest Endosc, 81：502.e1-502.e16, 2015

索引 Index

数 字

- 2型腫瘍 157
- 2型進行胃癌 158
- 3型腫瘍 159
- 3型進行胃癌 160
- 4型進行胃癌 167, 173

欧 文

A〜C

- AFI 11, 191, 222
- AVA 14, 17, 57
- avascular area 17
- Barrett食道 84
- Barrett食道腺癌 81, 87
- Barrett粘膜 80
- BLI 11
- brownish area 14
- corkscrew pattern 111, 139, 143

D〜F

- dark spot 203
- dense pattern 218
- diffuse large B-cell lymphoma 148, 163
- DLBCL 148, 163, 170
- Ectopic gastric mucosa 49
- EGJ 80
- esophagogastric junction 80
- EUS 77, 85, 129, 132, 144
- FICE 10
- fine network pattern 124
- fundicgland type adenocarcinoma 136

G〜J

- Granular cell tumor 52
- Hemangioma 49
- HGIN 14
- human papillomavirus 49
- hyperplastic polyp 223
- IEE 13
- intraepithelial neoplasia 49
- intra-epithelial papillary capillary loop 48
- IPCL 48, 57, 62
- IR/SD 77
- i-scan 10
- JNET分類 28

L〜N

- LBC 23, 109, 114
- LCI 11
- LGIN 14
- light blue crest 23, 109, 114
- long segment Barrett's esophagus 84
- Low grade intraepithelial neoplasia 61
- LSBE 84
- LST 12, 259
- LST-G 259
- LST-NG 245, 255
- MALTリンパ腫 148, 150, 163
- Melanosis 50
- MESDA-G 20
- meshed capillary vessel 218
- M-NBI 20
- MS pattern 22
- mucosa associated lymphoid tissue 148, 163
- mucosal break 54
- MV pattern 22
- NBI 11
- NBI拡大観察 102
- NBI併用拡大内視鏡 20
- NICE分類 28

non-traumatic tube ······ 194, 246

NT-tube ······ 194

O〜S

O-ring sign ······ 234

Papillary adenocarcinoma in the Barrett's esophagus ······ 87

Papilloma ······ 49

Paris classification ······ 56

pink-color sign ······ 38, 46, 49

primary lesion ······ 167, 173

pseudo-depressed type ······ 245, 255

Rastogi 分類 ······ 28

SCC ······ 38

sessile serrated adenoma/polyp ······ 214, 222

SM 高度浸潤癌 ······ 257

SM 浸潤 ······ 70, 129, 259

Squamous cell carcinoma ······ 38, 64, 69, 75, 79

Squamous intraepithelial neoplasia ······ 60

SSA/P ······ 203, 204, 213, 222, 225

SSA/P 関連 SM 軽度浸潤癌 ······ 213

SSIV ······ 15

stalk invasion ······ 265

surface pattern ······ 30, 197, 222, 226

S状結腸 ······ 250

T〜W

traditional serrated adenoma ······ 221, 265

TSA ······ 205, 206, 220, 265

Tubular adenocarcinoma ······ 83, 217, 240, 243, 248, 254, 258

Tubular adenoma ······ 211, 236, 263

Type R 血管 ······ 14

VEC ······ 109, 129

vessel pattern ······ 30, 197, 226

vessel plus surface classification system ······ 20

vessels within epithelial circle ······ 109, 129

VSCS ······ 20

WGA ······ 109

white globe appearance ······ 109

white opaque substance ······ 23, 24, 109

WOS ······ 23, 24, 109

和文

あ行

悪性黒色腫 ······ 50

網目状模様 ······ 198

有馬分類 ······ 15, 17

胃 MALT リンパ腫 ······ 148

胃悪性リンパ腫 ······ 164

胃潰瘍 ······ 162

萎縮性胃炎 ······ 101

異所性胃粘膜 ······ 49, 51

異所性皮脂腺 ······ 54, 55

胃底腺型胃癌 ······ 134

井上分類 ······ 15, 16

印環細胞癌 ······ 145

咽・喉頭癌 ······ 34

咽頭 ······ 34

炎症 ······ 52, 54, 60

炎症性ポリープ ······ 54, 56

か行

拡大内視鏡分類 ······ 14

拡張蛇行血管 ······ 203

過形成性ポリープ ······ 200, 202, 223

画像強調観察 ······ 10

下部直腸癌 ······ 270

顆粒細胞腫 ······ 52, 53

管状模様 ······ 198

偽陥凹 ······ 255

狭窄 ······ 90, 273

巨大病変 ······ 265

クリッピング ······ 270

外科手術 …………………… 269	スケッチ …………………… 184	点墨 ………………………… 270
血管間背景粘膜色調 ……… 14	生検 ………………………… 184	
血管腫 ……………………… 49	精査 ………………………… 269	## な行
喉頭 ………………………… 34	セデーション ……………… 35	内視鏡治療後狭窄 ………… 90
高分化腺癌 ………………… 257	腺腫 …………………… 199, 209	内視鏡的バルーン拡張術 … 90
	腺腫内癌 ……………… 200, 201	肉眼型診断 ………………… 41
## さ行	洗浄 …………… 103, 193, 194	乳頭腫 …………………… 49, 51
酢酸撒布 …………………… 49	前処置 ……………………… 96	粘膜 ………………………… 193
佐野分類 …………………… 28	先端フード ………………… 102	粘膜下層軽度浸潤癌 ……… 238
色素法 ……………… 10, 13, 49	腺房 ………………………… 55	粘膜内癌
色調 ………………………… 190	早期胃癌 ……… 119, 145, 179	…… 81, 114, 119, 234, 238, 242
慈恵分類 …………………… 28	早期大腸癌	
昭和（北部）分類 ………… 28	…… 234, 238, 242, 247, 252,	## は行
若年性ポリープ ……… 205, 207	257, 261	白色不透明物質 …………… 23
術前検査 …………………… 269	側方発育型腫瘍 …………… 259	範囲診断 ……………… 41, 152
消泡 …………………… 37, 96	側方範囲診断 ……………… 152	光デジタル法 ……… 11, 13, 49
食道胃接合部 ……………… 80	狙撃生検 …………………… 46	微小血管構築像 …………… 22
食道学会分類 …………… 16, 88	存在診断 …………………… 96	非ホジキンリンパ腫 ……… 163
食道癌 ……………………… 38		表在型食道癌 ……………… 73
食道早期癌 ………………… 66	## た行	表層拡大病変 ……………… 90
食道扁平上皮癌 …………… 63	体位 ………………………… 35	病変の検出 ………………… 41
食道扁平上皮内腫瘍 ……… 60	大腸鋸歯状病変 …………… 222	表面微細構造 ……………… 22
深達度診断 ………………… 55	大腸ポリープ ……………… 273	広島分類 …………………… 28
診断アルゴリズム ………… 20	治癒切除 …………………… 181	フラッシング反応 ………… 48
水浸法 ……………………… 103	腸管内容液 ………………… 190	プロナーゼ ……………… 96, 194
水洗 …………………… 38, 41	低異型度管状腺腫 ………… 209	分化型胃癌 …………… 101, 109
スカート所見 ……………… 212	適応拡大治癒切除 ………… 181	分化型腺癌 ……… 124, 129, 155
	デジタル法 ………… 10, 13, 49	分化型早期胃癌 …………… 114

扁平上皮癌 …………… 38, 69, 78

ま行

マントル細胞リンパ腫 ………… 163

未分化型胃癌
……………… 101, 111, 140, 145

メラノーシス ………… 34, 50, 52

毛羽様濃染像 ………………… 53

や行

有棘細胞層 ………………… 49

ヨード染色 …………… 38, 49

ら行

良性びらん ………………… 117

リンパ節転移 ………… 90, 177

ループ様血管 ………………… 14

濾胞性リンパ腫 ……………… 163

執筆者一覧

監修
田尻　久雄　日本消化器内視鏡学会理事長／東京慈恵会医科大学 先進内視鏡治療研究講座

編集
斎藤　　豊　国立がん研究センター中央病院 内視鏡科
炭山　和毅　東京慈恵会医科大学 内視鏡科

執筆者（掲載順）

氏名	所属	氏名	所属
田尻　久雄	日本消化器内視鏡学会理事長／東京慈恵会医科大学 先進内視鏡治療研究講座	加藤　正之	東京慈恵会医科大学葛飾医療センター 内視鏡部
斎藤　　豊	国立がん研究センター中央病院 内視鏡科	岸田　圭弘	静岡県立静岡がんセンター 内視鏡科
炭山　和毅	東京慈恵会医科大学 内視鏡科	滝沢　耕平	静岡県立静岡がんセンター 内視鏡科
郷田　憲一	東京慈恵会医科大学 内視鏡科	村井　克行	静岡県立静岡がんセンター 内視鏡科
土橋　　昭	東京慈恵会医科大学 内視鏡科	阿部　孝広	東京慈恵会医科大学葛飾医療センター 内視鏡部
土山　寿志	石川県立中央病院 消化器内科	玉井　尚人	東京慈恵会医科大学 内視鏡科
廣岡　信一	東京慈恵会医科大学附属病院 病理部	山田　真善	国立がん研究センター中央病院 内視鏡科
古橋　広人	東京慈恵会医科大学 内視鏡科	猪又　寛子	東京慈恵会医科大学 内視鏡科
原　　裕子	東京慈恵会医科大学 内視鏡科	関口　雅則	伊勢崎市民病院 内科
吉永　繁高	国立がん研究センター中央病院 内視鏡科	紺田　健一	昭和大学病院 消化器内科
田中　優作	国立がん研究センター中央病院 内視鏡科	坂本　　琢	国立がん研究センター中央病院 内視鏡科
関根　茂樹	国立がん研究センター中央病院 病理科	中尾　　裕	東京慈恵会医科大学 消化器・肝臓内科
桑原　洋紀	国立がん研究センター中央病院 内視鏡科	高丸　博之	国立がん研究センター中央病院 内視鏡科
野中　　哲	国立がん研究センター中央病院 内視鏡科	居軒　和也	国立がん研究センター中央病院 内視鏡科
小田　一郎	国立がん研究センター中央病院 内視鏡科	井出　大資	東京慈恵会医科大学 消化器・肝臓内科
阿部清一郎	国立がん研究センター中央病院 内視鏡科	蓑田　洋介	国立がん研究センター中央病院 内視鏡科
小林　雅邦	東京慈恵会医科大学 内視鏡科	松田　尚久	国立がん研究センター中央病院 検診センター／内視鏡科
堀内　英華	東京慈恵会医科大学 内視鏡科	小林　俊介	国立がん研究センター中央病院 内視鏡科
樺　　俊介	東京慈恵会医科大学 内視鏡科	中島　　健	国立がん研究センター中央病院 内視鏡科
松井　寛昌	東京慈恵会医科大学 内視鏡科	関口　正宇	国立がん研究センター中央病院 内視鏡科
川原　洋輔	東京慈恵会医科大学葛飾医療センター 内視鏡部		

医学とバイオサイエンスの 羊土社

羊土社 臨床医学系書籍ページ　www.yodosha.co.jp/medical/

- 羊土社では，診療技術向上に役立つ様々なマニュアル書から臨床現場ですぐに役立つ書籍，また基礎医学の書籍まで，幅広い医学書を出版しています．
- 羊土社のWEBサイト"羊土社 臨床医学系書籍ページ"は，診療科別分類のほか目的別分類を設けるなど書籍が探しやすいよう工夫しております．また，書籍の内容見本・目次などもご覧いただけます．ぜひご活用ください．

▼メールマガジン「羊土社メディカルON-LINE」にご登録ください▼

- メディカルON-LINE (MOL) では，羊土社の新刊情報をはじめ，お得なキャンペーン，学会・フェア情報など皆様に役立つ情報をいち早くお届けしています．
- 登録・配信は無料です．登録は，上記の"羊土社 臨床医学系書籍ページ"からお願いいたします．

見えないものが観えてくる！
画像強調内視鏡の診断ロジック

2016年11月15日 第1刷発行	監　修	田尻久雄
	編　集	斎藤 豊，炭山和毅
	発行人	一戸裕子
	発行所	株式会社 羊 土 社
		〒101-0052
		東京都千代田区神田小川町2-5-1
		TEL　03 (5282) 1211
		FAX　03 (5282) 1212
		E-mail　eigyo@yodosha.co.jp
		URL　www.yodosha.co.jp/
ⓒ YODOSHA CO., LTD. 2016 Printed in Japan	装　幀	関原直子
ISBN978-4-7581-1062-4	印刷所	永和印刷株式会社

本書に掲載する著作物の複製権，上映権，譲渡権，公衆送信権（送信可能化権を含む）は（株）羊土社が保有します．
本書を無断で複製する行為（コピー，スキャン，デジタルデータ化など）は，著作権法上での限られた例外（「私的使用のための複製」など）を除き禁じられています．研究活動，診療を含み業務上使用する目的で上記の行為を行うことは大学，病院，企業などにおける内部的な利用であっても，私的使用には該当せず，違法です．また私的使用のためであっても，代行業者等の第三者に依頼して上記の行為を行うことは違法となります．

JCOPY ＜（社）出版者著作権管理機構 委託出版物＞
本書の無断複写は著作権法上での例外を除き禁じられています．複写される場合は，そのつど事前に，（社）出版者著作権管理機構（TEL 03-3513-6969，FAX 03-3513-6979，e-mail：info@jcopy.or.jp）の許諾を得てください．

羊土社のオススメ書籍

より上手く！より早く！
大圃流 ESDセミナー

大圃 研, 港 洋平／著

「剥離に時間がかかる」「切ってるつもりが切れてない」「良好な視野を保ちたい」等の悩みを解決！カリスマ内視鏡医が, みんなが知りたい"手技の感覚的なコツ"をわかりやすい言葉で伝授！59本のWeb動画付き

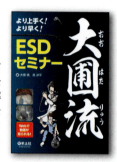

- 定価（本体8,500円＋税）　■ B5判
- 223頁　■ ISBN 978-4-7581-1061-7

チーム医療につなげる！
IBD診療ビジュアルテキスト

日比紀文／監
横山 薫, ほか／編

IBD診療に携わるメディカルスタッフ・医師は必読の学会推薦テキスト！IBDの基礎知識や, 外科・内科治療はもちろん, みんなが悩む食事・栄養療法, 女性や小児の診方とサポートまで, 豊富な図表でやさしく解説！

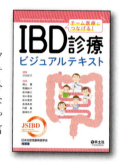

- 定価（本体4,000円＋税）　■ B5判
- 287頁　■ ISBN 978-4-7581-1063-1

病理像＋内視鏡・CT・MRIで一目でわかる！
臨床医が知っておきたい 消化器病理の見かたのコツ

福嶋敬宜, 太田雅弘, 山本博徳／編

見かたのコツを知れば, 病理がもっと身近になる！臨床医が押さえておきたい75の症例を取り上げ, 病理像の見かたを1症例2ページで解説. 内視鏡像など臨床情報も掲載. 消化器病理の重要ポイントを手軽に学べます！

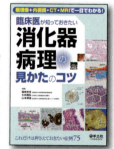

- 定価（本体6,000円＋税）　■ B5判
- 183頁　■ ISBN 978-4-7581-1049-5

改訂版
消化器疾患の臨床分類
一目でわかる分類95と内視鏡アトラス

松川正明／監
長浜隆司, 中島寛隆, 高木靖寛, 牛尾 純, 鶴田 修／編

幅広い消化器疾患を網羅しており, 各種ガイドライン, 規約, 診断基準がこの1冊でわかる！内視鏡画像も満載で所見記載の際にも役立つ！消化器内視鏡専門医はもちろん消化器内科医, 研修医, 技師にもおすすめ！

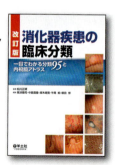

- 定価（本体7,200円＋税）　■ B5判
- 327頁　■ ISBN 978-4-7581-1051-8

発行　羊土社 YODOSHA
〒101-0052　東京都千代田区神田小川町2-5-1
E-mail：eigyo@yodosha.co.jp
TEL 03(5282)1211　FAX 03(5282)1212
URL：www.yodosha.co.jp/

ご注文は最寄りの書店, または小社営業部まで

羊土社のオススメ書籍

シェーマ＋内視鏡像＋病理像で一目瞭然！
これなら見逃さない！胃X線読影法 虎の巻

中原慶太／著

「輪郭→ひだ→粘膜面の順番にみる」といった基本ルールに沿った解説で、胃癌を見落とさない読影力が身につく！X線画像の読み方をシェーマ・内視鏡像・病理像で視覚的に説明、病変の見方が一目でわかる一冊です。

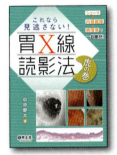

- 定価（本体6,000円＋税）　■ B5判
- 309頁　■ ISBN 978-4-7581-1058-7

うまく続ける！消化器がん薬物療法の基本とコツ
1stライン、2ndラインのレジメン選択と休薬・減量、副作用対策のポイント

加藤 健, 森実千種／編

消化器がんレジメンのベストチョイスがわかる！エビデンスと経験をもとに、1stライン、2ndラインでの使い分け、患者背景ごとの使い分けをエキスパートが解説. 選び方と続け方のコツがつかめる！

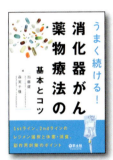

- 定価（本体5,000円＋税）　■ B5判
- 278頁　■ ISBN 978-4-7581-1059-4

1カ月で身につく！
ひとりで学ぶ大腸内視鏡挿入法
身近な素材で練習できる、スコープ挿入上達のポイント

仲道孝次／著

紙コップやペットボトルを使って、挿入手技をひとりで効率的に習得できるセルフトレーニングを紹介！スコープの構え方から操作のコツまで、ほかでは学べない上達の秘訣をわかりやすく解説. 動画104本も収録！

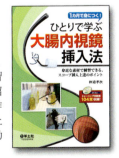

- 定価（本体8,000円＋税）　■ B5判
- 239頁　■ ISBN 978-4-7581-1044-0

圧倒的画像数で診る！
腹部疾患画像アトラス
典型例から応用例まで、2000画像で極める読影力！

後閑武彦／編

よく出合う消化器・泌尿器・生殖器疾患の多様な症例パターンを解説！2000点のバリエーション豊富な画像で疾患のあらゆる所見と鑑別ポイントがわかり、実践的な読影力が身につく. 日常診療で役立つ1冊！

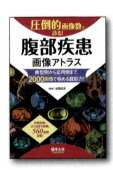

- 定価（本体7,400円＋税）　■ B5判
- 422頁　■ ISBN 978-4-7581-1181-2

発行 羊土社 YODOSHA

〒101-0052　東京都千代田区神田小川町2-5-1　TEL 03(5282)1211　FAX 03(5282)1212
E-mail：eigyo@yodosha.co.jp
URL：www.yodosha.co.jp

ご注文は最寄りの書店、または小社営業部まで

症例で身につける消化器内視鏡シリーズ

大腸腫瘍診断 改訂版

豊富な写真で上がる診断力、
Case Studyで磨く実践力

田中信治／編

内視鏡挿入から染色・撮影、ガイドラインに則した診断まで、基本を丁寧に解説．様々な病変画像を掲載したQ＆A形式のCase Studyで、実践力が身につく！これから内視鏡診断を学びたい方におすすめ！

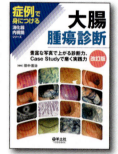

- 定価（本体8,000円＋税） ■ B5判
- 303頁　ISBN 978-4-7581-1053-2

大腸EMR・ESD 改訂版

Case Studyで病変に最適な
治療戦略を学ぶ

田中信治／編

大腸内視鏡治療を始める・実践力を磨きたい方に最適！手技の基本や、Case Studyから病変に応じた手技の選択、偶発症対策なども学べます．安全・確実な手技だけでなく、判断力も身につく．Web動画付き！

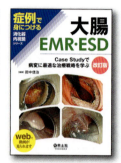

- 定価（本体11,000円＋税） ■ B5判
- 382頁　ISBN 978-4-7581-1052-5

食道・胃腫瘍診断 改訂版

確実な鑑別・深達度診断のための
コツとCase Study

田尻久雄, 小山恒男／編

観察の基本と共に、最新の病型・肉眼分類や拾上げ診断のコツも豊富な画像で丁寧に解説．
更に様々な症例を掲載したCaseStudyで、確かな鑑別・深達度診断の力が身につき、内視鏡診断の基礎から実践までを学べる！

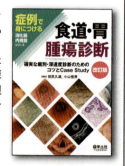

- 定価（本体8,500円＋税） ■ B5判
- 399頁　ISBN 978-4-7581-1056-3

食道・胃ESD 改訂版

ITナイフによる
部位別・難易度別の治療戦略

小野裕之／編

豊富な症例のCase Studyで、病変の部位や難易度に応じた治療のコツや考え方を動画付きで解説．ITナイフなどのデバイスの使い分けも身につく、これから胃・食道の内視鏡手技を学び始める方必携の1冊！

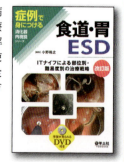

- 定価（本体12,000円＋税） ■ B5判
- 302頁　ISBN 978-4-7581-1054-9

発行　羊土社 YODOSHA
〒101-0052　東京都千代田区神田小川町2-5-1　TEL 03(5282)1211　FAX 03(5282)1212
E-mail：eigyo@yodosha.co.jp
URL：www.yodosha.co.jp/

ご注文は最寄りの書店、または小社営業部まで